Cornelia Stolze

Vergiss Alzheimer!

Das Buch

Alzheimer ist in aller Munde. Doch so ungeheuerlich es klingt: Bis heute ist Alzheimer als Krankheit weder klar definiert, noch zu diagnostizieren. Die Diagnose erfolgt selbst bei Spitzenmedizinern nach dem Ausschlussprinzip: Wenn der Arzt nichts findet, was in seinen Augen erklärt, warum der Betroffene verwirrt, vergesslich oder desorientiert ist – dann muss es wohl Alzheimer sein. Dabei können hinter den Symptomen zahlreiche Ursachen stecken. Von Stoffwechselstörungen über kleine Schlaganfälle bis hin zu den Neben- oder Wechselwirkungen zahlreicher Medikamente. Viele dieser Ursachen lassen sich gut behandeln, beheben oder verhindern – vorausgesetzt, sie werden nicht als Alzheimer verkannt. Dieses Buch legt offen, wie aus einem einst exotischen Hirnsyndrom innerhalb weniger Jahre eine neue »Volkskrankheit« wurde. Denn: Alzheimer ist ein nützliches Etikett. Ein Schreckgespenst, mit dem sich erfolgreich Ängste schüren, Forschungsmittel mobilisieren, Karrieren beschleunigen und weltweit Milliarden verdienen lassen. Gegen derlei Irreführung hilft nur eines: sachliche Aufklärung – durch dieses Buch.

„Ein atemberaubendes Sachbuch, das zeigt, mit welch ungeheuerlicher Skrupellosigkeit die Angst vor einer Krankheit geschürt und weltweit Milliarden verdient werden."
Annemarie Stoltenberg, Literaturkritikerin, NDR-Fernsehen

„Ein großer Wurf."
Prof. Dr. med. Richard Meyermann, Inst. f. Pathologie und Neuropathologie, Uni Tübingen

Die Autorin

Cornelia Stolze, Diplom-Biologin und Wissenschaftsjournalistin, lebt in Hamburg. Seit Mitte der 1990er Jahre schreibt sie als freie Autorin und Redakteurin über Medizin, Psychologie sowie über die Tricks, mit denen sich manche Forscher, Ärzte und Pharmafirmen in unserem Gesundheitssystem selbst bedienen. Sie schreibt u.a. für Die Zeit, den Stern, die Süddeutsche Zeitung, Spiegel Online und GEO Wissen. Zudem war Cornelia Stolze Pressereferentin von Forschungsinstitutionen wie dem Max-Delbrück-Centrum in Berlin-Buch sowie dem Max-Planck-Institut für Biochemie in Martinsried. Mehr Informationen zum Buch und zu der Autorin unter www.vergiss-alzheimer.de und www.corneliastolze.de.

Cornelia Stolze

Vergiss Alzheimer!

Die Wahrheit über eine Krankheit, die keine ist

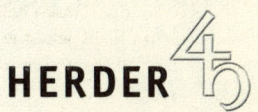

HERDER

FREIBURG · BASEL · WIEN

HERDER spektrum Band 6525

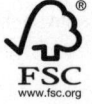

MIX
Papier aus verantwor-
tungsvollen Quellen
FSC® C083411

Umschlaggestaltung: Verlag Herder

Herstellung: CPI Clausen & Bosse, Leck

Printed in Germany

ISBN 978-3-451-06525-5

Inhalt

1. Das Geschäft mit der Angst vor dem Vergessen . . .   7

2. Schon verrückt – oder doch (noch) normal?
Die Krux mit der Diagnose   26

3. Kaputtes Hirn, gesunder Geist?
Wirrer Geist, intaktes Hirn?
Fehldiagnose Demenz   45

4. Trügerische Gewissheit:
Warum die Früherkennung von Alzheimer
ein leeres Versprechen ist   79

5. Wirkung fraglich, Nebenwirkungen garantiert:
Wenn Ärzte ins Blaue hinein behandeln   106

6. Willig durch Angst: Von der Kunst,
besorgte Gesunde zu Versuchskaninchen
zu machen   133

7. Das Kartell   155

8. Strategien gegen das Vergessen:
Was dem Hirn hilft – und was ihm schadet   207

Nachwort   231

Dank   234

Literatur   236

Quellennachweise   237

Sachregister   249

Namensregister   252

1 Das Geschäft mit der Angst vor dem Vergessen

»Neue Risikogene für Alzheimer-Krankheit entdeckt!« »Mediziner sagen erfolgreich Alzheimer voraus!« Wer die Erfolgsmeldungen von Universitäten, Wissenschaftlern und Pharmafirmen liest, erfährt neuerdings von »epochalen Schritten« in der Erforschung des grausamen Leidens. Moderne Verfahren, heißt es, würden endlich »Klarheit« schaffen bei der Diagnose. »Weltweit neue therapeutische Strategien«, so scheint es, werden den fatalen Gedächtnisverfall schon bald wirksam stoppen.[1]

Der Haken daran ist nur: Mit der Wirklichkeit hat das wenig zu tun. Hinter all den Verheißungen steckt ein fundamentaler Schwindel. Denn Alzheimer ist keine Krankheit wie Tuberkulose oder Krebs. Der »Morbus Alzheimer« ist ein Konstrukt. Ein nützliches Etikett, mit dem sich wirkungsvoll Forschungsmittel mobilisieren, Karrieren beschleunigen, Gesunde zu Kranken erklären und riesige Märkte für Medikamente und diagnostische Verfahren schaffen lassen.

Denn so ungeheuerlich es klingt: Bis heute weiß niemand, was »Alzheimer« wirklich ist.[2] Über die Merkmale und Ursachen der Krankheit kursieren die unterschiedlichsten Theorien. Für die einen Experten sind es giftige Proteinklumpen, die das Leiden hervorrufen sollen, für die anderen Infektionen, Diabetes, Entzündungen oder Metalle wie Eisen und Zink. Die Vertreter der verschiedenen Schulen widersprechen sich nicht nur untereinander. Manch eine Koryphäe widerspricht sich in Vorträgen, Interviews und Veröffentlichungen sogar selbst.

Auch das gesamte Konzept von Früherkennung, Diagnostik und Therapie steht auf tönernen Füßen. Denn nicht einmal Spitzenexperten können das rätselhafte Leiden zuverlässig diagnostizieren. Und zwar selbst dann nicht, wenn ein Mensch bereits schwer an Demenz erkrankt ist. Die Diagnose erfolgt nach dem Ausschluss-Prinzip: Wenn der Arzt nichts findet, was in seinen Augen erklärt, warum der Betroffene verwirrt, vergesslich oder desorientiert ist – dann muss es wohl Alzheimer sein.

Dabei ist Demenz nicht gleich Demenz. Mediziner unterscheiden nicht nur eine Vielzahl degenerativer Erkrankungen, die einen irreparablen Verfall des Gehirns hervorrufen können. Vielmehr können hinter Gedächtnis- und Orientierungsstörungen – selbst wenn sie längere Zeit andauern – auch zahlreiche Ursachen stecken, die sich gut behandeln oder verhindern lassen. Vorausgesetzt sie werden nicht als Alzheimer verkannt.

Tödliche Selbstdiagnose – der Fall Gunter Sachs

Doch der Irrglaube an Alzheimer hat längst die gesamte Gesellschaft erfasst. Jeder hat davon schon gehört. Jeder meint zu wissen, was darunter zu verstehen ist. Und fast jeder fürchtet sich inzwischen davor, selbst einmal daran zu erkranken.

Umfragen zeigen, dass Alzheimer zu den Leiden zählt, vor denen sich die Menschen in Deutschland am meisten ängstigen – und deren Folgen sie sich und den Angehörigen ersparen möchten.[3]

Kein Wunder. Denn »Alzheimer« steht nicht nur für eine Krankheit. Alzheimer ist *das* Schreckensbild unserer Zeit, der Inbegriff einer Vielzahl von Ängsten, die mit dem Alter verbunden sind: die Angst vor Schwäche und Hilflosigkeit, vor Nackt-auf-der-Straße-Herumlaufen und Inkontinenz, vor Angegurtet- oder Eingeschlossen-Werden, vor Einsamkeit und Abgeschoben-Werden, vor Ohnmacht und Liebesverlust. In dieser Krankheit spiegelt sich die Furcht, das Letzte zu verlieren, was uns am Ende des Lebens bleibt: das eigene »Ich« und das Gefühl von innerer Würde.

Für manch einen ist allein schon der Gedanke an einen solchen Zustand unerträglich. Das zeigt der Fall Gunter Sachs.

Jahrzehntelang galt der Millionenerbe, Fotograf und Kunst-sammler als einer, der das Leben und die Frauen liebt und der stets vom Erfolg verwöhnt wird. In der Nacht vom 7. auf den 8. Mai 2011 nahm er sich im Alter von 78 Jahren das Leben.

Die Begründung lieferte er in seinem Abschiedsbrief: Durch die Lektüre »einschlägiger Publikationen« habe er in den letz-ten Monaten erkannt, »an der ausweglosen Krankheit A. zu er-kranken«. Er stelle dies heute noch »in keiner Weise durch ein Fehlen oder einen Rückgang meines logischen Denkens fest – jedoch an einer wachsenden Vergesslichkeit wie auch an der rapiden Verschlechterung meines Gedächtnisses und dem meiner Bildung entsprechenden Sprachschatzes«. Dies führe schon jetzt zu gelegentlichen Verzögerungen in Konversatio-nen. »Der Verlust der geistigen Kontrolle über mein Leben«, so Sachs, »wäre ein würdeloser Zustand, dem ich mich entschlos-sen habe, entschieden entgegenzutreten.«[4]

Genau das tat er denn auch. Er setzte sich an den Schreib-tisch, schoss sich mit einer Pistole in den Kopf – und war um-gehend tot.

Noch kurz vor seinem Tod ist er witzig, eloquent und schlagfertig wie immer

Schon einige haben nach der Diagnose »Alzheimer« den Freitod gewählt. Im März 2008 zum Beispiel schied der belgi-sche Schriftsteller Hugo Claus mit ärztlicher Hilfe aus dem Leben – in Belgien eine legale Möglichkeit. Und die Öffent-lichkeit applaudiert. Sachs' Tat sei »mutig und richtig«, »nach-vollziehbar« und »konsequent«, hieß es nach seinem Tod.

Unklar ist, bei wie vielen der Entschluss – wie bei Gunter Sachs – auf einer Selbstdiagnose beruht. Einen medizinischen Befund gab es bei dem ehemaligen Playboy nämlich offen-sichtlich nicht. Zumindest keinen Demenzbefund. In der Tat, so berichten zahlreiche Quellen, war Gunter Sachs jedoch depressiv.[5] Sowohl Demenz als auch Depressionen können aber, wie man seit Langem weiß, gerade bei älteren Menschen ähnliche Symptome verursachen. Beide Leiden lassen sich deshalb häufig nur schlecht voneinander unterscheiden. Gunter Sachs, so scheint es, war allerdings geistig hellwach. Noch etwa fünf Wochen vor seinem Tod, erzählte ein Bekannter von Sachs dem *Stern*, sei dieser wie immer gewesen, schlagfertig, eloquent und witzig, so wie man ihn gekannt und geliebt habe.[6] Die Aussage stammt nicht von irgendwem. Es sind die Worte des Medizinprofessors Florian Holsboer, ein renommierter Depressionsforscher und Direktor des Münchner Max-Planck-Instituts für Psychiatrie.

Auch das, was Sachs unter der Lektüre »einschlägiger Publikationen« verstand, wird vermutlich kein Mensch je erfahren. Fest steht allerdings: An Informationen über Alzheimer mangelt es nicht. Im Gegenteil. Seit Jahren werden wir mit Meldungen über die vermeintliche Krankheit bombardiert.

Vom exotischen Hirnsyndrom zur weltweiten Seuche

Bereits Ende der 1980er machte die Weltgesundheitsorganisation WHO Alzheimer als »eines der größten medizinischen Probleme in der heutigen Welt« aus. Das einst ausgefallene Hirn-Syndrom, berichtete *Der Spiegel* damals in einer Titel-Geschichte, habe sich in eine »Seuche verwandelt, die sich in den westlichen Industrieländern unaufhaltsam ausbreitet«.[7] Gleich einem Apokalyptischen Reiter, hieß es darin, sei der Morbus Alzheimer aus dem Dunkel aufgetaucht, und er schicke sich an, seine altbekannten Gefährten – Krebs, Herzinfarkt und Arteriosklerose – im Parforceritt zu überholen. »Sehr bald schon wird er, wie der Heidelberger Molekularbiologe Konrad Beyreuther glaubt, überall in der westlichen Welt die Rolle des ›Top-Killers‹ übernehmen.«

Inzwischen ist das Thema allgegenwärtig. Zeitschriften und Zeitungen berichten fast täglich von der neuen »Volkskrankheit«, an der allein in Deutschland schon 1,3 Millionen Menschen leiden und von der weitere fünf Millionen als Angehörige betroffen sein sollen. Selbst angesehene Blätter unterscheiden dabei häufig nicht einmal zwischen Alzheimer und Demenz.* Die Verbreitung des Leidens, so ist zu lesen, habe das Ausmaß einer globalen Epidemie erreicht, die ganze Staaten arm machen wird und das Gesundheitssystem lahmzulegen droht. Offiziellen Angaben zufolge sind heute weltweit 26 Millionen Menschen alzheimerkrank. Manche Berichte nennen sogar 36 Millionen und prophezeien: 2050 werde es mehr als dreimal so viele Betroffene geben, weltweit um die 115 Millionen.[8]

Allen ist klar, dass etwas geschehen muss. Verlage organisieren Zukunftsforen, um mit Vertretern der Arzneimittelindustrie zu diskutieren, wie sich »das Schlimmste, was einem im Alter widerfahren kann: an Demenz zu erkranken«, stoppen oder verhindern lässt.[9] Lebensmittelkonzerne wie Nestlé kündigen an, künftig spezielle Nahrungsmittel gegen Alzheimer auf den Markt zu bringen.[10] Alzheimer wird zum Sujet erfolgreicher Romane, Biografien und Krimis von Schriftstellern wie Martin Suter, Arno Geiger, Tilman Jens, Michael Jürgs oder John Katzenbach. Die Krankheit liefert Stoff fürs Kino und Fernsehen, mit Filmen wie »Small World«, »An ihrer Seite« oder jenem »Tatort« von 2011, bei dem ein dementer Verdächtiger im Zentrum der Ermittlungen steht.

Fernsehanstalten wie das ZDF warnen vor einer »tickenden Zeitbombe für unsere alternde Gesellschaft«[11]: Anfang 2011 strahlte der Sender eine zweiteilige Dokumentation über die »Reise ins Vergessen – Leben mit Alzheimer« aus. Es seien Geschichten, so das ZDF, in denen es um die Belastung, aber auch um Liebe, Freundschaft und Verantwortung gehe. Sie erzählten von Trauer und Verzweiflung, aber auch davon, wie sich

---

* Forscher schätzen die Zahl der Demenzkranken hierzulande auf insgesamt etwa eine Million bis 1,3 Millionen. Hinter dieser Zahl verbergen sich jedoch verschiedenste Formen dementieller Erkrankungen. Auf jede davon entfällt folglich nur ein Bruchteil der genannten Zahl.

»aus Lebensangst Lebensmut und neu gewonnene Nähe entwickeln« könnten. Das klingt – trotz aller Tragik – doch noch ein bisschen romantisch und hoffnungsvoll.

Wen kümmert es da, dass einige der in der TV-Dokumentation portraitierten Patienten gar keine Alzheimer-Diagnose hatten?

Dement durch Medikamente?
Der Fall Walter Jens

Derlei Irrtümer und Fehler in der Zuschreibung der Alzheimer-Krankheit sind keine Seltenheit. Oft geschehen sie aus Unwissen. Mitunter aus Faulheit und Schlamperei. Manchmal womöglich sogar bewusst. Sicher ist nur, dass Fehldiagnosen mitunter fatale Folgen haben. Das zeigt unter anderem das Schicksal des renommierten Literaturkritikers Walter Jens.

Als sein Sohn Tilman Jens 2009 das Buch »Demenz. Abschied von meinem Vater« veröffentlicht, bricht in den Feuilletons ein Sturm der Entrüstung aus.[12] »Verräter! Vatermörder! Denunziant!«, wettern die Rezensenten. Denn Tilman Jens schildert nicht nur, wie sein einst so scharfsinniger und wortgewaltiger Vater mit Mitte 80 wieder zum Kind wird. Wie dieser heute Windeln trägt und sich freut, wenn er eine Puppe im Arm wiegen und Kaninchen füttern kann.

Zorn erregt auch Tilman Jens' gewagte These von der Krankheit des Vaters als Flucht vor der eigenen Biografie. Nur wenige Wochen nachdem 2003 bekannt wurde, dass der 1923 geborene Rhetorikprofessor seit 1942 als Mitglied der NSDAP geführt worden war, verliert er sein zuvor phänomenales Gedächtnis und seine Sprache. Die Diagnose: Alzheimer. »Man könnte sagen, das ist alles reiner Zufall«, sagt Tilman Jens in einem Interview. »Aber ich kann das nicht ganz glauben.«[13]

Tatsächlich spricht vieles dafür, dass die Erkrankung von Walter Jens kein Zufall ist. Das macht den Fall auch aus medizinischer Sicht interessant. Jens litt nicht nur seit seiner Kind-

heit an Asthma, das er mit oft hohen Dosen von Kortison be-
kämpfte. Immer wieder plagen ihn auch psychische Krisen
und krankhafte Ängste. Nach einer schweren Depression im
Alter von 63 Jahren wird er abhängig von Medikamenten. Er
schluckt Antidepressiva, Schlafmittel, Benzodiazepine – jahrzehntelang, hoch dosiert und zum Teil ohne jegliche Kontrolle.

Fragwürdige »Gottesgeschenke«

»Immer neue Psychopharmaka«, schreibt Tilman Jens,
»längst sind es wahre Cocktails, werden ausprobiert, gelegentlich auch ohne ärztliche Rücksprache.« Darunter etliche Medikamente, die als Mittel mit der höchsten Missbrauchsrate in
Deutschland gelten.[14]
Walter Jens macht kein Geheimnis daraus. Noch in den
90ern schwärmt er offen von seinen Pillen. Diese Medikamente seien »Gottesgeschenke«, sagt er in einem Gespräch
mit dem *Spiegel*.[15] Offenbar ahnt er nicht, wie leicht einige der
Präparate, die er schluckt, abhängig machen und welchen
Schaden sie ihm zufügen. Auch seine Frau Inge registriert
zwar längst »den Mix von mehr oder minder regelmäßig ein-
genommenen Medikamenten«, wie sie in ihrer 2009 erschie-
nenen Autobiografie schreibt.[16] Doch selbst als der auch für
sie »erschreckende Verbrauch an Psychopharmaka« unüber-
sehbar und Walter Jens bereits abhängig ist, unternimmt sie
nichts.
Er, der früher mit höchstem Genuss vor über tausend Zuhö-
rern eine Rede hielt, traut sich nicht einmal mehr, ohne Tablette einen bis zur letzten Silbe vorformulierten Vortrag öffentlich abzulesen. »Inge, wo ist das Tavor?«, fleht der 81-Jährige
seine Frau vor einem Auftritt an – und sie gibt nach. Überall zu
Hause, so zeigt sich später, hat er kleine Tabletten-Depots, Tavor in Schubladen, Anzugtaschen, ja sogar zwischen Fontanes
Werkausgabe versteckt.[17]

Zudem hortet er Rezepte. Die Verschreibungen, stellt der Sohn später fest, stammen von unterschiedlichen Ärzten in verschiedenen Städten und fast alle ermöglichen dem Vater den Bezug von Benzodiazepinen. Er bekommt diese Gaben, seine »Benzos«, bei Bedarf auch ohne Verschreibung, berichtet Tilman Jens. »Für einen Promi wie ihn gilt, was wir erst später herausfinden, in kaum einer Tübinger Apotheke Rezeptpflicht.«

Viele der Mittel, die Walter Jens nahm, sind seit Langem für ihre Gefahren bekannt. Ihre Nebenwirkungen und Entzugserscheinungen reichen von Verwirrung, unkoordinierten Bewegungen, Artikulationsstörungen und einer erhöhten Gefahr von Stürzen bis hin zu Bewusstseinsausfällen, Angstzuständen, Entfremdungserlebnissen und unbeabsichtigten Gewalttaten. Sie alle können noch auftreten, wenn man längst mit dem Schlucken der Mittel aufgehört hat. Denn die Wirkstoffe werden im Körper nur langsam abgebaut. Mehr noch: Gerade bei älteren Menschen ähneln die Nebenwirkungen und Entzugserscheinungen auf fatale Weise den Symptomen einer Demenz.

Auch Tilman Jens beobachtet bei seinem Vater merkwürdige Veränderungen. Als die Debatte um seine NSDAP-Vergangenheit losbricht, ist Walter Jens nicht nur depressiv. Auch die Psychopharmaka-Dosen haben sich »erheblich erhöht«, erinnert sich der Sohn. Walter Jens zeigt, wie es Demenztherapeuten nennen, »herausforderndes Verhalten«. Er schwankt zwischen Aggression und Apathie, zwischen Ohnmacht und Wut. Er ist verwirrt, hat Beklemmungszustände, ist schlecht auf den Beinen und leidet unter Albträumen.

Was Tilman Jens und seine Mutter Inge offenbar nicht ahnen: Nicht nur Glukokortikoide wie Kortison haben – vor allem, wenn sie über längere Zeit eingesetzt werden – beträchtliche Nebenwirkungen, die sich zum Teil in psychischen Störungen bis hin zu Psychosen äußern können.[18] Auch Psychopharmaka bergen Gefahren, die Laien häufig unterschätzen: Die meisten dieser Mittel wirken bei Menschen über 65 deutlich stärker als bei jungen. Oft reicht im Alter ein Drittel oder ein Viertel der Dosis, um die gleiche Wirkung zu erzielen.[19] Zudem dürfen die Mittel eigentlich nur für kurze Zeit, höchstens einige Wochen, verabreicht werden. Doch beides – auch das belegt der Fall Walter Jens – wird nur selten beachtet, geschweige denn kontrolliert.

Krankheits-PR mit Promi-Faktor

Woher der geistige Verfall des einstigen »Virtuosen des Wortes« rührt, ist ungeklärt. Vieles spricht jedoch dafür, dass seine Demenz sowohl auf Nebenwirkungen und Spätfolgen seines Medikamenten-Missbrauchs als auch auf einer Vielzahl kleiner Schlaganfälle und Hirnverletzungen durch Stürze beruht.

Trotzdem wird sein Schicksal auch von denen, die es besser wissen könnten, öffentlich als Alzheimer-Fall vermarktet. Aktuelles Beispiel: ein Symposium der Pharmafirmen Pfizer und Eisai im Herbst 2010. Zwei Tage lang referierten Professoren der Universität Frankfurt und anderer Hochschulen im Auftrag der Unternehmen darüber, wie man »offensiv gegen Alzheimer« vorgehen könne. Gemeinsam vertreiben die beiden Arzneimittelhersteller das am meisten verkaufte Alzheimer-Medikament Aricept. Als Highlight der Veranstaltung lockte ein Abendessen mit Dinner-Speech im Sheraton Frankfurt Congress Hotel. Der Gastredner: Tilman Jens.[20]

Derlei Krankheits-PR mit Promi-Faktor ist bei Alzheimer keine Seltenheit. Seit Jahren arbeiten Arzneimittelhersteller, Forscher und Verbände wie die Alzheimer Gesellschaft daran, das Leiden noch stärker ins öffentliche Bewusstsein zu bringen. Und wer immer die Massen erreichen will, setzt auf Prominente als Identifikationsfigur. Ob Walter Jens, Ronald Reagan, Margaret Thatcher, Ursula von der Leyens Vater Ernst Albrecht oder der kürzlich verstorbene amerikanische Columbo-Darsteller Peter Falk – je bekannter und salonfähiger Alzheimer durch berühmte Opfer wird, desto besser fürs Geschäft.

Dann nämlich setzt ein sich selbst verstärkender Mechanismus ein: Je häufiger ein Leiden zu sein scheint, desto häufiger wird es von Ärzten diagnostiziert. Und je häufiger eine Krankheit diagnostiziert wird, desto höher ist die Wahrscheinlichkeit weiterer gleicher Diagnosen. Am Ende entsteht so ein Zirkelschluss, in dem sich die *Behauptung* »viele ältere Menschen haben Alzheimer« durch die häufig gestellte *Diagnose* Alzheimer scheinbar selbst beweist.

Die Karriere einer Epidemie

Tatsächlich hat die Alzheimer-Krankheit eine erstaunliche Karriere hinter sich. Sie begann vor mehr als hundert Jahren in der »Städtischen Anstalt für Irre und Epileptische« in Frankfurt am Main. Lange Zeit allerdings nahm kaum ein Mediziner von dem ausgefallenen Hirnsyndrom Notiz. Ihren Aufstieg zur Volkskrankheit startete die Diagnose »Morbus Alzheimer« erst Jahrzehnte, nachdem sie fast vergessen war, in den USA.

Es ist die Geschichte einer beispiellosen PR-Kampagne, die mithilfe von Wissenschaft, Politik und Medien aus einer rätselhaften Anomalie bei einer jungen Frau ein scheinbar unausweichliches Schicksal für Millionen von älteren Menschen gemacht hat. Es ist, so der amerikanische Neurologe Peter J. Whitehouse, die Geschichte eines Mythos', der gezielt erschaffen wurde, um Gelder für die Erforschung des Hirns und des Alters zu mobilisieren.[21]

Dass ausgerechnet ein Mann wie Whitehouse derart provokante Worte äußert, ist eine kleine Sensation. Denn der Mediziner von der Case Western Reserve University in Cleveland ist nicht nur selbst seit einem Vierteljahrhundert in der Alzheimer-Forschung aktiv. Einem Rating der Fachzeitschrift *Journal of Alzheimer's Disease* von 2009 zufolge zählt er zu den Top 100 von weltweit schätzungsweise 25 000 Forschern auf dem Gebiet.[22]

Doch durch das, was er über die Jahre als Insider der medizinischen Forschung erlebt hat, hat sich sein Bild von der eigenen Zunft grundlegend gewandelt. Natürlich würden wir alle im Laufe unseres Lebens nach und nach einige unserer geistigen Fähigkeiten einbüßen, so Whitehouse. Der Glaube an die Alzheimer-Krankheit jedoch sei »ein Hirngespinst«. Schließlich würden mit dem Alter auch andere Kennzeichen der Jugend schwinden: Der Haarwuchs lässt ebenso nach wie die Sehkraft, die Hormonproduktion, die Spannkraft der Haut und die Muskulatur. »Alzheimer«, behauptet Whitehouse ketzerisch, sei die Erfindung einer milliardenschweren Industrie, die zum Großteil von Pharmafirmen und ein paar akademischen und anderen Experten gesteuert werde. Diese nutzten ihre medizinische Deutungshoheit, um sich eine optimale Unterstützung ihrer Arbeit zu sichern.

In nur wenigen Jahrzehnten, so Whitehouse, sei ein wahres »Alzheimer-Imperium« entstanden, mit Milliardenumsätzen, Forschungsinstituten und Lehrstühlen, immer neuen Medikamenten und Behandlungsansätzen.

Die rätselhafte Veränderung der Auguste Deter

Von alldem konnte der deutsche Nervenarzt Alois Alzheimer freilich nichts ahnen, als er 1901 auf den Fall der Auguste Deter stieß – jener Patientin, die später in die Medizingeschichte eingehen sollte. Berichten ihres Mannes zufolge war Deter stets ordentlich und liebenswürdig gewesen. Doch auf einmal wurde sie innerhalb weniger Monate immer vergesslicher, entwickelte Wahnvorstellungen, wurde ruhelos und begann, in allen Ecken und Winkeln der Wohnung Dinge zu verstecken.

Als Alois Alzheimer die Frau untersucht, ist sie gerade einmal 51 Jahre alt – und zeigt bereits alle Anzeichen von Demenz. Sie ist verwirrt, ruhelos und leidet unter Verfolgungswahn. Sie hat Probleme, Worte zu finden und willkürliche Bewegungen auszuführen. Selbst auf einfachste Fragen antwortet sie mit sinnlosen Sätzen. Sie schreit stundenlang herum und hat sowohl das Rechnen als auch das Schreiben verlernt. Zum Test lässt Alois Alzheimer sie multiplizieren:»Wenn Sie sechs Eier kaufen, das Stück zu sieben Pfennig, was macht das?« Deter antwortet darauf:»Pochieren.«

Die Krankengeschichte fasziniert und beschäftigt Alzheimer vor allem, weil sie so außergewöhnlich ist. Schon zuvor hat er ähnliche Symptome bei etlichen Patienten beobachtet.»Altersschwachsinn« ist auch damals bereits ein bekanntes Phänomen. Doch Auguste Deter unterscheidet sich von allen anderen in einem entscheidenden Punkt: Sie ist viel zu jung. Mit gerade einmal Anfang 50 hat sie Krankheitsanzeichen, die man sonst nur bei Demenzpatienten im Alter von 70, 80 oder 90 Jahren findet.

Als Alzheimers Ausnahmepatientin im April 1906 stirbt, lässt er sich ihr Gehirn schicken. Er hofft herauszufinden, was in dem kranken Organ verändert ist. Als Alzheimer die Gewebeproben unter dem Mikroskop betrachtet, entdeckt er außerhalb der Zellen»hirsekorngroße Herdchen« – zahlreiche Ablagerungen, sogenannte Amyloid-Plaques, die weite Teile des Gehirns durchsetzen. Zudem sieht er Unmengen rätselhafter, gedrehter Fasern, die aus abgestorbenen Nervenzellen herausragen, die sogenannten Tau-Fibrillen.

Weder Alois Alzheimer noch sein Chef, der international renommierte Psychiater Emil Kraepelin, wissen, wie sie die Rarität einordnen sollen. Die klinische Bedeutung, das gestehen beide Männer offen ein, ist unklar. Das zeigt unter anderem die letzte Notiz von Alois Alzheimer auf Deters Krankenakte. Unter der Überschrift»Art der Erkrankung« steht: einfache geistige Störung.

Ein Konkurrenzkampf bringt ein neues Leiden hervor

»Doch Kraepelin hatte ein Interesse daran, eine neue Krankheitskategorie zu kreieren«, so Whitehouse.[23] In Europa habe damals ein Konkurrenzkampf unter Psychiatern getobt.

Es ging um Stolz und Prestige, Reputation und finanzielle Mittel, kurz: um die Vorherrschaft über die Definition seelischer Störungen in Europa. Und jede geistige Krankheit, die ein Mediziner neu entdeckte und beschrieb, konnte seinen Ruhm in der Fachwelt mehren.

Tatsächlich verschaffte Kraepelin der eigenartigen Erkrankung wenig später einen festen Platz in der Medizin: 1910 nahm er die Alzheimer-Krankheit erstmals als eigenständige Diagnose in die achte Ausgabe seines Lehrbuchs »Psychiatrie« auf. Damit war sie offiziell eingeführt.

Doch die Resonanz der damaligen Kollegen ist gering. Als Alois Alzheimer 1906 auf der Versammlung Südwestdeutscher Irrenärzte einen Vortrag über einen »eigenartigen, schweren Erkrankungsprozess der Hirnrinde« hält, sind die Zuhörer nicht sonderlich beeindruckt. Sie halten seinen Bericht für wenig relevant. Und Alzheimer selbst gesteht am Ende seines Vortrags: »Mein Fall Auguste D. bot klinisch ein so abweichendes Bild, dass er sich unter keine der bekannten Krankheiten einreihen ließ.«

Auch lange danach führt die Alzheimer-Krankheit ein Schattendasein. Über Jahrzehnte benutzen nur wenige Kliniker die Kennzeichnung. Und wenn, dann in jenen seltenen Fällen, wo die schweren Symptome einer Demenz schon bei Patienten im Alter von 40, 50 oder 60 Jahren auftreten.

Doch in den frühen 1970er-Jahren ändert sich die wissenschaftliche und gesellschaftliche Großwetterlage. Zum einen beginnen Industrienationen wie die USA auf einmal, rasant zu altern. Seit den späten 1960er-Jahren erreichen immer mehr Menschen das 85. Lebensjahr oder ein noch höheres Lebensalter. Die sogenannten »alten Alten« werden die am schnellsten wachsende Gruppe der Bevölkerung.

Zum anderen hatte sich die medizinische Technik in der Zwischenzeit enorm entwickelt. Bildgebende Verfahren ermöglichten auf einmal Einblicke ins Gehirn. Zudem hatten Forscher etliche neue Labormethoden geschaffen, mit denen sich selbst geringste Konzentrationen von Botenstoffen, Eiweißen und anderen Molekülen im Blut, im Gehirn oder im Nervenwasser messen lassen. Den führenden Neurowissenschaftlern in den USA war offenbar bewusst: Um all diese Methoden einsetzen und sowohl Alterungsprozesse als auch normale Funktionen des menschlichen Denkorgans erforschen zu können, brauchten sie Geld. Also begannen sie, sich nach einer vermehrten finanziellen Förderung ihrer Forschung umzuschauen.[24]

Eine fast vergessene Krankheit wird zum perfekten PR-Etikett

Dabei sei klar gewesen, so Whitehouse, dass man mit der Erforschung eines so vagen Themas wie dem »Alterungsprozess« keine Gelder würde lockermachen können. »Ihre Arbeit musste auf etwas sehr Reales und Unmittelbares gerichtet sein, etwas Furchteinflößendes und dennoch zum Menschen Zugehöriges – eine spezifische Krankheit, die massive Forschungsanstrengungen nach den Ursachen und Heilungsmöglichkeiten verdienen würde, eine Jahrhundertkrankheit. Diese Nische wurde von der Alzheimer-Krankheit perfekt ausgefüllt.«

Die Strategie zeigte Erfolg. 1974 gründete die US-Regierung das »National Institute on Aging« (NIA). Der erste Leiter des Instituts, der 2002 verstorbene Psychiater Robert Butler, setzte es sich zum Ziel, die Alzheimer-Krankheit mit aller Macht ins öffentliche Bewusstsein zu bringen. »Ich hatte entschieden, dass wir sie zu einem alltäglichen Begriff machen mussten«, so Butler.[25] Der Begriff Senilität sei von nun an ein Wort »für den Papierkorb«.[26] Denn mit diesem Ausdruck werde unterstellt, dass ein Nachlassen der Hirnleistung unabwendbar und irreversibel sei. Und Butler wusste: Nur wenn man den Menschen eine Aussicht auf »Heilung« versprach, würde sich Geld vom Staat und von Spendern mobilisieren lassen.

Tatsächlich, so Whitehouse, habe Butler bereits in den 1970er-Jahren verkündet, dass man das Problem der Alzheimer-Krankheit innerhalb von fünf Jahren in den Griff bekommen werde. Regelmäßig erwähnte das NIA in seinen Verlautbarungen zudem die Worte »Heilung« und »Alzheimer«, wenn es darum ging, Gelder für Forschung einzuwerben.

Zudem kannte das NIA die entscheidende Rolle der Medien – und nutzte sie. Ein Mitarbeiter Butlers, Zaven Khachaturian, entwarf eine Strategie für die systematische Verbreitung des Alzheimer-Mythos. Bald tauchten Fürsprecher der »Krankheit« in den Medien auf, um über die neue Epidemie zu berichten. Der renommierte Neurologe Robert Katzman, damals am Albert Einstein College of Medicine in New York, behauptete im Leitartikel einer Fachzeitschrift, dass die Erkrankung Platz vier oder fünf in der Liste der häufigsten Todesursachen in den USA einnehme.[27] Beweise dafür gibt es bis heute nicht. Selbst überzeugte Alzheimer-Anhänger wie der Psychiater Harald Hampel von der Universität Frankfurt am Main betonen, dass man *mit* dieser Krankheit stirbt, nicht *an* ihr.[28]

Des Kaisers neue Kleider

Auch vielen Forschern seien Katzmans Behauptungen damals übertrieben vorgekommen, so Whitehouse. Doch dann setzte ein interessanter Mechanismus ein: Obwohl längst nicht jeder von der Existenz der neuen Krankheit überzeugt gewesen sei, sei es unter Hirnforschern und Medizinern »politisch unkorrekt« geworden, persönliche Zweifel daran zu äußern, dass es sie in dieser Form gibt.

Anders als in dem bekannten Kindermärchen »Des Kaisers neue Kleider« haben es Zweifler im Fall Alzheimer allerdings deutlich schwerer, den Schwindel zu enttarnen. Bei genauer Betrachtung ist es nämlich schlicht unmöglich, die *Nichtexistenz* einer Krankheit nachzuweisen. Das macht ein verblüffend einfaches Gedankenexperiment deutlich: Genauso, wie irgendjemand behaupten kann, dass ein diffuses Konglomerat von psychischen Störungen, Alterserscheinungen und Medikamentennebenwirkungen eine Krankheit namens Alzheimer ist, kann man auch postulieren, dass es blaue Schwäne gibt. Das Gegenteil zu beweisen, ist schlicht unmöglich. Wer kann schon sicher sagen, dass es *keine* blauen Schwäne gibt?

Die Strategie der Forscher jedenfalls ging auf. Schon bald sprang der Funke auf die Öffentlichkeit über. 1979 beschloss das NIA, gemeinsam mit den Vertretern einiger kleiner Selbsthilfegruppen, eine US-weite private Organisation zur Förderung der Alzheimer-Forschung zu schaffen. Im April 1980 wurde die *Alzheimer's Disease and Related Disorders Association* (ADRDA) aus der Taufe gehoben.[29]

Bereits zwei Jahre später beauftragte die ADRDA eine Beraterfirma mit der Organisation ihrer Lobbyarbeit. Ziel der Aktion sei es gewesen, so Whitehouse, dem Verband einen besseren Zugang zu Repräsentanten und Senatoren zu verschaffen und so in Washington für mehr Beachtung und Aufmerksamkeit zu sorgen. Und siehe da: Bald wurde die Alzheimer-Krankheit im Kongress zu einem häufigen Tagesordnungspunkt.

Rita Hayworth und traumhafte Steigerungen des Forschungsbudgets

Das Engagement zahlte sich aus. 1979 hatte das NIA noch rund 4 Millionen US-Dollar für die Alzheimer-Forschung zur Verfügung. 1991 waren es bereits 155 Millionen Dollar und damit das 38-Fache der Summe von 1979. 2007 betrug das Budget 643 Millionen Dollar.[30] Von solchen Steigerungsraten können selbst hochprofitable Unternehmen nur träumen.

Um die breite Öffentlichkeit zu erreichen, nutzte die ADRDA, die heute nur noch *Alzheimer's Association* heißt, einen weiteren Trick. Sie setzte auf die Zugkraft berühmter Namen. Einer davon ist Rita Hayworth. Die einstige »Liebesgöttin« Hollywoods erhielt 1981 die Diagnose Alzheimer. Mitte der 1980er-Jahre begann ihre Tochter Prinzessin Yasmin Aga Khan die Krankheit ihrer Mutter für zahlreiche Awareness-Kampagnen zu instrumentalisieren.

Vieles spricht auch hier für einen Etikettenschwindel. Denn Rita Hayworth war nicht nur unbeherrscht und launisch. Jahrelang hing die Diva auch an der Flasche.[31] Im Rausch warf sie ihrem Nachbarn leere Ginflaschen über die Hecke und irrte mitunter verwahrlost und selbstvergessen durch die Straßen von Beverly Hills. Und seit Langem weiß man: Alkoholexzesse verursachen schwere Schäden im Gehirn und sind eine der häufigsten Ursachen für eine irreversible Demenz.

Doch bis heute hält ihre Tochter Aga Khan unter dem Label Alzheimer in mehreren Städten der USA jährlich »Rita-Hayworth-Galas« ab. Ziel der Veranstaltungen ist es, durch Spenden der High Society Geld für die Erforschung der Alzheimer-Krankheit zu sammeln. Nach Angaben der *Alzheimer's Association* sind so über die Jahre in den verschiedenen Städten jeweils zweistellige Millionenbeträge an Dollar zusammengekommen.

1984 wurde Aga Khan zudem Präsidentin der damals neu gegründeten internationalen Alzheimer-Vereinigung (ADI), einem hocheffektiven Lobby-Verband der Pharmaindrustrie. Eine Funktion, die Aga Khan bis heute innehat. Um die Botschaft von der »Alzheimer«-Krankheit auch über den Rest des Globus zu streuen, erklärte die ADI 1994 den 21. September zum Welt-Alzheimer-Tag. Seither sorgen die ADI und alle ihre Mitglieder dafür, dass die vermeintliche Krankheit in der Öffentlichkeit präsent bleibt.

Längst hat die Welle auch Deutschland erreicht. In den vergangenen Jahren ist hierzulande ein kaum sichtbares Kartell um die Alzheimer-Krankheit entstanden. Mediziner, Forscher und Pharmafirmen bringen dabei mithilfe von Selbsthilfeorganisationen und Medien ihre Botschaften unters Volk und unterdrücken unbequeme Wahrheiten, um sich gegenseitig in ihrer Karriere zu pushen.

Die Alzheimer-Story – Version 3.0

Inzwischen bricht sich schon der nächste Trend Bahn. Das geht aus einem denkwürdigen Positionspapier hervor, das eine internationale Gruppe führender Alzheimer-Forscher im Oktober 2010 in der Fachzeitschrift *Lancet Neurology* veröffentlicht hat.[32] Die Experten schlagen darin nämlich vor, die Alzheimer-Krankheit völlig neu zu definieren.

Aus den Zielen, die dahinterstecken, machen sie keinen Hehl. Mithilfe der neuen Definition soll es zum einen möglich werden, künftig noch mehr Menschen noch viel früher mit dem Etikett »Alzheimer« zu versehen als bisher. So sollen zum Beispiel all diejenigen Personen, denen man bisher die schwammige Diagnose »leichte kognitive Störungen« oder »Mild Cognitive Impairment« (MCI) gegeben hat, künftig nicht mehr nur als »Risikokandidaten« für eine spätere Erkrankung an Alzheimer gelten. Mediziner sollten vielmehr »anerkennen«, dass diese Menschen bereits Alzheimer *haben* und dass ihre Erkrankung über kurz oder lang *unweigerlich* zu einer echten Demenz führen werde – obwohl es dafür keinen Beweis gibt.

Die neue Definition, schreiben die Experten, sei ganz im Sinne der Patienten. Für diese nämlich sei die Diagnose im Hinblick auf Prognose und Behandlung der Krankheit sehr viel »wertvoller«. Genau das aber ist, wie dieses Buch in den folgenden Kapiteln genauer darlegen wird, mehr als zweifelhaft.

Zum anderen soll das neue »Lexikon« Forscher und Mediziner von den lästigen Widersprüchen ihrer eigenen Theorien befreien. Immer wieder, beklagen die Autoren des Positionspapiers, komme es nämlich zu Verwirrung, weil die zu Lebzeiten gestellten Alzheimer-Diagnosen in vielen Fällen nicht mit den späteren Befunden bei der Obduktion übereinstimmen wollen.

Vergesst Alois! Oder: Wenn die Krankheit nicht mehr zur gewünschten Diagnose passt

Für die Diagnose »Alzheimer«, so ihr Vorschlag, soll es keine Rolle mehr spielen, ob das Gehirngewebe tatsächlich (wie bei Alois Alzheimers Patientin) auffällig verändert ist. Lange Zeit galt der Nachweis bestimmter Eiweißablagerungen im Gehirn nach dem Tod als einziges zuverlässiges Verfahren, Alzheimer zu diagnostizieren. Längst hat sich jedoch gezeigt, dass auch diese Untersuchung Widersprüche liefert (s. Kapitel 2).

Die Verfasser des Positionspapiers griffen daher zu einem Trick: Das, was der Pathologe unter dem Mikroskop finde, fordern sie, sei künftig von der neuen Alzheimer-Krankheit klar zu trennen. Die »eigentliche« Alzheimer-Krankheit solle von nun an das sein, was die Mediziner mithilfe von Biomarkern und anderen Verfahren zu Lebzeiten des Patienten diagnostizieren – damit es (angesichts der Widersprüche) nicht mehr zu »Verwirrung« komme.

Aus wissenschaftlicher Sicht ist der Kunstgriff höchst ungewöhnlich. Normalerweise funktioniert es in der Forschung umgekehrt: Wer feststellt, dass das, was er in seinen Experimenten beobachtet, der eigenen Theorie widerspricht, gibt irgendwann zu, dass er sich irrt. Für die Autoren des Positionspapiers gilt das offenbar nicht. Statt zu hinterfragen, warum so vieles an ihrem Theoriegebäude der »Alzheimer-Krankheit« hinten und vorne nicht zusammenpasst, schaffen sie lieber den einzigen Pfeiler ab, auf den ihre gesamte Story aufgebaut ist.

Eine mögliche Erklärung für die erstaunlichen Vorschläge der Autoren findet sich im Kleingedruckten der Veröffentlichung in *Lancet Neurology*. Unter dem Stichwort Interessenkonflikte zeigt sich: Die Verfasser des Positionspapiers haben beste Beziehungen zur Industrie. Fast alle haben offiziell einen akademischen Job. Gleichzeitig stehen die meisten von ihnen jedoch auf der Honorarliste genau jener Pharmafirmen und Medizingerätehersteller, die von der neuen Definition der Alzheimer-Krankheit erheblich profitieren würden.

2 Schon verrückt – oder doch (noch) normal?
Die Krux mit der Diagnose

Von Psychiatrieprofessoren, so sollte man meinen, kann man erwarten, dass ihnen klar ist, was sie öffentlich über ihr Fachgebiet sagen. Doch beim Thema Alzheimer sind offenbar selbst führende Experten verwirrt. Anders ist kaum zu erklären, warum sich manch einer von ihnen diametral widerspricht.

»Die heutige Diagnose von Demenzerkrankungen«, heißt es zum Beispiel auf der Website des Kompetenznetzes Demenzen, gebe eine »medizinische Erklärung« für die Leistungseinschränkungen und Verhaltensänderungen und schaffe »Klarheit«, auch in Bezug auf geeignete Therapiemaßnahmen.[33] In dem Forschungsverbund sind die auf diesem Gebiet führenden psychiatrischen Universitätsklinken Deutschlands zusammengeschlossen. Durch spezielle Tests könnten Mediziner sogar feststellen, wer in einigen Jahren an Alzheimer erkranken werde, behauptet zum Beispiel Jens Wiltfang, Psychiatrieprofessor von der Universität Duisburg-Essen und Vorstandsmitglied im Kompetenznetz Demenzen. Derlei Früherkennung sei sinnvoll, betonte Wiltfang schon vor Jahren. Denn: Je früher die Behandlung beginne, desto besser.[34]

In einer anderen Rubrik der Website dagegen gesteht Wiltfang: »Bislang lassen sich verschiedene Demenzen nur durch den Ausschluss anderer Krankheiten indirekt feststellen.« Und: Eine direkte Diagnostik, mit der man Demenzen schon im Frühstadium zuverlässig erkennen könne, fehle.[35]

Der Laie ist verblüfft. Wie kann man eine Krankheit Jahre im Voraus erkennen, wenn man sie nicht einmal diagnostizieren kann, *nachdem* sie bereits ausgebrochen ist? Und: Plädieren die Experten tatsächlich dafür, gesunde Menschen mit Medikamenten gegen Demenz zu behandeln, ohne sicher sagen zu können, ob diese je daran erkranken werden? Werden den

Patienten und ihren Angehörigen hier womöglich Potemkin-
sche Dörfer vorgespiegelt, um die Forschung und die Karrieren
einzelner Mediziner zu beflügeln?

Schizophrenie mit System:
Was Ärzte über Alzheimer nicht wissen –
und wie sie trotzdem so tun, als ob

In der Tat sprechen mehrere Indizien für eine solche Ver-
mutung. Beispiel Kompetenznetz Demenzen: Allein das Bundesforschungsministerium (BMBF) hat den 2002 geschaffenen
Forschungsverbund in den vergangenen Jahren mit jährlich
2,55 Millionen Euro gefördert.[36] Ein beträchtlicher Teil davon
ist auch in das Projekt »Früherkennung und Diagnostik von
Demenzen« von Jens Wiltfang und seinem Erlanger Kollegen
Johannes Kornhuber geflossen.

Künftig fällt der Geldsegen hierzulande sogar noch größer
aus. 2009 haben das Bundesforschungsministerium und mehrere Bundesländer mit dem »Deutschen Zentrum für Neurodegenerative Erkrankungen« (DZNE) ein neues Netzwerk zur Erforschung der Alzheimer-Krankheit und anderer Demenzen
geschaffen. Bis 2015 soll es auf die vorgesehene Größe wachsen.
Jahresbudget: 60 Millionen Euro. Das ist mehr als das Zwanzig-
fache dessen, was das Kompetenznetz erhielt. Damit können
Demenzforscher in nächster Zeit aus dem Vollen schöpfen.

Warum sollte der Staat das tun, wenn die heutigen Verfahren für die Früherkennung, Diagnose und Therapie der Alzheimer-Krankheit bereits bestens funktionierten?

Was ist Demenz – und wenn ja, wie viele?

Tatsächlich tappen Mediziner und Forscher in Sachen Alzheimer-Krankheit und Demenzen (lat: *Dementia* »ohne Geist«)
noch ziemlich im Dunkeln. Sie kennen häufig weder die Ursa-

chen der nachlassenden Hirnleistungen noch können sie vorhersagen, wie die Erkrankung bei einem Patienten verlaufen
wird.

»Wir gehen mit der Alzheimer-Krankheit um, als sei sie so
real wie die Pest«, konstatiert der US-Neurologe Peter J. Whitehouse. »Und doch können nicht einmal die Spitzenexperten
des Fachgebiets eine präzise Diagnose stellen.«[37]

Wie viel Sprengstoff in den Sätzen liegt, zeigt sich erst auf den
zweiten Blick:

- Ohne zuverlässige Diagnose kann niemand wissen, wer von
  all jenen Menschen, die heute schon mit der niederschmetternden Diagnose Alzheimer leben müssen, in Wirklichkeit
  eine ganz andere körperliche oder psychische Erkrankung
  hat.
- Niemand kann wissen, wie viele dieser Patienten deshalb
  nicht die Therapie erhalten, die sie brauchen – und stattdessen mit falschen Medikamenten vollgestopft und voreilig in
  ein Pflegeheim abgeschoben werden.
- Mehr noch: Niemand kann prüfen, ob und wie gut die verfügbaren Verfahren zu Diagnose, Früherkennung oder Therapie von Demenzen taugen. Wegen der unklaren Kriterien
  ist es sehr zweifelhaft, ob die Verfahren etwas bringen.
- Die weltweit inzwischen rund 25 000 Alzheimer-Forscher
  können noch nicht einmal wissen, nach welchen Blut-
  bestandteilen, Proteinen im Nervenwasser oder Veränderungen in psychologischen Tests und in Kernspintomogra-
  fien des Gehirns sie bei der Entwicklung *neuer* Methoden
  überhaupt *suchen* sollen.[38] Denn Demenz ist nicht gleich
  Demenz. Hinter Verwirrung, Gedächtnisstörungen und Per-
  sönlichkeitsveränderungen können zahlreiche verschiedene Ursachen stecken. Ohne eine richtige Diagnose laufen
  Wissenschaftler aber Gefahr, ein buntes Gemisch ver-
  schiedenster Leiden aufgrund ähnlicher Symptome für eine
  einzige Erkrankung zu halten. Zum Vergleich: Wer davon

ausgeht, dass jeder Patient mit schweren Kopfschmerzen einen Hirntumor hat, wird sowohl bei der Diagnose als auch bei der Therapie in den meisten Fällen danebenliegen. Und er wird sich schwer tun, ein Mittel gegen Hirnhautentzündung, Migräne oder Hirnblutungen zu finden.

Das offen einzugestehen, fällt einigen Medizinern jedoch schwer. Patienten und Angehörige erwarten von ihren Ärzten nun einmal eine klare Diagnose – und am besten noch eine einfache und schnelle Therapie. Ohnmacht und Unwissen passen nicht zum gesellschaftlichen Bild des Arztes als fachliche und moralische Autorität. Zudem lässt sich Nebulöses schlecht abrechnen – und ebenso schlecht den Patienten erzählen.

Wie in der Medizin in solchen Fällen üblich, behilft man sich deshalb mit einem Trick: Der Zustand, der so schwer zu fassen ist, wird zum Syndrom erklärt. So bezeichnen Ärzte ein unscharfes Krankheitsbild, bei dem mehrere verschiedene Symptome meist gemeinsam vorkommen.

Auf diesem Prinzip basiert auch die von der Weltgesundheitsorganisation festgelegte Definition von Demenz. Nach der sogenannten »Internationalen Klassifikation der Krankheiten« ICD-10 (ICD, engl.: *International Classification of Diseases*), nach der auch deutsche Ärzte alle ihre Diagnosen verschlüsseln müssen, ist Demenz »*ein Syndrom als Folge einer meist chronischen oder fortschreitenden Krankheit des Gehirns mit Störung vieler höherer kortikaler Funktionen, einschließlich Gedächtnis, Denken, Orientierung, Auffassung, Rechnen, Lernfähigkeit, Sprache, Sprechen und Urteilsvermögen im Sinne der Fähigkeit zur Entscheidung. Das Bewusstsein ist nicht getrübt. Für die Diagnose einer Demenz müssen die Symptome nach ICD-10 über mindestens 6 Monate bestanden haben. Die Sinne (Sinnesorgane, Wahrnehmung) funktionieren im für die Person üblichen Rahmen. Gewöhnlich begleiten Veränderungen der emotionalen Kontrolle, des Sozialverhaltens oder der Motivation die kognitiven Beeinträchtigungen; gelegentlich treten diese Syndrome auch eher auf.*«[39]

Demenz kann dabei vieles heißen. So gibt es nicht nur die Alzheimer-Demenz, von der nicht einmal Experten wissen, ob sie eine einzige Krankheit ist – oder möglicherweise mehrere. Zahlreiche Demenzsymptome, so weiß man, treten auch bei anderen Erkrankungen des Gehirns und der Neuronen auf.

Wie man Krankheiten einteilt, obwohl man sie nicht unterscheiden kann: Die offiziellen Formen der Demenz

Der ehrgeizigste Versuch hierzulande, die häufigsten primären – also nicht durch andere Krankheiten hervorgerufenen – Formen von Demenz professionell zu beschreiben und zu unterscheiden, ist die aktuelle Leitlinie der Deutschen Gesellschaft für Neurologie (DGN) und der Deutschen Gesellschaft für Psychiatrie, Psychotherapie und Nervenheilkunde (DGPPN). Die verschiedenen Formen, schreiben die Fachleute darin, werden anhand der klinischen Symptomatik »ätiologisch«, sprich: nach ihrer jeweiligen Ursache, zugeordnet.[40]

Doch mit dem Versprechen ist es nicht weit her. Schon zwei Sätze weiter, bei der Definition der **Alzheimer-Demenz** (kurz: AD), müssen die Experten in puncto Ursachen passen. Die Alzheimer-Krankheit, erfährt man, ist eine Krankheit »mit unbekannter Ätiologie«. Sie beginne meist schleichend und entwickle sich langsam, aber stetig über einen Zeitraum von mehreren Jahren. Laut Leitlinie gibt es vier Unterformen. Eine mit frühem und eine mit spätem Beginn sowie eine gemischte Form. Die vierte und letzte heißt schlicht: »nicht näher bezeichnet«. Warum sie die vier Arten von Alzheimer separat beschreiben, ist offenbar selbst den Experten nicht klar. Die Formen mit frühem und spätem Beginn etwa lassen sich ihnen selbst zufolge weder neurobiologisch noch klinisch sicher unterscheiden. Es sei derzeit »kein prinzipieller Unterschied in der Pathophysiologie, in der Diagnostik oder Therapie zwischen beiden Formen bekannt«.

Anders dagegen bei der **vaskulären Demenz** (vaskulär: die Blutgefässe betreffend). Sie ist das Ergebnis einer Schädigung des Gehirns durch Mini-Infarkte oder -Schlaganfälle als Folge einer Thrombose, Embolie oder Blutung. Bei einem solchen Infarkt wird das umgebende Gewebe von der Versorgung mit Sauerstoff und Nährstoffen abgeschnitten und stirbt ab. Die Infarkte sind für sich genommen zwar meist klein. Sie addieren sich aber in ihrer Wirkung. Häufig betroffen sind Menschen, die unter unregelmäßigem Herzrhythmus (Vorhofflimmern) leiden oder deren Blutdruck dauerhaft erhöht ist. Denn auf Dauer werden die Blutgefässe durch solche Belastungen massiv geschädigt. Bei bis zu einem Drittel der Betroffenen entwickelt sich eine vaskuläre Demenz nach einem Schlaganfall.

Typische Zeichen für eine weitere Variante von Demenz, die sogenannte **Demenz mit Lewy-Körperchen,** sind laut Definition neben schwankender Aufmerksamkeit und Wachheit unter anderem wiederkehrende, detailreiche Halluzinationen. Viele der Betroffenen haben demnach zudem ähnliche motorische Störungen wie Parkinson-Patienten. Kein Wunder. Schließlich hat der deutsche Neurologe Friedrich Lewy die für das Krankheitsbild charakteristischen, runden Einschlusskörperchen (Lewy-Körperchen) als Erster in Hirnzellen von Parkinson-Patienten entdeckt und beschrieben. Bis heute ist die Demenz mit Lewy-Körperchen als »Demenz vor und bei der Parkinson-Krankheit« definiert.[41] Die Ursachen dieser Erkrankung sind bislang unbekannt. Nach Angaben des Kompetenznetzes Demenzen »ähnelt sie der Alzheimer-Krankheit sehr stark«.[42] Die Erkrankungen seien deshalb schwer voneinander zu unterscheiden. Aus diesem Grund sei es auch »nicht leicht zu klären, in welchem Umfang Mischformen der beiden Demenzen vorkommen«.

In der Tat weiß man seit Langem, dass auch die **Parkinson-Krankheit** häufig mit Demenz einhergeht. Schätzungen zufolge kommen bei bis zu 40 Prozent der Patienten zu den typischen motorischen Störungen später auch Einschränkungen der geistigen Leistungsfähigkeit hinzu.[43] Das Gedächtnis, so heißt es, sei zunächst wenig betroffen. Es kommt jedoch zu eingeschränkter Aufmerksamkeit, Schwierigkeiten bei der Planung von Aufgaben und beim Lösen von Problemen sowie zu Beeinträchtigungen des räumlichen Sehens. Als weitere Merkmale gelten zudem Verhaltensstörungen, Halluzinationen und Depressionen. Bisher, gestehen Experten ein, »konnten allerdings noch keine charakteristischen klinischen Merkmale beschrieben werden«.[44]

Die mit ein bis drei Prozent (je nach Quelle) unter allen Demenzen vergleichsweise seltene **frontotemporale Demenz** oder **Demenz bei Pick-Krankheit** beginnt meist schon im 50. bis 60. Lebensjahr. Frauen sind etwa doppelt so oft betroffen wie Männer. Schon früh verändert sich laut Definition die Persönlichkeit, die Betroffenen verlieren das Gespür für andere Menschen, werden gleichgültig und verlieren soziale Fähigkeiten. Es kommt zu Sprach- und Gedächtnisstörungen, zu Apathie und Euphorie. Wie und warum die Krankheit entsteht, weiß bisher niemand.

Als sechste und letzte Form der Demenz führt die Leitlinie die **Gemischte Demenz** auf. Sie wird beschrieben als Mischung aus Alzheimer und vaskulärer Demenz. Zwar gibt es für sie einen eigenen Code in der Internationalen Klassifikation der Krankheiten ICD-10. Etablierte wissenschaftliche Kriterien für deren Diagnose, so die Leitlinie lapidar, existierten aber nicht.

Immer schön vage bleiben

Sicherheitshalber bleiben die Verfasser der Leitlinie auch in der Beschreibung der klinischen Diagnosekriterien für die anderen Demenzformen vage. Ob Demenz bei Morbus Parkinson, ob vaskuläre Demenz oder Demenz bei Pick-Krankheit – fast immer finden sich Sätze wie »Bisher konnten noch keine charakteristischen klinischen Merkmale beschrieben werden« oder »Etablierte wissenschaftliche Kriterien für die gemischte Demenz existieren nicht«.

Selbst bei der **Alzheimer-Krankheit**, die angeblich für 50 bis 70 Prozent aller Demenzerkrankungen verantwortlich ist, legen sich die Experten nicht fest.[45] Das Einzige, was die klinische Untersuchung der Leitlinie zufolge liefern kann, ist eine »wahrscheinliche« oder aber eine (noch weniger wahrscheinliche) »mögliche« Diagnose. Trotzdem geben führende Forscher und Institutionen wie etwa das Deutsche Zentrum für Neurodegenerative Erkrankungen an, dass es weltweit bereits rund 26 Millionen Alzheimer-Kranke gibt.[46] Die Frage ist nur: Wie wollen sie das wissen, wenn sie die Krankheit gar nicht diagnostizieren können?

Wenn es nichts anderes ist, ist es wohl Alzheimer

Tatsächlich funktioniert die Diagnose Alzheimer-Demenz so ähnlich wie das Etikett ›Ausschuss‹ auf einer Restetonne: Kein Arzt kann die Krankheit bei seinem Patienten direkt nachweisen. Denn zielgerichtete, eindeutige Tests, die dem Kranken nicht schaden, gibt es dafür nicht. Mediziner können die Diagnose nur indirekt stellen. Das heißt: Erst muss der Arzt seinen Patienten auf alle nur denkbaren unterschiedlichen Krankheiten und körperlichen Störungen untersuchen, die zu Verwirrtheit und eingeschränktem Denkvermögen führen können. Und das sind nicht gerade wenige. Die Palette reicht von Schilddrüsenunterfunktion über Wassermangel und Infektionen des Gehirns bis hin zu Depressionen, Arzneimittelnebenwirkungen, Hirnverletzungen und langjährigem Alkoholmissbrauch.

Wenn der Befund bei allen Untersuchungen negativ ausfällt und der Arzt keine andere Ursache für die Verwirrtheit seines Patienten finden konnte, steht am Ende die vage Antwort: »Okay, das alles ist es vermutlich nicht. Also muss es wohl Alzheimer sein.« Schließlich, so scheint es, muss das Kind ja einen Namen haben.

Der Goldstandard: Die Autopsie des Gehirns

Die einzig zuverlässige Diagnose, so hieß es lange Zeit, liefere eine mikroskopische Untersuchung von Hirngewebe nach dem Tod.[47] Bei der Autopsie prüfen Pathologen, ob sich innerhalb der Gehirnzellenprobe größere Mengen sogenannter Amyloid-Plaques und Tau-Bündel finden. Beide Arten von Eiweißpartikeln gelten nicht nur als charakteristische Merkmale der Alzheimer-Krankheit, weil sie sich in den Gehirnen der Patienten offenbar krankhaft ansammeln. Lange Zeit waren die meisten Forscher auch davon überzeugt, dass Plaques der Hauptauslöser sind.

Genau diese Plaques und Bündel waren es auch, die Alois Alzheimer im April 1906 als Erster beschrieb. Seitdem er die merkwürdigen Ablagerungen im Denkorgan von Auguste Deter entdeckte, gilt der Nachweis von Plaques und Fibrillen als sogenannter Goldstandard, als einzig verlässlicher Beleg also für das Vorliegen der Alzheimer-Krankheit.

Das Problem dabei: Weder Plaques noch Fibrillen lassen sich durch schmerzfreie und ungefährliche Untersuchungen wie etwa eine Computer- oder Kernspintomografie direkt sichtbar machen. Die einzige Möglichkeit, die Protein-Klumpen und -Bündel zu finden, ist – wie zu Alzheimers Zeiten – die mikroskopische Untersuchung einer Gewebeprobe aus dem Gehirn. Und dafür gibt es nur zwei Optionen:

1. In einer kleinen Operation könnten Ärzte ihren Patienten Hirngewebe aus dem Denkorgan entnehmen. In der Realität wird ein solcher Eingriff jedoch so gut wie nie durchgeführt, weil er als ethisch unvertretbar gilt. Denn eine Gehirnbiopsie ist gefährlich. Schließlich wird dabei – ohne Not und ohne wirklichen Nutzen für den Patienten – intaktes Hirngewebe verletzt, wodurch Hirnfunktionen womöglich irreparabel geschädigt werden können.

2. Gründlich auf Alzheimer untersuchen können Ärzte einen Patienten daher erst, wenn dieser verstorben ist. Bei einer Autopsie nimmt ein Pathologe bei Demenzpatienten vor allem zwei Bereiche des Gehirns unter die Lupe: die sogenannte Großhirnrinde, auch Kortex genannt, sowie den Hippocampus. Dieses nur wenige Zentimeter große Hirnareal ist unter anderem für die Ausbildung des Ortsgedächtnisses zuständig und gleichzeitig so etwas wie der Kurzzeitspeicher des Gehirns. Alles, was ein Mensch sagt, sieht, hört, liest, wird im Hippocampus gespeichert und von dort in andere Teile des Gehirns weitergeleitet, wo es als Erinnerung abgelegt wird. Sowohl im Hippocampus als auch im Kortex, so vermutet man, behindern Plaques und Neurofibrillenbündel die Kommunikation und Versorgung der Nervenzellen und tragen damit letztlich auch zum Absterben der Zellen bei.

Warum noch obduzieren, wenn es »längst zu spät ist«?

Keine Frage: Dem Verstorbenen selbst nützt es wenig, wenn der Arzt die Diagnose Alzheimer posthum überprüft. Trotzdem sind solche Autopsien viel wichtiger, als die meisten Menschen ahnen – möglicherweise sogar für sie selbst.

Nur durch regelmäßige Obduktionen nämlich können viele Fehler in Diagnose und Therapie aufgedeckt werden. Viele Studien belegen, wie häufig solche Irrtümer sind: Bis zu der Hälfte aller klinisch vermuteten (und in den Totenschein eingetragenen) Todesursachen, schätzen Experten, sind falsch.[48] Das heißt: Bei einem Großteil aller Patienten, die versterben, haben die Ärzte die maßgebliche Erkrankung nicht erkannt – und vor deren Tod womöglich auch jahrelang falsch behandelt.

Die Klärung der Todesursache, betonen Pathologen, ist deshalb nicht nur ein wichtiges Mittel der Qualitätssicherung. Durch Autopsien lässt sich beispielsweise herausfinden, wie häufig und warum es in einem Krankenhaus oder in einer Uniklinik zu Irrtümern in der Diagnose und in der Behandlung bestimmter Krankheiten kommt – und wie man derlei Fehler künftig möglichst effektiv verhindern kann.

Vieles deutet auch darauf hin, dass etliche der rund 850 000 Menschen, die pro Jahr in Deutschland sterben, hätten länger leben können, wenn die Ärzte ihre Leiden richtig erkannt und behandelt hätten.[49]

In Untersuchungen hat sich gezeigt: Zwischen 10 und 30 Prozent der Verstorbenen hätten eine andere Therapie benötigt als die, die sie vor dem Tod erhalten haben.[50] Bei mehr als einem Drittel aller Toten haben die Ärzte nicht einmal gewusst, welches Organ erkrankt war.[51] Besonders häufig übersehen sie dabei Entzündungen des Herzmuskels, der Herzklappen oder der Bauchspeicheldrüse. Selbst bei klar nachweisbaren Infektionen wie Tuberkulose heißt die Diagnose häufig fälschlicherweise »Kreislaufversagen« oder »vielfaches Organversagen«.

Wie bei Herzerkrankungen kommt es aber auch bei Demenzen auf eine saubere Diagnose an. Schließlich spielt es für die Behandlung eines Patienten eine maßgebliche Rolle, ob seine Verwirrtheit durch Depressionen, Medikamente oder Durchblutungsstörungen verursacht wird. Oder aber, ob hinter dem schleichenden Verlust geistiger Fähigkeiten eine irreparable Zerstörung von Hirnzellen steckt.

Stochern im Nebel – warum moderne Diagnoseverfahren wenig aussagen

Eine saubere Unterscheidung zwischen verschiedenen Formen von Demenz aber ist, wie Experten selbst eingestehen, mit den verfügbaren Untersuchungsverfahren nicht möglich. Um die unterschiedlichen Formen von Demenz auch beim lebenden Patienten diagnostizieren zu können, müssen erst noch aussagefähige und praktikable Verfahren entwickelt werden.

Versuche gibt es viele. Die Palette reicht von der Suche nach verräterischen Molekülen im Blut oder im Nervenwasser, soge-nannten Biomarkern, bis hin zu bildgebenden Verfahren, die eine Alzheimer-Demenz sichtbar machen sollen.

Schon heute setzen Ärzte etwa die **Computertomografie (CT)** ein, um einen Verdacht auf Demenz zu überprüfen. Bei diesem Verfahren werden die Hirnstrukturen per Röntgenstrahlen durchleuchtet. Eine Alzheimer-Krankheit kann man damit zwar nicht zweifelsfrei erkennen. Die Röntgenbilder können aber dazu dienen, andere Ursachen für die Vergesslichkeit ei-nes Patienten wie etwa einen Hirntumor auszuschließen.

Weniger belastend für den Patienten ist eine Untersuchung per **Kernspintomografie (MRT)**, bei der das Bild nicht durch Röntgenstrahlung, sondern mithilfe eines Magnetfelds ent-steht. Innerhalb einer Viertelstunde erzeugt sie ein Bild, auf dem der Verlust von Hirngewebe ab einer Größe von einem Millimeter sichtbar wird. Die Theorie dahinter: Im Spätsta-dium der Alzheimer-Demenz kann es zu einem erheblichen Verlust von Hirngewebe kommen. Nach gängiger Lehrmei-nung schrumpft dabei vor allem die Gedächtniszentrale des Gehirns, der Hippocampus, der für die Speicherung von Ge-lerntem verantwortlich ist.

Bei der Nutzung von **Biomarkern** setzen Forscher dagegen auf eine andere Strategie. Sie versuchen, Substanzen im Blut oder im Nervenwasser zu identifizieren, die Aufschluss darü-ber geben, ob ein Patient an der Alzheimer-Krankheit leidet oder in Zukunft davon bedroht ist. Solche Biomarker, behaup-tet zum Beispiel der Psychiatrieprofessor Harald Hampel* vom Klinikum der Universität Frankfurt am Main, »sind ein objek-tives Maß für einen biologischen oder krankhaften Prozess, das dazu beiträgt, das Erkrankungsrisiko und die Prognose zu bestimmen, die Diagnosestellung zu unterstützen oder den Ef-fekt von therapeutischen Interventionen zu überwachen«.[52]

* Harald Hampel ist inzwischen nicht mehr in Frankfurt tätig. Er wurde im März 2012 vom Vorstand der Klinik fristlos entlassen (siehe Nach-wort S. 232)

»Allzu oft falscher Alarm«

Was Hampel, der Patente für die Demenzdiagnostik mit verschiedenen Biomarkern hält, gerne verschweigt: Noch ist die Aussagekraft solcher Tests für die Praxis zu dürftig. Erst kürzlich sah sich die Deutsche Gesellschaft für Neurologie (DGN) deshalb gezwungen, die allzu euphorischen Berichte von Forschern wie Hampel per Pressemitteilung zu dämpfen. »Wir sind noch nicht so weit, solch einen Test routinemäßig bei älteren Menschen mit beginnenden Gedächtnisstörungen einzusetzen«, warnte der 2. Vorsitzende der DGN, Günther Deuschl. Allzu oft werde dadurch falscher Alarm ausgelöst. Dies sei nicht zu rechtfertigen, solange es noch keine Medikamente gebe, die den Krankheitsverlauf längerfristig beeinflussen können (mehr dazu in Kapitel 4).

Tatsächlich ist sowohl bei allen routinemäßig eingesetzten als auch bei allen experimentellen, modernen Diagnoseverfahren völlig unklar, wie zuverlässig und aussagekräftig sie sind. Und vieles spricht dafür, dass es auch in ein paar Jahren noch niemand wissen wird.

Denn um herauszufinden, ob ein neues Diagnoseverfahren funktioniert und – wenn ja – wie zuverlässig es ist, müsste man nicht nur viele Patienten über einen Zeitraum von 20 oder 30 Jahren untersuchen. Man müsste auch regelmäßig zahlreiche Daten von ihnen erheben, wie etwa ihre psychische Verfassung, ihr Abschneiden in Intelligenztests sowie die Frage, welche Medikamente sie einnehmen und an welchen weiteren Erkrankungen sie leiden. Ein Prozess, der nicht nur Zeit erfordert, sondern auch harte Arbeit und viel Geld.

Vor allem aber müsste man warten, bis die Probanden sterben – und dann überprüfen, ob ihr Gehirn tatsächlich die von Alois Alzheimer erstmals beschriebenen und seither als charakteristisch geltenden Plaques und Fibrillen aufweist. Vorausgesetzt natürlich – auch das ist eine weitere Hürde –, die Angehörigen oder die Patienten selbst haben einer solchen Obduktion zugestimmt.

Ohne einen solchen Vergleich, ohne die Messung an einer verlässlichen Referenz wie der Obduktion kann niemand wissen, ob ein neuer Test taugt oder nicht. Ohne einen erprobten und zuverlässigen Goldstandard lässt sich nämlich weder bestimmen, wie häufig der jeweilige Test die Krankheit tatsächlich erkennt, wenn sie vorliegt. Noch kann man herausfinden, wie oft das Verfahren fälschlicherweise den Befund Alzheimer liefert, obwohl der Proband die Krankheit gar nicht hat. Kurz gesagt: Letztlich wäre ein solcher Test für die Medizin wertlos.

Messen ohne Referenzpunkt: Vermuten statt obduzieren

Fakt ist jedoch: Genau das, nämlich eine Autopsie von Menschen, die Vermutungen zufolge die Alzheimer-Krankheit hatten, wurde und wird so gut wie nie gemacht.

Die Gründe für den weltweiten Rückgang von Obduktionen sind vielfältig. So wird in vielen Ländern, darunter auch Deutschland, seit Jahrzehnten generell kaum noch obduziert. Noch in den 1950er-Jahren lag die Rate hierzulande bei 50 Prozent der in Krankenhäusern verstorbenen Patienten. 30 Jahre später war sie bereits auf ein Zehntel geschrumpft.[53] Heute wird nicht einmal mehr jede hundertste Leiche auf ihre genaue Todesursache untersucht.[54]

Selbst in Universitätskliniken, wo aufgrund von Lehre und Forschung noch immer häufiger obduziert wird als an städtischen oder privaten Krankenhäusern, gehören Demenzpatienten nicht gerade zu der Gruppe von Kranken, bei der Ärzte die Todesursachen mit besonders großem Nachdruck suchen. Denn: Die meisten Betroffenen sind alt. Sie leiden neben ihrer Demenz meist seit Jahren an anderen Beschwerden wie Diabetes, Herzproblemen oder Durchblutungsstörungen. Für den Tod werden dann solche Erkrankungen als Ursachen gesehen und genannt.

Viele Ärzte fürchten zudem, dass durch Obduktionen eigene

Fehler in Diagnose und Therapie aufgedeckt werden könnten. Ein Risiko, das gerade bei Demenzkranken hoch ist. Denn je unsicherer die Diagnostik und je komplexer das Krankheitsbild, desto höher ist auch die Rate der falschen Diagnosen.

Zudem gehört bei üblichen Leichenöffnungen die Öffnung des Schädels zur Untersuchung des Gehirns nicht zur Routine. Sie erfolgt nur auf gesonderte, gezielte Anforderung und erfordert einen besonderen personellen und materiellen Aufwand. Schon eine normale Obduktion kostet rund 750 Euro. Und die Krankenkassen erstatten die Kosten nicht. Stattdessen müssen Kliniken oder die Hinterbliebenen dafür bezahlen.

Doch welcher Sohn, welche Ehefrau will noch lange nachforschen und die Leiche auseinandernehmen lassen, nur um herauszufinden, ob sich im Gehirn der 85-jährigen Mutter oder des 90 Jahre alten Ehemanns ein paar Proteine verklumpt hatten oder nicht?

Der Rückgang von Obduktionen, beklagen Pathologen seit Langem, gefährdet jedoch nicht nur die Qualität der medizinischen Versorgung. Auch und gerade im Fall der Alzheimer-Krankheit fehlt Forschern und Medizinern damit der einzig verfügbare Maßstab zur Bestimmung des Nutzens alter und neuer Methoden zur Diagnostik und Therapie.

Ein fataler Fehler, wie der renommierte Anatom Heiko Braak von der Universität Ulm findet.[55] Auf Obduktionen zu verzichten, habe »mit verantwortbarer Wissenschaft nichts mehr zu tun«, sagt er.[56] Gerade auf dem Gebiet der Demenzforschung seien die Resultate klinischer Studien nur dann vollständig, wenn die Diagnosen nach dem Tod der Patienten durch eine Autopsie kontrolliert würden. Würde man jedoch diesen Maßstab anlegen und nur auf Obduktionen basierte Studien akzeptieren, so Braak, dann würde sich der Umfang der Literatur, also die Anzahl aller veröffentlichten wissenschaftlichen und klinischen Studien über Morbus Alzheimer, von 100 Prozent auf 0,5 Prozent reduzieren.

Der Goldstandard rostet: Warum nicht einmal Autopsien klare Diagnosen liefern

Hinzu kommt aber noch etwas anderes. Bis heute gilt der Nachweis von Plaques und Fibrillenbündel im Gehirn als *das* entscheidende Kriterium für die Unterscheidung zwischen der Alzheimer-Demenz und anderen Formen der Krankheit wie etwa der vaskulären Demenz und der Lewy-Körperchen-Demenz.

Dabei weiß man seit Langem: Bei vielen Patienten, in deren Gehirnen sich haufenweise Plaques und Fibrillenbündel angesammelt haben, finden sich gleichzeitig auch Lewy-Körperchen sowie Defekte, die durch eine schwere Schädigung der Blutgefäße wie etwa einen Schlaganfall hervorgerufen wurden. Studien zufolge weisen sogar 60 bis 90 Prozent aller Patienten, die mit der Diagnose Alzheimer leben, solche vaskulären Schäden auf.[57] Möglicherweise gilt das sogar für alle. Der Neuropathologe Dietmar Thal von der Universität Ulm zum Beispiel gibt offen zu:»Ich habe noch nie ein Gehirn von einem Alzheimer-Patienten gesehen, in dem nicht auch gleichzeitig vaskuläre Schäden zu finden waren.«[58] Das ist auch nicht allzu erstaunlich. Schließlich kommt es bei fast allen Menschen mit steigendem Alter immer wieder zu Mini-Schlaganfällen. Und oft machen sich diese kleinen Infarkte klinisch nicht oder nicht sofort als solche bemerkbar.

Alter als Krankheit? Auch ein gesundes Hirn verändert sich – und schrumpft

Genau genommen stellt diese Erkenntnis das gesamte System der heutigen Diagnose auf den Kopf. Denn damit bleibt es der Laune und dem Geschmack des Arztes überlassen, für welche Krankheit – Demenz vom Alzheimer-Typ, Lewy-Körperchen-Demenz oder vaskuläre Demenz? – er sich entscheidet. Was es am Ende wird, hängt nicht zuletzt vom Zeitgeist ab.

Denn die menschliche Psyche ist pragmatisch: Je häufiger die Alzheimer-Krankheit Thema auf Tagungen, in den Medien und bei gesellschaftlichen Ereignissen ist, umso näherliegend erscheint sie uns – und damit auch dem behandelnden Arzt.

Letztlich stellt sich damit auch eine ketzerische Frage: Leidet ein Großteil all der angeblich weltweit 26 Millionen Alzheimer-Kranken in Wirklichkeit an Verwirrtheit, weil das Gehirn schlicht und ergreifend durch kleine oder größere Hirninfarkte geschädigt ist? Und bräuchten diese Menschen dann nicht auch eine ganz andere Therapie als jene, die sie bisher erhalten?

Tatsächlich spricht ein weiterer Aspekt dafür, dass Mediziner mit ihrer Fixierung auf Fibrillenbündel und Plaques als Hauptübeltäter bei der Entstehung von Demenz auf dem Holzweg sind: Einerseits findet man bei manchen Kranken mit schwersten Symptomen ziemlich gesund aussehende Gehirne, andererseits gibt es aber auch Menschen, deren Hirne voller Alzheimer-Plaques stecken, aber die bis zu ihrem Tod geistig fit und normal waren (mehr dazu in Kapitel 3).[59]

Pathologischen Studien zufolge sind solche ›gesunden Alzheimer-Patienten‹ keineswegs selten. Rund ein Drittel aller normal alternden, klinisch gesunden Menschen, so hat sich gezeigt, hat so große Mengen von Amyloidplaques im Gehirn, dass eine Obduktion den klaren Befund Alzheimer liefern würde.[60]

Mit der Trefferquote moderner bildgebender Verfahren sieht es nicht viel besser aus. Zwar berichten Forscher der Freiburger Universitätsklinik in der Zeitschrift *Gehirn & Geist* vollmundig über ein von ihnen entwickeltes Verfahren, mit dem sich die Alzheimer-Krankheit per Kernspintomografie »vollautomatisch erkennen lässt«[61]. Gleichzeitig räumen sie aber ein: »Bislang haben wir nur Patienten untersucht, die an keiner weiteren Krankheit litten.« Das aber, gestehen sie, dürfte bei älteren Menschen die Ausnahme sein.

Niemand kann deshalb wissen, ob die per Kernspin ermittelten Hirnveränderungen mit dem klinischen Bild der Demenz übereinstimmen und hinsichtlich des Ausmaßes korrelieren – oder aber, ob ganz andere Ursachen dahinterstecken. Viele ältere Menschen, schreiben die Forscher, haben zum Beispiel bereits einen Schlaganfall hinter sich – »der das Ergebnis der Kernspintomografie beeinflusst«.

Auch chronischer Bluthochdruck, ergänzen sie, könne Hirnveränderungen auslösen. Was das für die Zuverlässigkeit der Methode heißt, zeigt ein Blick in die Statistik: Fast jeder zweite Deutsche zwischen 18 und 79 hierzulande leidet an Bluthochdruck. Und das ist nur der Durchschnitt. Bei den Älteren liegt der Anteil der Betroffenen naturgemäß deutlich über, bei den Jungen deutlich unter 50 Prozent. Gerade ältere Menschen haben deshalb gleich aus zwei Gründen ein erhöhtes Risiko, eine Fehldiagnose zu erhalten: zum einen, weil sie häufiger wegen Gedächtnisproblemen zum Arzt gehen als jüngere, zum anderen infolge ihres Bluthochdrucks.

Die Crux dabei: Auch im gesunden Körper nimmt die Hirnmasse mit zunehmendem Lebensalter ab.[62] Denn im Laufe des Lebens gehen nicht nur viele Nervenzellen unter. Auch der Wassergehalt unseres Denkorgans sinkt.[63] Wie früh diese Veränderungen einsetzen und wie stark sie ausfallen, ist – wie bei allen Alterungsprozessen im Körper – von Mensch zu Mensch sehr verschieden. Aber auch hier fehlt ein direkter Zusammenhang zwischen Ausmaß der Hirnschrumpfung und der Einschränkung der kognitiven Fähigkeiten.

Was dabei ›noch normal‹ oder aber ›schon krank‹ ist, kann niemand sicher wissen. Denn diese Frage wurde bisher kaum erforscht. Das offenbart unter anderem eine Mitteilung der Helmholtz-Gemeinschaft über ein Projekt von Wissenschaftlern am Forschungszentrum Jülich. Mithilfe eines »weltweit einzigartigen Geräts«, das zwei der wichtigsten bildgebenden Verfahren – die Magnetresonanz- (MRT) und die Positronen-Emissions-Tomografie (PET) – kombiniert, heißt es darin, wollen die Forscher um Karl Zilles Prozesse im normal alternden Gehirn entschlüsseln.[64]

Erstmals, so behaupten die Helmholtz-Forscher, soll damit

künftig möglich werden, was etliche Forscher und Mediziner der Menschheit seit Längerem vorgaukeln: normale Vorgänge der Hirnalterung von denen im erkrankten Organ unterscheiden zu können.

Ein Ergebnis können die Jülicher Forscher bereits vorweisen: Einige strukturelle Veränderungen des Gehirns, die bislang als alterstypisch galten, »beginnen schon im jungen Erwachsenenalter«.

Der Ulmer Neuroanatom Heiko Braak ist sich sicher: »Die moderne Bildgebung hat eine Pseudo-Sicherheit geschaffen.« Aus seiner Sicht haben Verfahren wie MRT oder CT in Bezug auf neurodegenerative Erkrankungen wie Demenz »überhaupt nichts zur diagnostischen Sicherheit beigetragen«. Auch von den bisher verfügbaren Biomarkern hält Braak wenig. Die Kliniker wollten sich frei machen von dem mühsamen und langwierigen Prozedere der neuropathologischen Diagnose, sagt der Forscher. Deshalb sei ihre Bereitschaft, an den Nutzen von Biomarkern und bildgebenden Verfahren zu glauben, »sehr ausgeprägt«.

3 Kaputtes Hirn, gesunder Geist? Wirrer Geist, intaktes Hirn? Fehldiagnose Demenz

Wann es anfing, dass mit seinem Kopf etwas nicht stimmte, daran kann sich Michael Weller bis heute nicht genau erinnern. Sicher ist nur: Hätte der 65-jährige Architekt nicht ziemlich viel Glück gehabt und eine Ehefrau, die für ihn kämpfte, würde er wohl seit Jahren in einem Heim vor sich hindämmern – oder wäre schon nicht mehr am Leben.

Denn seitdem die Ärzte begannen, Wellers krankes Herz zu kurieren, ging es mit seiner Gesundheit stetig bergab. Seit Längerem bereits litt er an einer koronaren Herzkrankheit und zu hohen Blutfettwerten. Doch erst als er wegen einer Bypass-Operation im Krankenhaus ist, schaukelt sich die Situation hoch. Weller ist unruhig und zappelig. Sein Bewusstsein und seine Wahrnehmung sind gestört, er deliriert. Die Ärzte machen neurologische und psychiatrische Tests. Die Diagnose ist niederschmetternd: Weller, so stellen sie fest, ist nicht nur herzkrank, sondern leidet auch an Demenz und manischer Depression. Zusätzlich zu den Medikamenten für sein Herz – ein Cholesterinsenker (Atorvastatin), ein Betablocker (Metoprolol), ein Entzündungshemmer (Naproxen) und Aspirin – verordnen die Mediziner ihm deshalb ein Mittel zur Beruhigung (Clonazepam), ein weiteres gegen Demenz (Rivastigmin), ein drittes gegen die Depressionen (Doxepin) sowie ein viertes gegen Manie (Lithium).[65]

Doch die Beschwerden lassen nicht nach. Im Gegenteil. Nach der Entlassung aus der Klinik baut Weller weiter ab. Alles hängt jetzt an seiner Frau, der Einkauf, das Autofahren, die Finanzen. Und sie muss ihm bei allem helfen. Beim Anziehen, beim Aufstehen, beim Waschen und beim Gang zur Toilette. Nach ein paar Monaten ist er so schwach auf den Beinen, dass er nicht mehr sicher gehen kann und sich nur noch per Rollstuhl von A nach B bewegt. Weder ein Kardiologe noch zwei

Psychiater, die seine Frau mit ihm aufsucht, wissen Rat. Langsam, aber sicher scheint klar zu werden: Es gibt keinen Ausweg. Über kurz oder lang muss Weller ins Heim.

Gesund durch Entzug

Dann startet der Hausarzt einen letzten Versuch. Er schickt Weller in eine Spezialklinik – und plötzlich nimmt das Schicksal eine Wende. Dort checken die Mediziner die Blutwerte, sie machen eine Computertomografie vom Gehirn, alle Werte sind unauffällig. Die Ärzte entscheiden sich daher für eine radikale Kur. Sie setzen Weller auf Entzug. Von einem Tag auf den anderen streichen sie den Entzündungshemmer (Naproxen) und das Antidepressivum (Doxepin). Nach und nach schrauben sie in den folgenden zwei Wochen auch die Dosis des Beruhigungsmittels (Clonazepam), des Anti-Demenz-Medikaments (Rivastigmin) und des Präparats gegen Manie (Lithium) auf null. Statt der Pillen bekommt Weller Physio- und Beschäftigungstherapie.

Der Effekt lässt nicht lange auf sich warten. Einen Monat später braucht Weller keinen Rollstuhl mehr. Seine Wahrnehmung und seine Denkfähigkeit haben sich extrem verbessert. Es ist nicht mehr desorientiert oder verwirrt und macht riesige Fortschritte. Nach kurzer Zeit kann er wieder alle Handgriffe des täglichen Lebens komplett selbst erledigen.

Vom Vorurteil zur Fehldiagnose und zur falschen Therapie

Schlimm genug, dass Michael Weller wertvolle Jahre seines Lebens mit einer Odyssee durch die Kliniken und Praxen des Landes verbringen musste. Doch der pensionierte Unternehmer ist kein Einzelfall. Seine »Patientenkarriere« ist vielmehr ein Paradebeispiel dafür, dass Ärzte jedes Jahr Tausende von

Menschen für dement erklären, die es in Wirklichkeit nicht sind. Sie leiden weder an »Alzheimer« noch an irgendeinem anderen irreparablen Schaden des Gehirns. Sie sind vielmehr Opfer von Vorurteilen, Fehldiagnosen und falschen Therapien.

Weder Gedächtnis- noch Orientierungsstörungen sind nämlich – selbst wenn sie längere Zeit anhalten – immer ein Hinweis auf einen schicksalhaften, unaufhaltsamen Verlust von Nervenzellen. Viele klassische Alzheimer-Symptome sind in Wirklichkeit die Folge von Mangelernährung oder Einsamkeit, von Leber- und Nierenschäden, von Depressionen oder Dehydrierung, von Schilddrüsenstörungen, Infektionen oder Durchblutungsstörungen des Gehirns. Tatsächlich kennt man heute rund 50 Erkrankungen, die demenzähnliche Symptome auslösen oder vortäuschen können.[66] Ein Beispiel dafür ist der sogenannte Altershirndruck oder Normaldruckhydrozephalus. Dabei handelt es sich um eine Aufstauung von Gehirnflüssigkeit, die oft über Jahre schleichend entsteht, aber meist gut behebbar ist. Das überschüssige Nervenwasser wird dazu in der Regel mithilfe eines Ventil-/Schlauchsystems in die Bauchhöhle abgeleitet, das zuvor in einer Operation implantiert wurde. Wenn der Patient Glück hat und der Überdruck nicht schon zu lange besteht, verschwinden die Symptome (Gedächtnisstörungen, Inkontinenz, Gangstörung) in der Regel binnen weniger Tage komplett.[67]

Häufig stecken hinter der vermeintlichen Demenz – wie bei Weller – auch schlichtweg die Folgen einer Operation (postoperativer Delir) oder die Nebenwirkungen jenes immer bunter werdenden Cocktails von Medikamenten, den ein wachsender Teil der Bevölkerung heute jahrelang schluckt. Unter anderem deshalb, weil keiner ihrer Ärzte weiß, was der andere verschreibt. So wie zum Beispiel im Fall des renommierten Rhetorikprofessors Walter Jens, der jahrelang abhängig von Psychopharmaka war und seit 2004 an Demenz leidet.[68]

Oft braucht es für eine (irrtümliche) Diagnose »Demenz« aber nicht einmal echte Symptome. Mitunter reicht es schon aus, dass der Patient alleine lebt und schwerhörig ist. Denn häufig werden depressive Verstimmungen oder Gedächtnis- und Ori-

entierungsstörungen als scheinbar unausweichliche Begleiterscheinungen des Alters verkannt und abgetan. Unter anderem
deshalb, weil es für die meisten Menschen dank weitverbreite-
ter Stereotype als »altbekannte Tatsache« gilt, dass man mit
dem Alter eben depressiv wird und »Alzheimer« bekommt.

Fatal daran: Je älter wir werden, desto leichter geraten wir in
den Teufelskreis der modernen Medizin. Auf Fehldiagnosen
folgen falsche Therapien mit Nebenwirkungen, die ihrerseits
eine Kaskade von falschen Diagnosen und weiteren Medikamenten nach sich ziehen. Wer Pech und weder engagierte Angehörige noch wachsame Ärzte hat, findet bis zum Ende seines
Lebens nicht mehr heraus.

Die Diagnose-Falle: Drei Viertel
aller »Demenz-Befunde« sind falsch

Die Gefahr, in diesen Teufelskreis zu gelangen, ist selbst
(oder gerade) in einem hoch entwickelten Gesundheitssystem
wie dem deutschen groß. Das belegt unter anderem eine 2009
veröffentlichte Untersuchung von deutschen und österrei-
chischen Forschern an Patienten von Hausärzten.[69] Die Wissenschaftler hatten darin eine Gruppe von mehr als 2000 Senioren
im Alter von 75 bis 89 über einen Zeitraum von drei Jahren hinweg untersucht. Alle Probanden waren Teil der sogenannten
AgeCoDe-Kohorte (German Study on Ageing, Cognition and
Dementia in Primary Care Patients). Sie wurde von 2001 bis 2003
als repräsentative Gruppe von Patienten ohne Demenz in Haus-
arztpraxen an sechs Standorten in Deutschland zusammenge-
stellt. Die AgeCoDe-Kohorte gehört seither zu den international
größten prospektiven Stichproben der Altenbevölkerung über
75 Jahre. Darin wird unter anderem untersucht, wie viele der
Teilnehmer in den kommenden Jahren an Demenz erkranken.

Das Ergebnis der Studie ist kaum zu glauben. Nicht einmal jeder vierte Patient, bei dem der Hausarzt während des Zeitraums
der Studie eine Demenz diagnostizierte, so fanden die Forscher

heraus, war bei genauerer Prüfung wirklich dement. Die meisten waren einfach nur gebrechlich oder schwerhörig, depressiv oder fanden, dass ihr Gedächtnis nachgelassen habe. Anders ausgedrückt heißt das: Bei mehr als drei Viertel der Patienten, die mit der erschütternden Diagnose leben, ist das Urteil des Hausarztes falsch. Und diese Patienten machen die Mehrzahl der Fälle aus. Denn: »Fast immer wird die Diagnose ›Demenz‹ oder ›Alzheimer‹ hierzulande ambulant und durch den Hausarzt gestellt«, sagt der Professor für Allgemeinmedizin Hendrik van den Bussche, der an der AgeCoDe-Studie beteiligt war.[70]

Zu einem ähnlichen Ergebnis kam 2008 auch eine Studie in den USA.[71] Darin hatten Forscher 44 Bewohner von Pflegeheimen untersucht, welche die Diagnose Demenz erhalten hatten, sowie 19 weitere Personen, bei denen der behandelnde Arzt eine Demenz vermutete. Mithilfe von vier neuropsychologischen Tests wurden die Befunde überprüft. Das Resultat: Nur ein Drittel der 44 als dement eingestuften Patienten litt tatsächlich an Demenz, die restlichen zwei Drittel hatten lediglich leichte Gedächtnisstörungen oder Depressionen. Von den 19 Patienten mit vermuteter Demenz bestätigte sich der Verdacht nur in drei Fällen.

Liegt der Befund erst einmal vor, wird er nur selten revidiert. Rund zwei Drittel der Patienten, so van den Bussche, werden im Jahr der Diagnose kein einziges Mal zwecks Überprüfung der Befunde zum Facharzt geschickt. Und die Wahrscheinlichkeit, dass dies später nachgeholt werde, sei gering. Vor allem dann, wenn die Kranken sich nur schlecht bewegen können. Denn Neurologen, die Hausbesuche machen, sind hierzulande eine Rarität. Die andere Hälfte der Betroffenen wird zwar mindestens einmal von einem Neurologen oder Psychiater untersucht. Doch selbst von den Nervenexperten dürfen Betroffene und ihre Angehörigen nicht allzu viel erwarten. Auch dort nämlich, so van den Bussche, »wird fast kein Patient anhand der strengen klinischen Kriterien untersucht«.

»An manchen Stellen«, sagt auch Anja Kwetkat, Chefärztin der Klinik für Geriatrie am Universitätsklinikum Jena, »geht man mit der Diagnose Demenz sehr großzügig um.«

Frei nach dem Motto: Was soll's denn schon anderes sein? Schließlich ist der Patient alt und im Alter werden die Leute eben dement!

Gerade Krankenhäuser, so die Medizinerin, seien in diesem Zusammenhang „ein schwieriger Ort".[72] Denn wenn ein Arzt den Patienten zuvor nie gesehen habe, lasse sich ein akuter Verwirrtheitszustand (Delir) kaum von einer Demenz unterscheiden. Gleichzeitig ist ein Ortswechsel für kranke und ältere Menschen immer belastend. Schon allein dadurch, dass man sie in ein Krankenhaus einweist, können sich Bewusstseins- und Orientierungsstörungen verstärken. Hinzu kommt, dass Ärzte für die Einschätzung des Gesundheitszustands eines Menschen wissen müssen, wie der Kranke vor seiner Erkrankung war – lebhaft oder phlegmatisch, hoch gebildet, blitzgescheit oder eher einfach gestrickt. Das aber ist in einer Klinik selten der Fall. Es sei denn, es sind Angehörige da, die nähere Informationen über den Patienten liefern können. Zum anderen bleibt Krankenhausärzten in der Regel nur wenig Zeit, den Kranken gründlich durchzuchecken. Im Schnitt verlassen die Patienten das Krankenhaus nach sechs Tagen – was für eine zuverlässige Abgrenzung zwischen Delir und Demenz viel zu kurz ist.[73]

Dabei haben Untersuchungen längst gezeigt: Selbst wenn Ärzte bei einem Menschen mit allen heute verfügbaren Tests eine kognitive Störung messen, heißt das noch lange nicht, dass dieser auch dement ist oder an Demenz erkranken wird. Denn, so van den Bussche, »solche Messungen sind immer nur Momentaufnahmen. Und ein Großteil der Personen, die zu einem bestimmten Zeitpunkt eine kognitive Störung haben, verliert sie innerhalb der nächsten Monate wieder«.[74]

Verbreitet, aber oft verkannt: Hirnstörungen durch Flüssigkeitsmangel

Oft werden zum Beispiel desorientierte, hoch erregte oder auch apathische alte Menschen wegen akuter Verwirrtheit (Delir) ins Krankenhaus eingewiesen, denen nur eines fehlt: Flüssigkeit und Elektrolyte. Etliche Senioren trinken nämlich viel zu wenig, weil sie kein Durstgefühl mehr haben oder versuchen, durch wenig Trinken seltener zur Toilette zu müssen. Auf Dauer trocknet der Körper dadurch regelrecht aus. Weitere mögliche Ursachen sind Durchfall und eine krankhaft erhöhte Urinausscheidung infolge von Diabetes. Zudem wird eine Austrocknung des Körpers (Exsikkose) durch Arzneimittel wie das Antidepressivum Saroten und Benzodiazepine verstärkt.

Die Behandlung einer Exsikkose ist zwar prinzipiell einfach. Junge Menschen können selbst schweren Flüssigkeitsmangel in kurzer Zeit durch Trinken ausgleichen. Auch bei älteren Menschen bilden sich die Symptome nach einer entsprechenden Behandlung in der Regel wieder innerhalb von Stunden oder Tagen zurück.

Doch bei älteren Patienten kommen gleich mehrere Probleme zusammen. Bei ihnen wird eine Exsikkose nicht nur häufig verkannt – obwohl man weiß, dass eine Austrocknung für bis zu 30 Prozent der Akuteinweisung von älteren gebrechlichen Patienten in geriatrische Kliniken verantwortlich ist. Viele Hochbetagte, die stark dehydriert sind, sind auch nicht mehr zurechnungsfähig und wehren sich mitunter aggressiv gegen jede Flüssigkeitszufuhr.

Zudem können ihre Gehirn- und Herzzellen durch einen zu schnellen oder falschen Flüssigkeitsersatz Schaden erleiden. Benutzt man zum Beispiel Tees oder wenig Natrium enthaltende »Mineralwässer«, wie es häufig in Pflegeeinrichtungen der Fall ist, kommt es zu einer Zellschwellung in diesen Organen, was die Hirnfunktion dauerhaft beeinträchtigen kann. Auch das kann so manchen Arzt und manche Krankenschwester in die Irre leiten.

Ist der Patient aber erst einmal mit der Diagnose »Demenz« versehen, schleppt er diese meist nach Hause mit, sagt Kwetkat. »Der nächste Arzt verlässt sich dann darauf, ohne den Befund noch einmal selbst zu überprüfen.«[75]

Wer schwerhörig ist und den Arzt nicht versteht, bekommt schnell den Stempel »dement«

Wie aber kann es trotz Hightechmedizin dazu kommen, dass so viele Demenzbefunde ein Fehlalarm, im Fachjargon also »falsch positiv« sind? Auch darauf haben die Wissenschaftler der AgeCoDe-Studiengruppe eine Antwort gefunden – wenngleich keine beruhigende.

Ausschlaggebend für die Diagnose der Hausärzte, so zeigte die Studie, war keineswegs immer die geistige Fitness des Patienten. Häufig spielten für den Befund ganz andere Faktoren eine Rolle, die weniger mit wissenschaftlichen Fakten zu tun haben als mit modernen Mythen und negativen Klischees. Sie alle lassen sich – vereinfacht – auf einen Nenner bringen: Wer ohnehin nicht auf der Sonnenseite des Lebens steht, den halten die Mediziner auch schneller für dement:

- Je älter der Patient, desto eher kommen die Ärzte zu einem »positiven« Befund. Egal, wie fit dessen graue Zellen wirklich sind.
- Gleiches gilt für ältere Menschen, die schlecht hören oder gebrechlich sind.
- Pech hat auch, wer weder Abitur noch Studium oder andere Chancen zur Horizonterweiterung hatte. Denn auch ein niedriger Bildungslevel von Patienten erweckt bei Ärzten leichter den Eindruck »dement«.
- Wer als Patient selbst klagt, dass sein Gedächtnis schlechter sei als das der meisten anderen, trägt ebenfalls dazu bei, dass ihm die Mediziner schneller einen irreparablen Schaden der Hirnzellen bescheinigen.
- Auch eine frühere Erkrankung des Patienten an Depression führt häufig dazu, dass der Doktor später vorschnell eine »Demenz« feststellt.

Depressionen erhöhen das Risiko
für Demenz – und für Fehldiagnosen

Mit dem letzten Punkt haben die Forscher der AgeCoDe-Studiengruppe ein Kernproblem der Demenzdiagnostik berührt. Seit Langem weiß man, dass Depression und Demenz gerade bei älteren Menschen eng miteinander verknüpft (korreliert) sind. Studien zufolge wird bei Menschen mit früheren Depressionen 2- bis 2,5-mal wahrscheinlicher später einmal »Alzheimer« diagnostiziert als bei Personen, die nie an der Gemütskrankheit gelitten haben.[76] Die Wahrscheinlichkeit ist sogar viermal so hoch, wenn die Depressionen vor dem 60sten Lebensjahr aufgetreten sind.[77] Experten zufolge weisen zudem 30 bis 50 Prozent aller Menschen, bei denen eine Demenz diagnostiziert wurde, neben Hirnleistungsstörungen auch Symptome einer Depression auf.[78]

Die entscheidende Frage ist: Wie kommt es zu dieser Verknüpfung? Machen Depressionen einen Menschen anfälliger für eine spätere Erkrankung an Demenz? Oder werden umgekehrt viele Demenzkranke angesichts der Tatsache, dass sie zunehmend ihre geistigen Fähigkeiten, ihr Gedächtnis und damit auch ihren Bezug zu Freunden und Verwandten verlieren, depressiv? Oder aber sind die Gründe für den Zusammenhang ganz woanders zu suchen?

Schließlich sagt eine gemessene Korrelation noch nichts darüber aus, dass es zwischen zwei Größen – in diesem Fall zwei Krankheiten – eine kausale Verknüpfung gibt. Statistiker machen das gerne an einem kleinen Beispiel deutlich: In einer bestimmten Region finden Forscher heraus, dass die Zahl der Störche über mehrere Jahre hinweg genauso stark zurückgegangen ist wie die Anzahl der Neugeborenen. Würden Sie nun daraus schließen, dass Störche Kinder bringen? Wohl eher nicht.

In der Medizin und in den Medien aber wird genau das häufig in ähnlicher Weise gemacht – auch und gerade auf dem Gebiet der Demenzdiagnostik. Denn viele Menschen verkennen einige elementare Mechanismen:

- **Verwechslung** Häufig verbirgt sich hinter der Diagnose Demenz eine Depression. Gerade bei Senioren wird die Gemütskrankheit leicht übersehen oder mit einer Demenz verwechselt. Das liegt unter anderem daran, dass sich beide Krankheiten vor allem im höheren Lebensalter nur schwer unterscheiden lassen und dass es weder einen sicheren Test für Depression noch einen für Demenz gibt. Fest steht nur, dass beide Störungen mit Konzentrationsschwäche und verlangsamtem Denken, ausgeprägten Gedächtnislücken und häufig auch mit quälender Unruhe einhergehen. Die geistigen Einschränkungen können bei älteren depressiven Menschen ohne Weiteres »den Schweregrad einer Demenz erreichen«, so der Psychiatrieprofessor Alexander Kurz vom Münchner Klinikum rechts der Isar. Kein Wunder also, wenn viele (vermeintliche) Demenzpatienten depressiv wirken. Die Quintessenz lautet also: Depressionen erhöhen nicht zwangsläufig das Risiko für Demenz. Ganz sicher aber erhöhen sie die Wahrscheinlichkeit für die (Fehl-)Diagnose Demenz. Tatsächlich zeigen Studien, dass Mediziner bei bis zu einem Drittel aller Menschen mit Depressionen fälschlicherweise eine Demenzerkrankung diagnostizieren.
- **Mangelnder Therapieerfolg** Selbst wenn Ärzte hochbetagte Patienten, bei denen sie eine Depression diagnostiziert haben, mit Antidepressiva behandeln, ist die Therapie nicht immer von Erfolg gekrönt. Denn selbst bei optimistischer Schätzung schlagen die heute verfügbaren Mittel nur bei der Hälfte bis drei Viertel der Betroffenen an – egal, ob alt oder jung. Zudem dauert es in der Regel mehrere Wochen, bis die Medikamente – wenn überhaupt – Wirkung zeigen. Das heißt: Wer als hochbetagter depressiver Patient trotz Einnahme der Mittel über mehrere Wochen geistig eingeschränkt bleibt, ist deshalb noch keineswegs zwangsläufig dement. Möglicherweise wirken die Pillen bei ihm ja nur noch nicht. Oder nicht gut genug. Oder aber überhaupt nicht. Dann aber können auch die demenzähnlichen Symptome der Depression nicht verschwinden. Tatsächlich wei-

sen Experten seit Jahren darauf hin, dass die Wirksamkeit von Antidepressiva überschätzt und von den Herstellern besser dargestellt wird, als sie ist. Dennoch finden die Mittel reißenden Absatz. In den letzten zehn Jahren haben sich die Verordnungen von Antidepressiva hierzulande mehr als verdoppelt und in den letzten 15 Jahren mehr als verdreifacht. Die Zahl der Verordnungen pro Jahr liegt heute bei fast einer Milliarde definierten Tagesdosen. Die »auf allen Ebenen der Beeinflussung arbeitende Werbestrategie der Hersteller«, heißt es im Arzneiverordnungsreport 2009, dürfte dabei »eine bedeutsame Rolle spielen«.

● **Eine Krankheit namens Nebenwirkung** Ironie des Schicksals: Viele gängige Antidepressiva können ihrerseits Demenzsymptome und scheinbar typische Begleiterscheinungen wie Aggressionen, Selbstmordgedanken und feindseliges Verhalten hervorrufen. Auch das könnte erklären, warum Depressionen scheinbar das Demenzrisiko erhöhen. Vor allem die sogenannten trizyklischen Antidepressiva, die schon seit den 1950er-Jahren gegen Depressionen eingesetzt werden, sind dafür bekannt, dass sie geistige Störungen verursachen. Die Mittel verkaufen sich trotzdem gut. Pro Jahr werden davon mehr als 280 Millionen Tagesdosen verordnet. Inzwischen gibt es zwar neuere Antidepressiva, welche die Denkleistung des Gehirns offenbar weniger beeinträchtigen. Doch für Trizyklika hat sich längst ein weiterer Absatzmarkt gefunden: Mediziner setzen die Mittel heute auch zur Behandlung von Schmerzen durch chronische Nervenschädigungen ein. Solche Neuropathien entstehen zum Beispiel als Folge einer Zuckerkrankheit (Diabetes) oder durch Alkoholmissbrauch. Wie man seit Langem weiß, beeinflussen trizyklische Antidepressiva die Kontaktstellen zwischen Nervenzellen des Gehirns, die sogenannten Synapsen, an denen eine Zelle der anderen Signale mittels eines Botenstoffs (Neurotransmitter) zusendet. Die Medikamente wirken vor allem auf solche Synapsen, die mit den Neurotransmittern Serotonin oder Noradrenalin arbeiten.

Allerdings stören sie auch den Gehirnstoffwechsel des Neu-rotransmitters Acetylcholin. Und je stärker dieser Effekt bei den verschiedenen Wirkstoffen ist, desto häufiger und desto deutlicher treten bei den Patienten, die sie einnehmen, auch geistige Störungen auf. Im Klartext hieße das: Nicht Depressionen fördern die Entstehung der klassischen Symptome von Demenz, sondern die Mittel, die hierzulande massenweise und häufig selbst gegen milde Formen der Gemütsstörung verordnet werden.

Verwirrt durch Medikamente: Mehr als 130 Präparate können Demenzsymptome hervorrufen

Tatsächlich ahnen viele Ärzte nicht, wie häufig solche Nebenwirkungen auch bei anderen Medikamenten sind. Das zeigt eine Analyse, welche die amerikanische Verbraucherschutzorganisation Public Citizen im Frühjahr 2009 veröffentlicht hat.[79] Hinter vielen Fällen von Demenz bei älteren Menschen, so fanden die Verbraucherschützer heraus, steckt in Wirklichkeit keine Erkrankung des Gehirns. Die geistigen Störungen der Betroffenen sind vielmehr eine Folge der Nebenwirkungen von einem oder mehreren Medikamenten.

Um die wichtigsten Substanzen zu ermitteln, werteten die Mitarbeiter von Public Citizen sowohl Veröffentlichungen in angesehenen medizinischen Fachzeitschriften als auch unveröffentlichte Daten der amerikanischen Gesundheitsbehörde FDA (Food and Drug Administration) aus. Das Ergebnis: Nicht nur ein paar wenige oder seltene Medikamente können Demenzsymptome hervorrufen und so zu fatalen Fehldiagnosen führen. Die Liste der Verbraucherschützer umfasst vielmehr 136 verschiedene Präparate (eine Liste findet sich unter www.worstpills.org), die vor allem bei älteren Menschen eine Demenz oder ein Delir hervorrufen können, also eine plötzliche Störung im Sehen, Hören und Denken.

Die meisten dieser Mittel sind keineswegs »Exoten«, sondern durchaus gängige und oft verschriebene Medikamente. Zu den Medikamenten, die am häufigsten Delirium oder Demenz verursachen, zählen vor allem bestimmte Schmerzmittel und Antidepressiva. Doch auch Beruhigungs- und Schlafmittel (vor allem sogenannte Benzodiazepine) sowie Antibiotika, Medikamente gegen Allergien (Antihistamine) und Osteoporose (sogenannte Bisphosphonate) oder Präparate gegen Inkontinenz können demenzähnliche Symptome hervorrufen.

Mehr noch: Manche Mittel, darunter etwa Kortisonpräparate, wirken auf genau jene Hirnregionen, die nach gängiger Lehrmeinung besonders stark und »nachweislich« von der Alzheimer-Krankheit betroffen sind. Das ist zum einen der Hippocampus, der für die Langzeitspeicherung von Gedächtnisinhalten zuständig ist, zum anderen der präfrontale Kortex, der unsere Handlungen und Gefühle steuert und reguliert. Zudem bleiben einige dieser Störungen selbst nach Absetzen der Mittel bestehen – mitunter mehrere Jahre lang.

»Leider erkennen Ärzte nicht immer, wenn kognitive Störungen als Nebenwirkung von Medikamenten auftreten«, beklagt der Public-Citizen-Vorsitzende Sidney Wolfe. »Viele Patienten leiden deshalb unnötig an diesen Beschwerden, die sie erheblich beeinträchtigen und die durchaus zu beheben wären.«

Ein Dutzend verschiedene Pillen – gleichzeitig

Dass gerade ältere Menschen den modernen Errungenschaften der Pharmaindustrie zum Opfer fallen, hat mehrere Gründe. Zum einen bringt das Alter bei vielen Menschen eine wachsende Zahl von Erkrankungen mit sich. Zwei Drittel aller Menschen über 65, schätzen Experten, haben nicht nur eine, sondern gleichzeitig drei, vier, fünf oder noch mehr chronische Krankheiten. Bei über 80-Jährigen sind es sogar drei Viertel.[80]

Damit wächst auch die Anzahl der Medikamente, die wir regelmäßig schlucken. Im Schnitt nimmt jeder über 60-Jährige drei rezeptpflichtige Arzneimittel ein. Bei den Hochbetagten sind es mehr als acht, in einigen Fällen sogar mehr als ein Dutzend Präparate pro Patient.[81] Häufig verschrieben von unterschiedlichen Ärzten, die weder ahnen noch fragen, ob der Kranke noch andere Pillen schluckt. Dazu kommen oft noch frei verkäufliche, rezeptfreie Medikamente, die der Patient auf eigene Faust nimmt und die keineswegs so harmlos sind, wie viele Menschen glauben. Sie rufen mitunter erhebliche Wechselwirkungen hervor, die hochriskant sind.

So hebt zum Beispiel das Magensäure hemmende Omeprazol die Wirksamkeit einiger lebenswichtiger Arzneimittel auf, darunter viele HIV-Medikamente. Selbst Johanniskraut, das noch nicht einmal apothekenpflichtig ist, setzt die Wirkung anderer Mittel herab, zum Beispiel Gerinnungshemmer wie Marcumar. Andere Präparate dagegen (zum Beispiel solche gegen Hautpilz) können den Effekt blutgerinnungshemmender Medikamente so verstärken, dass die Kombination lebensgefährlich ist.[82]

Unberechenbarer Mix: Niemand weiß, wie Medikamente wechselwirken

»Dieser Mix von Medikamenten ist für die Patienten mitunter extrem schädlich«, warnt Hendrik van den Bussche, Direktor des Instituts für Allgemeinmedizin am Universitätsklinikum Hamburg-Eppendorf. Denn kaum ein Arzneimittel, so der Professor, wird vor der Zulassung an älteren Menschen, geschweige denn in Kombination mit anderen Medikamenten getestet. Fest steht nur: »Je mehr Substanzen ein Patient einnimmt, desto höher ist das Risiko von Nebenwirkungen. Zudem steigt die Gefahr schädlicher Wechselwirkungen von Medikamenten – und zwar nicht linear, sondern exponentiell.«[83]

Zum anderen reagiert der menschliche Organismus im höheren Alter auf viele Medikamente anders als in jungen Jahren. Nicht alle Mittel, die jungen Patienten helfen, sind deshalb auch für ältere Menschen geeignet. Im Laufe des Lebens verändert sich nämlich der Stoffwechsel. So ist unter anderem die Funktion von Leber und Niere eingeschränkt. Dadurch baut der Körper Arzneimittel meist langsamer ab und sie bleiben unter Umständen doppelt so lange im Organismus. Sie sammeln sich dort an und wirken damit oft stärker – wodurch das Risiko für Nebenwirkungen weiter steigt. Das könnte erklären, warum Nebenwirkungen bei älteren Menschen deutlich häufiger auftreten als bei jungen.

Zudem kann es bei Senioren häufig zu paradoxen Reaktionen kommen. Beruhigungsmittel können statt Beruhigung Verwirrtheitszustände, Unruhe, Ängstlichkeit und Depressionen auslösen. Schlafmittel können starke Erregung hervorrufen.

Auch gibt es Hinweise darauf, dass das menschliche Gehirn im Alter empfindlicher wird für Substanzen, die die Signalübertragung beeinflussen. Welche Dosierungen für Senioren gut und sicher sind, wissen selbst Experten nur in den wenigsten Fällen. Das nämlich wurde bislang kaum erforscht.

Krankenhausreif durch falsche Pillen

Inzwischen zeichnet sich immer deutlicher ab, dass die gängige Verschreibungspraxis zahlreichen älteren Menschen ernsthaften Schaden zufügt. Studien aus Australien haben gezeigt, dass viele über 75-Jährige nur wegen sogenannter unerwünschter Arzneimittelereignisse ins Krankenhaus mussten. Solche »Therapiepannen« machten bei den Hochbetagten ein Drittel aller Klinikeinweisungen aus. Mehr als die Hälfte davon, so die Forscher, wäre vermeidbar gewesen.

Derlei Fehlbehandlungen sind nicht nur tragisch für die Betroffenen, sondern auch teuer. In einer Kostenanalyse der University of Arizona zeigte sich, dass bei etwa 1,7 Millionen US-amerikanischen Heimbewohnern jährlich 7,6 Milliarden Dollar für arzneimittelbezogene Probleme ausgegeben werden. Dies entspricht 4471 US-Dollar pro Heimbewohnerjahr. Legt man etwa 3 Milliarden US-Dollar Arzneimittelumsatz in Altenheimen zugrunde, ergibt sich eine bedenkliche Bilanz: Für jeden Dollar, der für die eigentliche Arzneitherapie ausgegeben wird, entstehen 2,53 Dollar weitere Kosten durch unerwünschte Nebenwirkungen.

Doch »statt den bereits vorhandenen Medikamentencocktail zu überprüfen, werden die Nebenwirkungen dann oft mit neuen Mitteln behandelt«, so die Erfahrung von Anja Kwetkat, Chefärztin der Klinik für Geriatrie am Universitätsklinikum Jena.

Fragwürdiger Fortschritt: Die Zahl schwerer Arzneimittelzwischenfälle steigt

Dabei ist ein regelmäßiger Medikamenten-Check heute wichtiger denn je. Untersuchungen in den USA haben gezeigt, dass sich die Zahl der schweren Arzneimittelzwischenfälle allein zwischen 1998 und 2005 mehr als verdoppelt hat. Die Todesfälle durch Medikamente hatten sich im selben Zeitraum sogar fast verdreifacht. Heute kommt es jedes Jahr unter älteren US-Bürgern zu mehr als 9,6 Millionen solcher Komplikationen, berichtet die Verbraucherschutzorganisation Public Citizen.

Der Anstieg der Arzneimittelschäden weise auf ein massives Problem hin, warnte Thomas Moore vom Institute for Safe Medication Practices in Pennsylvania bereits vor einigen Jahren. Daran zeige sich, dass das derzeitige System die Patienten nicht genug schützt. Moores Team hat 2007 Berichte von Nebenwirkungen und Todesfällen ausgewertet, die von der US-Arzneimittelbehörde FDA seit 1998 erfasst worden waren. Die starke Zunahme der Komplikationen geht den Forschern zufolge unter anderem darauf zurück, dass die Zahl der verschriebenen Medikamente in den USA seit 1998 um etwa die Hälfte gestiegen ist.

Vergleichbare Erhebungen für Deutschland gibt es nicht. Experten gehen jedoch davon aus, dass sich die Zahlen durchaus übertragen lassen. Das gilt vermutlich auch für die Dunkelziffern. Denn nur ein Bruchteil aller unerwünschten Arzneimittelereignisse werden auch als solche erkannt. Das liegt zum einen daran, dass viele ältere Menschen nicht einmal ihrem Arzt von den Nebenwirkungen berichten. Denn häufig ist den Betroffenen gar nicht bewusst, dass es sich um Nebenwirkungen handelt.[84] In der Tat können viele ältere Patienten, selbst wenn ihr Hirn intakt ist, keine genaue Auskunft über ihre Medikamente geben. Einer 2004 veröffentlichten Untersuchung zufolge können beispielsweise nur dreißig Prozent der Patienten über 65 Jahre, die bis zu acht Medikamente erhalten, die verordnete Dosis ihrer Medikamente benennen. Bei neun verordneten Medikamenten können dies nur noch zehn Prozent der Patienten.[85] Zum anderen müsse man leider vermuten, so Ulrich Hagemann vom Bundesamt für Arzneimittel und Medizinprodukte, »dass die Mehrzahl der Ärzte keine Nebenwirkungen meldet«.[86]

Ein Team um die Pharmakologie-Professorin Petra Thürmann von der Universität Witten/Herdecke hat sich jedoch vor Kurzem darangemacht, die 136 wichtigsten, potenziell inadäquaten Arzneimitteln unter die Lupe zu nehmen, die man bei älteren Menschen möglichst nicht anwenden sollte oder deren Dosierung angepasst werden muss. Das Ergebnis ihrer Arbeit ist die 2010 veröffentlichte »Priscus-Liste«. Sie stuft 83 Medikamente als für Senioren ungeeignet ein, weil sie für diese höhere Risiken mit sich bringen. Gleichzeitig fanden die Forscher heraus: 40 Prozent aller Altenheimbewohner erhalten Medikamente, die auf der Liste stehen. Die bisher (auch online) verfügbare Version richtet sich vor allem an Ärzte. Die Erstellung einer für Laien verständlichen Liste ist zwar geplant. Doch das kostet Zeit und Geld. Und noch hat sich dafür kein Sponsor gefunden.

Verkannt, unterschätzt, verheimlicht: Verhaltensstörungen durch Tablettensucht

Eine allzu lockere Hand der Ärzte beim Rezepteschreiben ist auch die Ursache für ein anderes, noch immer unterschätztes Problem. Schätzungsweise 1,4 bis 1,5 Millionen Menschen in Deutschland sind tablettensüchtig, manchen Experten zufolge sind es sogar 1,9 Millionen.[87] Die meisten davon sind ältere Menschen. Mit Abstand an der Spitze des schädlichen Arzneimittelgebrauchs in Deutschland, so die Deutsche Hauptstelle für Suchtfragen e. V. (DHS), stehen dabei der Missbrauch und die Abhängigkeit von Beruhigungs- und Schlafmittel aus der Gruppe der Benzodiazepine.

Was viele der Betroffenen nicht ahnen: Nebenwirkungen sind bei diesen Mitteln zwar im Allgemeinen nicht sehr häufig. Bei über 60-Jährigen jedoch treten sie viermal so oft auf wie bei jungen Menschen. Zum Beispiel Verwirrung, starke Bewusstseinsdämpfung, unkoordinierte Bewegungen, Kopfschmerzen oder Artikulationsstörungen. Deshalb, raten Experten, sei die Dosis von Benzodiazepinen bei über 65-Jährigen auf ein Drittel oder Viertel herabzusetzen. Wichtig zu wissen ist auch, dass diese Nebenwirkungen noch auftreten können, wenn man längst mit dem Schlucken der Mittel aufgehört hat. Denn sie werden im Körper nur langsam abgebaut.[88]

Schon nach der Einnahme über einige Wochen können beim Absetzen dieser Medikamente vor allem genau die Symptome verstärkt auftreten, gegen die sie wirken: Angstzustände mit Panikattacken, Schweißausbrüche, Schlafstörungen. Einige Mittel – darunter das Präparat Tavor, von dem auch Walter Jens abhängig war – stehen im Verdacht, ein besonders großes Suchtpotenzial zu haben und heftige Entzugserscheinungen hervorzurufen, wie Entfremdungserlebnisse, Selbstmordgedanken und Wahrnehmungsstörungen in verschiedenen Sinnesbereichen bis hin zu einem klassischen Entzugsdelirium oder einer Entzugspsychose mit Krampfanfällen.

Allesamt Symptome, die Angehörige und Freunde daran

zweifeln lassen können, ob das Gehirn des Betroffenen noch intakt ist – und dass es jemals wieder normal funktionieren wird. Mehr noch: Die auftretenden Wahrnehmungsstörungen und Wahnvorstellungen scheinen sogar zu *bestätigen*, dass der Betroffene irreversibel krank im Kopf ist. Schließlich, so die offizielle Lehrmeinung, gehören Verhaltensauffälligkeiten wie Agitation, Aggression und Psychosen zum klassischen Bild von Demenz und Alzheimer-Krankheit.

Benzodiazepine und Schmerzmittel: Blühende Geschäfte und bleibende Schäden

Hersteller und Apotheker aber verdienen prächtig an der »Treue« ihrer Kunden. Nach Angaben der DHS lag der Apothekenumsatz mit klassischen Benzodiazepinen 2008 bei rund 250 Millionen Euro. Hinzu kamen im selben Jahr weitere etwa 350 Millionen Euro für Benzodiazepin-Derivate und andere Schlaf- und Beruhigungsmittel mit Suchtpotenzial.[89]

Offiziell sind die Verordnungen für diese Präparate in den vergangenen Jahren zwar zurückgegangen – die von den gesetzlichen Krankenkassen gemeldeten Zahlen sind leicht gesunken. Doch der Schein trügt. Untersuchungen zeigen, dass inzwischen immer mehr Benzodiazepin-Verordnungen auf Privatrezept ausgestellt werden – und damit lediglich aus der Statistik und damit aus dem Scheinwerferlicht der Öffentlichkeit verschwinden.

Hinzu kommen jährlich rund 156 Millionen Packungen Schmerzmittel, die zum Teil ebenfalls ein hohes Suchtpotenzial haben. Auch diese können – je nach Wirkstoff – zu anhaltenden Folgeschäden führen. So warnt die DHS, dass es insbesondere bei einem dauerhaften Missbrauch von Opioiden nicht nur zu zahlreichen, individuell unterschiedlich ausgeprägten psychischen Veränderungen kommen kann. Diese äußern sich unter anderem in Wahnideen, verminderter Denkfähigkeit, mangelndem Selbstvertrauen bis hin zu akut

auftretenden Psychosen. Die chronische Vergiftung des Gehirns durch die Medikamente hinterlässt darüber hinaus
zum Teil bleibende Schäden am Hirn. Das passiert allerdings
nur, wenn die Mittel falsch angewendet werden. So ist zum
Beispiel längst erwiesen, dass diese Gefahren bei Tumor-
kranken minimal sind – vorausgesetzt, die Therapeuten kennen sich mit der Verabreichung von Opioiden gut genug
aus.

Haloperidol lässt das Hirn schrumpfen – schon nach einer einzigen Dosis

Wie empfindlich das menschliche Denkorgan auf psy-
chisch wirksame Substanzen reagiert, zeigt unter anderem eine
im Juni 2010 in der Fachzeitschrift *Nature Neuroscience* veröffentlichte Studie von Forschern des Zentralinstituts für Seelische Gesundheit (ZI) in Mannheim: Schon wenige Stunden
nach der Gabe einer einzigen Dosis des weitverbreiteten Neu-
roleptikums Haloperidol lässt sich nachweisen, dass das Medikament das Volumen der grauen Substanz in einer wichtigen
Region des Gehirns deutlich reduziert.[90]

Pikant daran: Haloperidol ist seit 1957 zugelassen und einer
der Klassiker unter den Präparaten, mit denen viele Demenzpatienten heute in Kliniken und Pflegeheimen ruhiggestellt
werden. Seit Langem weiß man, dass Neuroleptika wie Haloperidol (häufig auch Antipsychotika genannt) oft unerwünschte
Bewegungsstörungen, sogenannte EPS, verursachen. Sie äußern sich in Ruhelosigkeit oder unfreiwilligen Bewegungen
der Arme, Beine und des Gesichts. Störungen, die viele Angehörige von Demenzpatienten nicht nur ängstigen, sondern
mitunter auch an die Grenzen ihrer Geduld bringen.

Bekannt ist auch, dass EPS innerhalb von Minuten nach einer antipsychotischen Behandlung einsetzen können. Die ZI-
Wissenschaftler wollten nun herausfinden, ob es einen Zusammenhang zwischen den Bewegungsstörungen und struk-

turellen Veränderungen des Gehirns gibt. In ihrer Studie verabreichten sie dazu jungen gesunden Männern eine Dosis Haloperidol und untersuchten anschließend das Hirnvolumen der Probanden.

Und siehe da: Binnen Stunden schrumpfte durch das Medikament eine für die Motorik wichtige Hirnregion, das Putamen. Eine so schnelle Veränderung der Hirnstruktur war zuvor noch nie gemessen worden. Erfreulicherweise war die Schrumpfung reversibel. Innerhalb von 24 Stunden, so die Wissenschaftler, erreichte das Gehirnvolumen der Probanden wieder das normale Maß.

Ruhiggestellt bis zum Exitus: Neuroleptika verstärken Demenz und erhöhen die Sterblichkeit

Fraglich ist, ob ein älteres Gehirn ähnlich flexibel und plastisch auf Mittel wie Haloperidol reagiert. Vor allem dann, wenn man das Denkorgan monate- oder gar jahrelang mit solchen Neuroleptika traktiert.

Genau das ist nämlich bei vielen Senioren heutzutage der Fall. Wie der Arzneimittelreport der Gmünder Ersatzkasse (GEK) von 2009 zeigte, bekommt jeder dritte GEK-Versicherte, der demenzkrank ist, mindestens ein Neuroleptikum. Gerade in Pflege- und Altenheimen liegt der Anteil noch deutlich höher. Dort erhalten Experten zufolge über 60 bis 70 Prozent der Bewohnerinnen und Bewohner ein Psychopharmakon, meist ein Neuroleptikum.[91] Das sind allein in Deutschland 430 000 bis 502 000 Menschen.[92] Die 1,62 Millionen Pflegebedürftigen, die zu Hause versorgt werden und von denen etliche auch Psychopharmaka erhalten, sind dabei noch gar nicht eingerechnet. Die Mittel werden vor allem gegen psychotische Symptome wie Wahn und Halluzinationen eingesetzt, aber auch gegen Verhaltensauffälligkeiten wie Unruhe, Hin- und Weglaufen, Schreien, Rufen, Ruhelosigkeit, im Fachjargon auch »Stören von Abläufen« oder »herausforderndes Verhalten« genannt.

»Verordnet wird dies in der Regel durch den Hausarzt, nicht durch einen Facharzt für Psychiatrie, und dies nicht auf Wunsch des Betroffenen, sondern oftmals auf Drängen der Mitarbeiterinnen und Mitarbeiter«, kritisiert Bernd Meißnest. Der Mediziner ist Chefarzt der Abteilung Gerontopsychiatrie der Klinik des Landschaftsverbandes Westfalen-Lippe in Gütersloh und arbeitet dort auf einer speziellen Demenzstation.[93]

Dabei ist seit Langem bekannt, dass Neuroleptika gravierende Nebenwirkungen wie erhöhtes Schlaganfallrisiko, Diabetes, Lungenentzündungen, vermehrte Sturzgefahr (mit allen damit verbundenen Folgen wie Immobilität und Pneumonien) und Kreislaufprobleme haben können – Faktoren, die ihrerseits die Entstehung und das Fortschreiten einer Demenz fördern.[94] Zudem haben Forscher Hinweise darauf gefunden, dass die Mittel vor allem bei längerem Einsatz den geistigen Abbau beschleunigen und die Fähigkeit zu sprechen reduzieren. Gerade ältere Patienten sind dann oft gar nicht einmal mehr in der Lage, Ärzten und Pflegern bedenkliche Symptome und Nebenwirkungen mitzuteilen.[95]

Schon in den ersten Wochen nach Einnahmebeginn steigt auch die Sterblichkeit von Demenzpatienten, die Neuroleptika verabreicht bekommen. Langfristig verdoppeln die Medikamente das Herztodrisiko von Demenzkranken, wobei die Gefahr mit der Dosis steigt.[96] Bereits 2005 hatte die US-amerikanische Arzneimittelbehörde FDA deshalb ausdrücklich vor dem Einsatz der neueren »atypischen« Neuroleptika bei älteren Demenzpatienten gewarnt. Später zeigte sich, dass die Risiken der älteren Antipsychotika mindestens ebenso groß sind. Seit 2008 rät die FDA Ärzte generell davon ab, solche Mittel bei Demenzkranken einzusetzen.

Nutzen und Risiken unbekannt:
Die meisten Neuroleptika sind für Demenz
gar nicht zugelassen

Unklar ist, wie viele Mediziner das von ihrer bisherigen Praxis abhalten wird. Schließlich setzen sich Ärzte östlich und westlich des Atlantiks immer wieder bei der Verschreibung von Arzneimitteln über Zulassungsbeschränkungen und die damit verbundenen wissenschaftlichen Zweifel am Nutzen einzelner Medikamente für bestimmte Krankheiten hinweg.

Bis heute gibt es zum Beispiel kaum Belege dafür, dass Neuroleptika bei Demenzpatienten tatsächlich Halluzinationen und Wahn, Unruhe und Aggressivität oder Angst und Schlafstörungen auf Dauer reduzieren und – wenn ja – in welcher Menge man sie einsetzen kann. Nach Ansicht des Gütersloher Geriaters Bernd Meißnest sind Neuroleptika in ihrer Wirkung bei älteren Menschen unberechenbar. »Die individuelle Dosierung kann um das Zehn- bis Fünfzehnfache variieren, um die gleiche Wirkung zu erzielen.« Doch selbst die, die es wissen müssten, sind sich der Problematik offenbar häufig nicht bewusst. »Leider bekommen wir auch immer wieder Fälle, in denen sogar Fachkollegen Dosierungen geben, bei denen ich nur noch eines denken kann: Um Himmels willen!«, verriet Meißnest 2009 der Tageszeitung *TAZ*.[97]

Vor allem aber sind die meisten Neuroleptika für die Therapie von Demenzkranken weder zugelassen noch wurde ihr Nutzen für diese Patienten jemals systematisch geprüft. Doch »in den Medien, in Fachzeitschriften wird der Einsatz der Neuroleptika aus vor allem ökonomischem Interesse mit einer übergewichtigen Darstellung des Nutzens stark beworben, ohne Darlegung der Risiken, Nebenwirkungen und Wechselwirkungen«, konstatiert der Gerontopsychiater Meißnest. Die Angabe »hat jetzt die Zulassung für die mittelschwere Demenz« für das jeweilige Präparat suggeriere einen Behandlungserfolg, der in der Praxis niemals erreicht werden könne und niemals erreicht werde. »Eine Darlegung der Risiken oder eine fundierte wissenschaftliche Begründung für die nun bestehende Zulassung erfolgt nicht.«

Tatsächlich ist das einzige Neuroleptikum, für das hierzulande eine Genehmigung zum Einsatz gegen Verhaltensstörungen bei Demenzkranken vorliegt, das Präparat Risperidon (Handelsname: Risperdal). Dennoch werden hierzulande auch die atyptischen Neuroleptika Olanzapin (Zyprexa), Quetiapin (Seroquel) und Aripiprazol (Abilify) häufig bei Patienten mit Demenz eingesetzt. Kein Wunder. Selbst führende Fachgesellschaften wie die Deutsche Gesellschaft für Neurologie (DGN) oder die Deutsche Gesellschaft für Allgemeinmedizin und Familienmedizin (DEGAM) empfehlen in ihren Demenz-Leitlinien einige dieser Präparate als probate Mittel gegen Symptome wie »Agitation und Aggression«.

Viele der Mittel wurden ursprünglich zur Behandlung von Schizophrenie und Manie auf den Markt gebracht. Pharmafirmen und Ärzten ist es jedoch längst gelungen, den Kundenkreis beträchtlich zu erweitern: Nicht nur anstrengende Senioren, auch Tausende von »verhaltensauffälligen« Kindern werden heute mit den Pillen ruhiggestellt.

Grundsätzlich ist die Verschreibung eines Medikaments außerhalb der zugelassenen Anwendungsgebiete (Engl.: off label) zwar nicht erlaubt.

Dank eines juristischen Hintertürchens machen sich Ärzte mit diesem sogenannten »Off label«-Einsatz von Medikamenten jedoch nicht zwangsläufig strafbar. Sie sind geschützt durch das Gebot der ärztlichen Therapiefreiheit und das Recht auf einen »individuellen Heilversuch«. In der Praxis kann ein Mediziner seinen Patienten so ziemlich alles verschreiben, was er für richtig hält. Vorausgesetzt, andere, für die jeweilige Krankheit zugelassene Medikamente erwiesen sich unwirksam oder wurden nicht vertragen und der Patient wird entsprechend aufgeklärt. Die Frage ist nur: Wie soll eine echte Aufklärung funktionieren, wenn ein älterer Mensch zum Beispiel wegen Wassermangel oder Nebenwirkungen verwirrt und aggressiv in die Klinik eingeliefert wird?

Dement durch Medikamente

Wenn Menschen altern, werden sie anfälliger für Arzneimittelnebenwirkungen. Viele Medikamente lösen bei ihnen
akute Verwirrtheitszustände (Delir) mit Halluzinationen, Be-
wusstseinsveränderungen, Orientierungs- und Wahrnehmungsstörungen und körperliche Unruhe aus oder aber sie
führen zu einer schleichenden, dauerhaften Beeinträchti-
gung der geistigen Fähigkeiten (Demenz).
Als problematisch gelten insbesondere Präparate, die den
Botenstoff Acetylcholin hemmen. Seit Langem weiß man,
dass solche anticholinergenen Medikamente vor allem bei älteren Menschen Verwirrtheitszustände hervorrufen und die
geistigen Fähigkeiten beeinträchtigen können. Die Palette
dieser Arzneimittel reicht von Antidepressiva und Schmerz-
mitteln bis hin zu Präparaten gegen Bluthochdruck, Anti-
Parkinson-Mittel, Antihistaminika, Muskelrelaxanzien, Ulkus-
medikamenten und Kortikosteroiden.
Bei Senioren, die diese Mittel über längere Zeit einnehmen,
verschlechtern sich zum Beispiel Reaktionszeiten, Aufmerksamkeit, nonverbales Gedächtnis, erzählerische und sprach-
liche Fähigkeiten sowie räumliches Vorstellungsvermögen.
Genau diese Fähigkeiten aber werden in vielen gängigen
Alzheimer-Tests überprüft. Damit steigt das Risiko für Fehldiagnosen.
Werden die Medikamente abgesetzt, nehmen die geistigen
Beeinträchtigungen in der Regel zwar wieder ab. Doch oft
wird die wahre Ursache der Probleme nicht erkannt. Statt
die Arzneimittel wegzulassen oder durch besser verträgliche
Medikamente zu ersetzen, verordnen Mediziner ihren Patienten womöglich noch sogenannte Cholinesterase-Hemmer, um die Hirnleistungsfähigkeit wieder zu verbessern.
Diese als Anti-Alzheimer-Medikamente zugelassenen Präparate haben genau die gegenteilige Wirkung: Sie erhöhen
die Konzentration des Nerven-Botenstoffs Acetylcholin im
Gehirn. So kann die absurde Situation entstehen, dass die

Patienten mit procholinergen Medikamenten behandelt werden, um die Wirkung anderer, anticholinerger Medikamente aufzuheben.[98]

Die US-Verbraucherschutzorganisation Public Citizen hat 2009 eine Liste von 136 Medikamenten erstellt, die Demenz- oder Delir-Symptome hervorrufen können. Die folgende Tabelle ist ein Auszug aus diesem Katalog.[99]

Medikamenten-gruppe	Anwendungs-gebiet	Wirkstoffe (z. T. mit Handelsname)
Antiarrhythmika	Chronische Herz-insuffizienz/ Vorhofflimmern	• Digoxin
Antibiotika	Atemwegs- und Harnwegsinfekte	• Ciprofloxacin • Gatifloxacin • Gemifloxacin • Moxifloxacin • Levofloxacin • Lomefloxacin • Norfloxacin • Ofloxacin • Sparfloxacin • Trovafloxacin
Antiemetika	Gegen Übelkeit und Erbrechen	• Diphenhydramin (z. B. in Emesan, Betadorm D, Dolestan, Vivinox Sleep, Dormutil N) • Metoclopramid (z. B. in Cerucal, Gastronerton, Gastrosil, Paspertin, Migränerton, Migraeflux MCP) • Scopolamin

Medikamenten-gruppe	Anwendungs-gebiet	Wirkstoffe (z. T. mit Handelsname)
Antiepileptika / Antikonvulsiva	Vor allem zur Thera-pie von Epilepsie. Einige dieser Medi-kamente werden jedoch auch zur Mi-gräneprophylaxe, als Antiarrhythmi-kum, als Schlaf- und Beruhigungsmittel, gegen neuralgische Schmerzen oder zur Behandlung mani-scher Depressionen verschrieben.	• Carbamazepin • Clonazepam • Ethosuximide • Felbamat • Fosphenytoin • Gabapentin • Lamotrigin • Levetiracetam • Lorazepam (Tavor) • Oxcarbazepin • Phenytoin • Pregabalin • Primidon • Tiagabin • Topirimat • Valproinsäure • Zonisamid
Antidepressiva	Depressionen	• Trimipramin • Opipramol • Imipramin (z. B. in Tofranil) • Amoxapin • Amitriptylin (z. B. in Saroten, Equli-brin, Novoprotect) • Amitriptylin + Chlordiazepoxid (z. B. in Limbitrol) • Amitriptylin + Perphenazin • Amoxapin • Maprotilin • Doxepin (z. B. in Aponal, Doneurin, Mareen, Sinequan)

Medikamenten-gruppe	Anwendungs-gebiet	Wirkstoffe (z. T. mit Handelsname)
Antihistamine	Hauptsächlich zur Behandlung von Allergien; zum Teil aber auch bei Schlafstörungen, Hauterkrankungen (Juckreiz, Sonnen-brand), Erbrechen, Schwindel sowie in einigen Grippe- und Schnupfenmitteln	• Azelastin • Chlorpheniramin (z. B. in Balkin, Grip-postad-C-Kapseln, Influbene) • Cyproheptadin • Desloratadin • Diphenhydramin • Hydroxyzin • Olopatadin
Benzodiazepine	Vor allem gegen Angst- und Unruhe-zustände, aber auch als Ein- und Durch-schlafmittel und als Notfallmedikament bei epileptischen Krampfanfällen so-wie zur Vorbehand-lung vor Operatio-nen, damit der Patient vor dem Ein-griff entspannt und angstfrei ist	• Amitriptylin (Saroten) • Amitriptylin + Chlordiazepoxid • Chlordiazepoxide + Clidinium • Clonazepam • Chlorazepat (Tranxilium) • Estazolam • Flurazepam (Dalmadorm, Staurodorm neu) • Halazepam • Lorazepam (Tavor) • Oxazepam (Adum-bran, Anxiolit, Normoc, Oxa CT, Praxiten) • Prazepam (Demetrin) • Quazepam • Temazepam (Pla-num, Remestan)

Medikamentengruppe	Anwendungsgebiet	Wirkstoffe (z. T. mit Handelsname)
Benzodiazepinähnliche Beruhigungsmittel	Unruhezustände/ Schlafstörungen	• Eszopiclon • Zaleplon • Zolpidem
BisphosphonatPräparate	Osteoporose	• Alendronsäure (Fosamax)
Bronchodilatatoren	Chronisch-obstruktive Lungenkrankheit (COPD), Bronchitis, Asthma. Ziel der Therapie ist eine Erweiterung der Bronchien, eine Entspannung der glatten Bronchialmuskulatur und eine Verbesserung der gestörten Atemfunktion.	• Ipratropiumbromid (Atrovent, Rhinovent) • Kombinationspräparate: mit Fenoterol (Berodual) • mit Salbutamol (Dospir) • Theophyllin (Euphyllin, Aminophyllin)
Corticosteroide	Rheumatische und allergische Krankheiten, Asthma bronchiale, Kollagenosen	• Betamethason • Cortison • Dexamethason • Fludrocortison • Hydrocortison • Methylprednisolon • Prednisolon • Prednison • Triamcinolon
ParkinsonMedikamente	Parkinson-Krankheit	• Benztropin • Bromocriptin (Kirim, Providel) • Entacapon (Comtan, Comtess) • Setacapon/Levodopa/Carbidopa • Selegilin (Neupro) • Tolcapon

Medikamenten-gruppe	Anwendungs-gebiet	Wirkstoffe (z. T. mit Handelsname)
H2-Rezeptor-Antagonisten*	Hemmung der Magensäuresekretion	<ul><li>Cimetidin</li><li>Famotidin</li><li>Nizatidin</li></ul>
Opiate *	Vor allem zur Schmerztherapie. Einige Opiate (z. B. Codein oder Hydrocodon) sind aber auch in Hustenmitteln enthalten und dienen der Unterdrückung des Hustenreizes.	<ul><li>Acetaminophen + Kodein</li><li>Acetaminophen + Hydrocodon</li><li>Acetaminophen + Oxycodon</li><li>Aspirin + Oxycodon</li><li>Butalbital, Acetaminophen + Koffein</li><li>Butalbital, Koffein + Aspirin</li><li>Butalbital, Koffein, Aspirin + Kodein</li><li>Butorphanol, Fentanyl</li><li>Hydrocodon + Ibuprofen</li><li>Hydromorphon, Meperidin</li><li>Pentazocin</li><li>Pentazocin + Naloxon</li><li>Tramadol + Acetaminophen</li></ul>
Muskel-entspannende Mittel	Vor allem zur Behandlung des sogenannten Reizdarmsyndroms, aber auch allgemein gegen krampfartige Schmerzen im Bereich von Magen, Darm, Gallen- und Harnwegen	<ul><li>Mebeverin (z. B. in Duspatal)</li><li>Buscopan (z. B. in Buscopan Dragees, Buscopan plus, Buscopan-Zäpfchen, Spasman scop)</li><li>Duspatal</li><li>Paverivern</li></ul>

Medikamenten-gruppe	Anwendungs-gebiet	Wirkstoffe (z. T. mit Handelsname)
Mittel gegen bi-polare Störung	Prophylaxe von ma-nisch-depressiven Phasen; Therapie von Manien	• Lithium

* meist nur Delir

Ursachen für eine potenziell reversible Demenz[100]

Den Begriff »Demenz« löst bei vielen Menschen sofort die Assoziation »Alzheimer-Krankheit« und »nicht behandel-bar« aus. Dabei wird häufig vergessen, dass Demenzen oder demenzähnliche Symptome durch verschiedenste Erkran-kungen oder vermeidbare toxische Schädigungen ausgelöst werden können. Ärzte und Betroffene sollten deshalb sorg-fältig nach Hinweisen auf Krankheiten oder Medikamente suchen, die als Auslöser von Hirnleistungsstörungen in Be-tracht kommen. In vielen Fällen ist eine Demenz – sofern die wahren Ursachen behoben werden – nämlich reversibel. Die folgenden Beispiele geben nur einen Teil der möglichen Ur-sachen für eine potenziell reversible Demenz wieder.

- Schilddrüsenunterfunktion (Häufig vorkommende Ursa-che einer reversiblen Demenz. Hintergrund ist ein ver-langsamter Stoffwechsel. Gerade bei älteren Menschen kommt es dadurch oft zu Gedächtnisstörungen, Denk-verzögerungen, Konzentrationsproblemen und depres-siven Verstimmungen.)
- Unterzuckerung bei Diabetes mellitus (Ursache kann eine Überdosierung von Insulin sein, aber auch eine ver-sehentliche Injektion von Insulin in den Muskel statt ins Unterfetthautgewebe oder eine zu geringe Kohlenhy-

drataufnahme. Mögliche Folgen sind Wesensveränderungen, Wutausbrüche, schneller Herzschlag, Lähmung eines Körperteils, epileptische Krampfanfälle und Bewusstlosigkeit.)[101]

- Exsikkose (Austrocknung durch mangelnde Flüssigkeitszufuhr, z. B. aufgrund von Schluckstörungen oder fehlendem Durstempfinden oder durch übermäßigen Wasserverlust, z. B. aufgrund von Durchfall)
- Mangelernährung (z. B. Vitamin-B1-Mangel, s. Wernicke-Enzephalopathie; Vitamin-B12-Mangel; Folsäure-Mangel; Vitamin-B6-Mangel)
- Hypernatriämie (Elektrolytstörung, bei welcher der Natriumgehalt durch Wassermangel im Blut erhöht ist. Ursache sind häufig eine verminderte Flüssigkeitsaufnahme oder Medikamente wie Diuretika oder Lithium.)
- Hyponatriämie (zu niedriger Natriumspiegel im Blut, z. B. aufgrund einer Herzinsuffizienz oder einer Leberzirrhose)
- Hyperkalzämie (erhöhter Kalziumspiegel im Blut. Auslöser sind meist Krebserkrankungen.)
- Hypophyseninsuffizienz (Mögliche Auslöser sind Tumore, Verletzungen, Entzündungen.)
- Niereninsuffizienz (chronisches Nierenversagen, häufig als Folge von Diabetes und/oder Bluthochdruck)
- Morbus Wilson (angeborene Kupferspeicherkrankheit)
- Postoperatives Delir (Bewusstseinsstörung nach Operationen, zum Teil begleitet von Halluzinationen und Desorientierung. Einige Patienten erkennen vorübergehend weder Zeit noch Ort noch Angehörige. Unbehandelt kann das Delir als Spätfolge eine Demenz auslösen.)[102]
- Depression
- Normaldruck-Hydrozephalus (erhöhter Hirndruck aufgrund einer vermehrten Flüssigkeitsansammlung im Gehirn. Häufig, aber nicht immer, kommt es dabei zu drei Symptomen: Demenz, Inkontinenz, Gangstörung)
- Parkinson-Krankheit

- Alkoholismus (akute Vergiftung mit Alkohol oder Entzugserscheinungen)
- Korsakow-Syndrom (Funktionsstörung des Gehirns mit Gedächtnisverlust und Verlust der Orientierung. Typischerweise füllen die Betroffenen Gedächtnislücken mit Inhalten, die ihnen spontan einfallen, aber nicht mit ihrer wahren Lebensgeschichte übereinstimmen. Ursache ist meist chronischer Alkoholkonsum.)
- Wernicke-Enzephalopathie (degenerative Erkrankung des Gehirns, v. a. durch Vitamin-B1-Mangel. Symptome sind unter anderem Störungen der Augenbewegung, des Bewusstseins, Desorientiertheit, Apathie, Schluckbeschwerden und Psychosen)
- Wernicke-Korsakow-Syndrom (Die Kombination beider Krankheitsbilder tritt vor allem bei chronisch alkoholkranken Menschen auf.)
- Meningitis (Entzündung der Hirnhaut. In der Regel steckt dahinter eine Infektion mit Bakterien, Viren oder Pilzen.)
- Enzephalitis (Entzündung des Gehirns. Auslöser sind meist Viren, in selteneren Fällen auch Bakterien, Protozoen oder Pilze.)
- AIDS mit Befall des Nervensystems (Immunschwächekrankheit, hervorgerufen durch HI-Viren)[103]
- Neurosyphilis/Neurolues (als Spätfolge einer unbehandelten oder nicht ausgeheilten Syphiliserkrankung)
- Lakunäre Schlaganfälle (Häufige Form von Hirninfarkten. Sie werden durch kleinste verschlossene Hirngefäße ausgelöst. Sie bleiben oft zunächst unbemerkt, bis – meist durch die Summe der kleinen Infarkte – erstmals Symptome auftreten: z. B. plötzliche einseitige Lähmungen, Gefühlsstörungen, undeutliches Sprechen.)
- Hirnabszess (umkapselte Eiteransammlung im Gehirn, z. B. infolge einer meist lokal begrenzten Entzündung des Gehirns)
- Subdurales Hämatom (Bluterguss unter der harten Hirnhaut. Die akute Form tritt nach schweren Schädelverlet-

zungen auf, die chronische Form kann im hohen Alter und bei Gerinnungshemmung auch ohne vorhergehendes Trauma auftreten.)

- Zerebrale Embolie (Verstopfung einer Hirnarterie durch ein Blutgerinnsel, das von einer entfernten Körperregion mit dem Blutstrom ins Gehirn geschwemmt wurde)
- Schädel-Hirn-Trauma (z. B. nach einem Sturz)
- Arteriitis (Entzündung von Arterien)
- Hirntumoren oder Hirnmetastasen anderer Tumore
- Amyotrophe Lateralsklerose (degenerative Erkrankung des motorischen Nervensystems, die zu fortschreitendem Muskelschwund und Lähmungen führt)
- Systemische Vaskulitis mit Beteiligung des Zentralnervensystems (Autoimmunerkrankung, bei der es zu Entzündungen von Arterien, Arteriolen, Kapillaren, Venolen und Venen kommt)
- Systemischer Lupus Erythematodes mit Beteiligung des Zentralnervensystems (Autoimmunerkrankung, die zu Entzündungen der Gelenke, aber auch von Herz, Lungen, Nieren und Hirn führen kann. Charakteristisch ist das sogenannte Schmetterlingserythem, eine symmetrische Gesichtsrötung an Nase, Stirn und Wangen.)
- Multiple Sklerose (Chronisch-entzündliche Erkrankung des zentralen Nervensystems. Ihre Ursache ist noch unklar. Sie kann fast jedes neurologische Symptom hervorrufen. Häufig treten als Erstes Sehstörungen auf. Später kann es auch zu Empfindungsstörungen und Lähmungen kommen.)

4 Trügerische Gewissheit: Warum die Früherkennung von Alzheimer ein leeres Versprechen ist

Das Prinzip klingt überzeugend: Je früher man eine Krankheit entdeckt, desto größer sind die Chancen für eine erfolgreiche Therapie. Und zwar nicht nur bei Krebs, sondern auch bei der Alzheimer-Krankheit. Schließlich, so warnen Experten, beginnen fehlgeleitete Körperprozesse schon lange vor Ausbruch der ersten Symptome ihr zerstörerisches Werk.

Bereits in vergleichsweise jungen Jahren, so der renommierte Alzheimer-Forscher Konrad Beyreuther von der Universität Heidelberg, lagern sich die ersten Eiweißbruchstücke zwischen den Nervenzell-Kontaktstellen ab. »Ein Nervenzell-kontakt nach dem anderen geht vermutlich dadurch zugrunde.«[104] Und zwar vor allem in jenen Bereichen, die für das Lernen, Erinnern und Erkennen zuständig sind.

Doch lange Zeit, so die Theorie, gibt sich das Leiden überhaupt nicht zu erkennen. Unbemerkt sterben angeblich erst 10, dann 20, 30, 40 und 50 Prozent der Nervenzellen im Denkorgan der Betroffenen ab. Rund 30 Jahre dauere dieser »klinisch stumme Zerstörungsprozess«, so Beyreuther.[105] Jede Sekunde, hat er errechnet, wachsen die Verklumpungen dabei um je ein weiteres ßA4-Eiweißbruchstück. Und keiner von uns weiß bis dahin, ob er oder sie nicht in ein paar Jahren verwirrt im Nachthemd durch die Straßen irren wird.

Dann aber, wenn die ersten Krankheitsanzeichen sichtbar würden, sei es für eine echte Rettung längst zu spät. »Bereits im beginnenden leichten Stadium der Alzheimer-Krankheit hat ein Patient in bestimmten Gehirnbereichen über 60 Prozent der Nervenzellen verloren«, glaubt Beyreuther. Das bedeute, dass der Patient nicht mehr geheilt werden könne. Denn sein Gehirn sei an vielen Stellen leer. Und ein leeres Gehirn, so der Forscher, könne man nicht therapieren. »Das ist so, als wenn ein Stück einer Überlandstromleitung fehlt. Da fließt kein Strom mehr in dieser Region.«[106] Drei Jahre später seien es schon 60 bis 80 Prozent der Nervenzellen in diesem ganz speziellen Bereich, bis in den letzten, schweren Stadien über 90 Prozent der Nervenzellen kaputt seien.

Dem Schicksal ein Schnippchen schlagen – eine verlockende Idee

Was also läge näher, als alle nur denkbaren Möglichkeiten zu nutzen, den fatalen Prozess so früh wie möglich zu erkennen – und dem Schicksal damit ein Schnippchen zu schlagen?

Die Chancen dafür, so scheint es, sind heute so groß wie nie. In den letzten Jahren vermelden Forscher immer wieder Erfolge bei der Entwicklung von Verfahren, mit denen sich der fatale geistige Verfall angeblich bereits Jahre vor den ersten Krankheitsanzeichen vorhersagen lässt. Und das teilweise mit einer Sicherheit von angeblich 98 Prozent.[107]

Mal ist es ein simpler Bluttest, der Aufschluss über die Vorboten der Krankheit geben soll. Mal sind es bildgebende Verfahren oder Proteine in der Rückenmarksflüssigkeit, die angeblich eine Früherkennung möglich machen. Oder aber ein Gentest, der das persönliche Risiko ermitteln soll. Einfach, aber viel versprechend erschien manch einem auch schon ein Geruchstest, der eine sich bereits anbahnende Demenz frühzeitig aufdecken soll: Wer zum Beispiel Erdnüsse von Seife unterscheiden kann, so die Erfinder, habe gute Chancen, nicht an Alzheimer zu erkranken.[108]

Die Frage ist nur: Nutzen solche Vorsorgetests den Untersuchten?

Viele Menschen sind davon offenbar fest überzeugt – nicht zuletzt deshalb, weil Forscher und Mediziner sie das glauben machen. Denn das Geschäft mit medizinischen Check-ups und Prävention boomt. »Medical Wellness« heißt das Zauberwort, mit dem nicht nur esoterische Meditationszentren, exklusive Privatkliniken und zunehmend auch Hotelunternehmen wie Kempinski oder Arosa Profite machen.

Längst sind auch altehrwürdige Hochschulen und Wissenschaftler öffentlich finanzierter Forschungseinrichtungen in das lukrative Business eingestiegen. Sie halten Patente für Früherkennungsverfahren, die sie – meist ohne Ross und Reiter zu nennen – auf Tagungen, Pressekonferenzen und öffentlichen Vorträgen propagieren. Sie vermarkten von ihnen selbst entwickelte Diagnoseverfahren über eigens dafür gegründete Tochterfirmen. Sie schließen Kooperationen mit den Herstellern von Medizingeräten, die sie gewinnbringend in ihren »Vorsorgeuntersuchungen« einsetzen. Oder aber sie verdingen sich als gut bezahlte »Berater« oder klinische Partner der Produzenten jener Pillen, die jeder schlucken soll, sobald er per Früherkennung als »Risikokandidat« identifiziert worden ist.

Zahlreiche Professoren und Doktoren haben nämlich erkannt: Medical Wellness ist ein Wachstumsmarkt. Und gerade Wissenschaftler von Universitäten und staatlichen Forschungseinrichtungen haben einen entscheidenden Marktvorteil: Das gemeinnützig wirkende Umfeld ihrer Institutionen verschafft ihnen ein Image von Glaubwürdigkeit und Kompetenz – und damit einen enormen Vertrauensvorschuss bei den Kunden. Kaum ein Laie ahnt deshalb, dass deren medizinische Orakel oftmals nicht nur fragwürdig, sondern zum Teil regelrechter Etikettenschwindel sind.

Geschäftstüchtige Mediziner wie etwa Jörg Debatin, der 2003 die Leitung des Universitätsklinikums Hamburg-Eppendorf (UKE) übernahm, haben schon vor Jahren begonnen, dieses Potenzial zu nutzen. »Nicht nur Krankenkassen, auch Privatpersonen sind zunehmend bereit, in Prävention zu investieren«, verkündete sein Klinikum 2007 in einer Pressemitteilung.[109] Will heißen: Immer mehr Menschen sind willens, dafür in die eigene Tasche zu greifen.

Das gilt auch für eine wachsende Zahl von Unternehmen, die hoffen, durch regelmäßige Rundum-Untersuchungen und »Gesundheits-Coachings« die Leistungsfähigkeit ihrer Mitarbeiter steigern und teure Arbeitsausfälle verhindern zu können. Allein die Deutsche Bank gibt für solche Check-ups jährlich bereits mehr als fünf Millionen Euro aus.[110]

Der jüngste Trend der Krankheitsfahnder: Der Hirncheck

Befanden sich bisher vor allem Krebs und Herz-Kreislauf-Erkrankungen im Visier der Krankheitsfahnder, so wird neuerdings zunehmend das menschliche Gehirn zur wichtigsten Problemzone der Gesundheit.

Die ersten Anbieter versprechen bereits Abhilfe. »Altersvergesslichkeit oder Alzheimer? Neuartige Diagnostik schafft Klarheit«, verspricht etwa das »Medizinische PräventionsCentrum Hamburg (MPCH) am Universitätsklinikum Hamburg-Eppendorf« in einer Zeitungsanzeige.[111] »Ab sofort und exklusiv in Norddeutschland« bietet das privatärztlich organisierte Diagnostik-Zentrum demnach seinen Kunden und Patienten ein neuartiges Verfahren namens BrainCheck Precision Plus »zur Früherkennung der Alzheimer-Erkrankung« an.[112]

Der Test ist nur einer von vielen auf diesem Gebiet. Wie in einem Brennglas zeigt er jedoch, wie eine ganze Branche mit der Angst vor dem Vergessen beste Geschäfte macht.

Beim BrainCheck Precision Plus also machen die Mediziner zunächst mit einer Magnetresonanztomografie (MRT) dreidimensionale Aufnahmen vom Gehirn. Anschließend werden daraus mit einer speziell entwickelten Software die Volumina einzelner Hirnbereiche berechnet. Das Verfahren sei sehr zuverlässig, schwärmt Christoph Bamberger, Direktor und Geschäftsführer des MPCH. Denn damit könne die Entwicklung einer Demenz in den nächsten fünf Jahren »mit einer über 90-prozentigen Sicherheit ausgeschlossen werden«.[113] Auch die Wahrscheinlichkeit, dass das Verfahren eine sich bereits anbahnende Alzheimer-Krankheit richtig erkenne, liege bei 90 Prozent (im Fachjargon Sensitivität genannt). Umgekehrt liefere der BrainCheck zudem in 85 Prozent der Fälle, in denen der Patient *nicht* an Alzheimer leide, korrekterweise einen negativen Befund (im Fachjargon Spezifität).

Klingt gut, könnte man denken. Auch die Kosten des »Hirn-TÜV« dürften Besserverdiener kaum schrecken. Mit 1050,– Euro liegt der Preis des BrainChecks inklusive MRT noch unter dem manch einer großen Inspektion bei einem Mercedes, Porsche oder Audi. Durch Wiederholungsuntersuchungen, so das MPCH, könne die Sicherheit freilich noch weiter verbessert werden. Am besten mache man den BrainCheck alle ein bis zwei Jahre.[114]

Fühlt sich der Kunde bereits angespannt, unkonzentriert oder gar vergesslich, ist aus Sicht der MPCH-Ärzte zusätzlich der »Mental-Check« zu empfehlen. Diese Gehirnfunktionsprüfung kostet 600 Euro extra. Aber diese könne »differenzieren zwischen Stress, Burn-out, Depression und Demenz«. Und in Kombination mit dem BrainCheck Precision Plus, so das MPCH, liefere der Mental-Check nun einmal »die größtmögliche Sicherheit und Differenzierung«.[115]

»Für eine Früherkennung ist es nie zu früh« – regelmäßiger Check ab 30?

Das Angebot richtet sich keineswegs nur an Menschen ab 50, 60 oder 70 Jahren. Im Gegenteil. Um »eine gesunde und glückliche zweite Lebenshälfte zu ermöglichen«, heißt es auf der Website, sei es »von großer Bedeutung, so früh wie möglich – idealerweise schon im Alter von 30 Jahren – mit der Prävention zu beginnen«.[116]

Für die Jüngeren, die noch keinerlei Probleme bei sich entdecken können, gibt es zum Beispiel den »Komplett-Check« (2750 Euro) sowie die »umfangreiche präventive Gen-Diagnostik« zur Analyse des »genetischen Risikoprofils« (Preise nennt das MPCH nur auf Anfrage).[117] Die Palette der möglicherweise erblich bedingten Störungen reicht von Herzinfarkt über Osteoporose bis hin zu häufigen Krebsarten.

Neuartige Diagnostik schafft Klarheit

Altersvergesslichkeit oder Alzheimer?

Über eine Million Menschen in Deutschland leiden an einer Demenz. Tendenz stark zunehmend, aufgrund der wachsenden Lebenserwartung. Über die Hälfte der Fälle beruht auf der so genannten Alzheimer-Krankheit.
Der mit Demenzerkrankungen einhergehende Verlust der geistigen Fähigkeiten ist in der Bevölkerung sehr stark angstbesetzt und wird als noch stärkere Bedrohung empfunden als Herz-Kreislauf- und selbst Krebserkrankungen. Viele Menschen wollen daher wissen, ob es sich bei der mit den Jahren fast regelhaft auftretenden Vergesslichkeit wenn es um Namen, Ereignisse oder verlegte Gegenstände in ihrem individuellen Fall um ein normales Altersphänomen oder um das Vorstadium einer Alzheimererkrankung handelt. Mit herkömmlichen Tests können solche Veränderungen des Gehirns nicht immer mit ausreichender Sicherheit ausgeschlossen werden.
Die Firma BBS medical services hat daher - basierend auf Forschungsarbeiten aus England - ein Verfahren entwickelt, mit dem krankhafte Veränderungen des Gehirns mit größerer Sicherheit als bisher ausgeschlossen werden können. Exklusiv in Norddeutschland bietet das Medizinische Präventions-Centrum Hamburg (MPCH) am Universitätsklinikum Hamburg-Eppendorf (UKE) seinen Kunden und Patienten dieses BrainCheck Precision+-Verfahren an. Die Untersuchung kann allein oder als Ergänzung des umfangreichen MPCH-Ganzkörper-Checks gebucht werden. Zunächst werden dabei strahlenfreie, dreidimensionale MRT-Aufnahmen (Kernspin) des Gehirns angefertigt. Mithilfe einer von BBS medical services speziell entwickelten Software werden aus diesen Aufnahmen dann die Volumina einzelner Hirnbereiche berechnet.
Mit diesem Verfahren kann die Entwicklung einer Demenz in den nächsten fünf Jahren mit einer über 90-prozentigen Sicherheit ausgeschlossen werden. Durch Wiederholungsuntersuchungen, im Abstand von ein bis zwei Jahren, kann die Sicherheit noch weiter verbessert werden.
Prof. Christoph M. Bamberger, Direktor des Medizinischen PräventionsCentrums Hamburg, betrachtet das neuartige Untersuchungsverfahren als sinnvolle Erweiterung der bisher angebotenen Ganzkörperdiagnostik: „Immer wieder haben uns unsere Kunden und Patienten die Frage nach ihrem persönlichen Alzheimer-Risiko gestellt. Jetzt können wir ihnen antworten und den meisten von ihnen ein Stück weit die Angst vor dieser Erkrankung nehmen."
Doch was geschieht im Falle eines auffälligen Befundes? „Selbstverständlich lassen wir unsere Patienten nicht mit einer solchen Verdachtsdiagnose allein", versichert Prof. Bamberger. Sollte der BrainCheck Precision+ einen auffälligen Befund ergeben, kommt die enge Verzahnung des MPCH mit dem UKE zum Tragen, in diesem Fall mit der dortigen Gedächtnissprechstunde, in der man auf die Früherkennung und Behandlung kognitiver Störungen spezialisiert ist. Und gerade im Frühstadium einer Alzheimererkrankung kann, auch durch Medikamente, einer schnellen Verschlechterung der Hirnleistung entgegengewirkt werden.
www.mpch.de

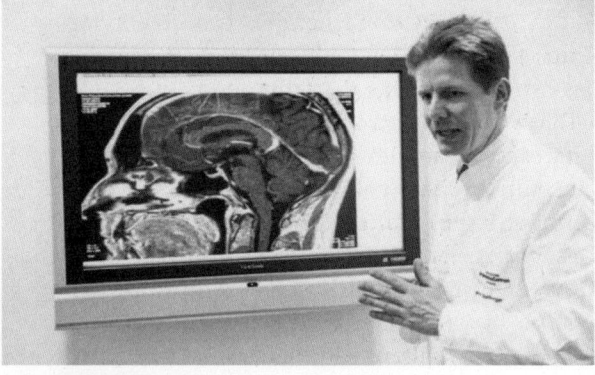

Prof. Christoph M. Bamberger

Professionelle Irreführung: Zeitungsanzeige der privaten Hamburger Diagnostik-Firma MPCH (*Welt am Sonntag*, 05. 09. 2010)

Optimal wäre es, so Bamberger, ab 40 Jahren dann den ersten BrainCheck machen zu lassen. Denn dann habe man bei späteren Untersuchungen im Alter von 50, 60 und 70 Jahren den Vergleich – und zwar mit dem *eigenen* Gehirn.[118] Bisher stützt sich die Hirn-Diagnose am MPCH ja auf Vergleiche mit den Hirnbildern zahlreicher anderer, in der Regel älterer beziehungsweise an Demenz erkrankter Menschen.

Sowohl den BrainCheck als auch alle anderen Untersuchungen des MPCH zahlt der Kunde aus dem eigenen Portemonnaie. Denn dabei handelt es sich um sogenannte Verlangensleistungen und diese brauchen die Kassen nicht zu erstatten. Doch warum am falschen Ende sparen? Schließlich geht es ja um das höchste Gut, die eigene Gesundheit. Und: Sicher ist sicher.

Sicherheit durch »universitäres Niveau«: Wenn schöne Worte Kompetenz vortäuschen

Daran, dass der BrainCheck Precision Plus und all die anderen Untersuchungen des MPCH »Sicherheit« bringen, kann es für Bamberger und sein Team laut Selbstdarstellung keinen Zweifel geben: Das Zentrum sei eine der führenden Check-up-Institutionen in Deutschland und biete »medizinische Vorsorge auf universitärem Niveau«.[119]

Die Schummelei fängt schon beim Namen an. Was sich Vorsorge nennt, ermöglicht in Wahrheit höchstens eine Früherkennung. Denn selbst diejenigen, die – wie etwa die Verfasser der S3-Leitlinie Demenzen – an die Existenz der Alzheimer-Krankheit glauben, geben zu: Bisher gebe es keine Therapie, mit der sich das Leiden aufhalten oder heilen ließe.[120] Statt euphemistisch »Vorsorge«, meinen Kritiker, müsste man medizinische Orakel wie die Vorhersage von Demenzen am MPCH daher eher »Vorverlegung der Sorge« nennen.

Bei genauerer Betrachtung zeigt sich auch: Das »universitäre Niveau« am MPCH besteht vor allem in seinen finanziellen und personellen Verflechtungen mit dem Universitätsklinikum Hamburg-Eppendorf (UKE). 2005 hat das UKE unter der Leitung des Radiologen Jörg Debatin das Diagnostik-Zentrum als Tochterunternehmen gegründet. 49 Prozent der Gesellschaftsanteile gehören dem UKE. Die anderen 51 Prozent der Deutschen Seereederei in Rostock, zu deren Investments unter anderem die Arosa-Hotels in Kitzbühel und Travemünde gehören. »Beide Parteien beschreiten im Rahmen dieser Public Private Partnership neue Wege in der medizinischen Vorsorge, einer für die Bevölkerung immer wichtiger werdenden Wachstumsbranche«, verkündete das UKE damals.[121]

Erst durch den Umweg über eine Tochterfirma wie dem MPCH kann das Uniklinikum an diesem Wachstum teilhaben. Denn anders als die auf Gemeinnützigkeit verpflichtete Hochschule ist das MPCH eine GmbH & Co KG – und damit ein marktwirtschaftliches Unternehmen. Wie jede Bank, jeder Autohersteller und jeder Gemüsehändler muss es daher nicht wohltätig sein, sondern darf sich ganz offiziell der Maximierung der Profite widmen.

Richtig ist auch, dass MPCH-Direktor und -Geschäftsführer Bamberger früher einmal am UKE gearbeitet hat. 2003 erhielt er dort eine Professur. Diese war zwar – anders als eine reguläre Universitätsprofessur – auf fünf Jahre befristet und extern durch eine Stiftung finanziert. Trotzdem rühmt sich der Mediziner gerne weiterhin, als »bundesweit erster Anti-Aging-Professor« zu den »angesehensten Ärzten« auf dem Gebiet der Präventiv- und Anti-Aging-Medizin zu gehören.

In der Öffentlichkeit tritt Bamberger allerdings weniger durch bahnbrechende wissenschaftliche Studien und bedeutende Beiträge in renommierten medizinischen Journalen in Erscheinung. Stattdessen präsentiert er sich (z. B. auf der Website des MPCH) gerne als Experte für »Fast Food und Alkohol«, oder für »Creme-Wirkstoffe gegen Stress«, und zwar in Illustrierten wie *Glamour*, *Gala*, *Elle*, v oder *Myself*.

Unbeschwert von einschlägiger Expertise: Im Team findet sich kein einziger Neurologe

Eine neurologische Facharztausbildung, wie sie für die durchaus anspruchsvolle Diagnostik von Demenzerkrankungen dienlich (und nach Ansicht von Experten auch erforderlich) wäre, kann der 1966 geborene Mediziner dagegen nicht vorweisen. Er ist Internist und Hormonexperte. Auch sonst sucht man im Team des MPCH vergeblich nach einem Facharzt für Neurologie oder Psychiatrie. Ebenso wenig gibt es einen Humangenetiker im Team. Dabei wäre das angesichts der angebotenen Gentests angebracht. Denn die Interpretation solcher Erbanalysen ist keineswegs trivial und setzt – wie jede Art von Früherkennungsuntersuchung – statistisches Know-how voraus. Stattdessen hat Bamberger seine Ehefrau Ana-Maria im MPCH untergebracht. Auf Wunsch hilft die Ärztin mit psychologischen Coachings bei Sinn- und Identitätsfragen sowie bei Trauer und beim Setzen von Prioritäten.

Der Mangel an neurologischer und statistischer Expertise im MPCH könnte freilich erklären, warum Bamberger und sein Team so unbekümmert für ihre Alzheimer-Früherkennung werben – und warum der Mediziner die Aussagekraft seines »Brain-Check Precision Plus« offenbar selbst nicht einschätzen kann. Bei der Deutung der Befunde aus dem Hirn-Check jedenfalls unterliegt er einem verhängnisvollen Irrtum.

Zur Erinnerung: Mit dem BrainCheck Precision Plus, so das MPCH, könne die Entwicklung einer Demenz in den nächsten fünf Jahren »mit einer über 90-prozentigen Sicherheit ausgeschlossen werden«.

Schön, mag sich der Laie denken, wenn der Befund negativ ist. Doch was ist, wenn das Ergebnis »positiv« und das Hirnbild also »auffällig« ist? Wie groß ist dann die Wahrscheinlichkeit, dass ich tatsächlich Alzheimer habe? Bamberger muss bei dieser Frage nicht lange nachdenken und sagt: »Diese Wahrscheinlichkeit beträgt 85 Prozent.«

Ahnt er nicht, dass eine solche Aussage bei einem Früherkennungstest für Demenz äußerst gewagt ist? Tatsächlich ist sie schlichtweg falsch. Das wäre sie selbst dann, wenn die Alzheimer-Krankheit ein klar definiertes Leiden und eindeutig diagnostizierbar wäre.

Falsche Intuition: Auch Profis liegen bei der Deutung ihrer Tests meist daneben

Denn kein Test ist perfekt. Jedes Verfahren liefert gelegentlich einen Fehlalarm. Mediziner sprechen dann von einem »falsch positiven« Befund. Oder aber das Ergebnis gibt irrtümlich Entwarnung, also einen »falsch negativen« Befund. Beide Fehlerarten sind in der Medizin keine Seltenheit.

Und zwar selbst dann, wenn das Verfahren viel treffsicherer ist als jeder verfügbare Alzheimer-Test und – so wie etwa die heutigen HIV-Tests – Kranke und Gesunde mit einer Wahrscheinlichkeit von 99,99 Prozent richtig erkennt. Es gibt also bei einem von 10 000 Gesunden fälschlich einen positiven Befund. Heißt das nun, dass man bei einem positiven HIV-Test mit 99,99-prozentiger Sicherheit davon ausgehen kann, das Aids-Virus zu haben?

Keinesfalls. Entscheidend für die Einschätzung des Testergebnisses ist nämlich auch, wie viele Menschen in der Bevölkerung mit dem Virus infiziert sind. Das zeigt eine kleine Rechenaufgabe: Von 10 000 heterosexuellen Männern, die keiner Risikogruppe angehören, ist statistisch gesehen lediglich einer infiziert. Bei 10 000 Tests wird man deshalb zwei »HIV-Fälle« ermitteln: Einer der beiden positiv Getesteten hat sich tatsächlich angesteckt. Der andere erhält jedoch fälschlicherweise die Diagnose »infiziert«. Die Chancen, trotz vermeintlich eindeutigen HIV-Befundes gar nicht infiziert zu sein, stehen also 50:50.

Dass dieser Wert, im Fachjargon positiver Vorhersagewert oder positiver prädiktiver Wert genannt, letztlich entscheidend ist, hat sich aber selbst unter denen, die es wissen müssten, noch nicht herumgesprochen. Um aus erster Hand zu erfahren, wie professionelle Aids-Berater über die relevanten Wahrscheinlichkeiten informieren, schickte der Psychologieprofessor Gerd Gigerenzer vom Berliner Max-Planck-Institut für Bildungsforschung vor einigen Jahren einen seiner Studenten zu mehr als 20 öffentlichen Gesundheitsämtern im ganzen Bundesgebiet. Er ließ einen HIV-Test machen und fragte während der Beratung vor dem Test, was ein Positivbefund in seinem Fall (ohne spezielle Risikofaktoren) bedeuten würde.

Wie die meisten Menschen, so zeigte sich, schätzten die Berater die Wahrscheinlichkeit, bei einem positiven Testergebnis tatsächlich krank zu sein, viel höher ein, als sie es in Wirklichkeit ist. Fast alle Berater versicherten ihm nämlich voller Überzeugung, die Möglichkeit eines Irrtums sei völlig oder nahezu ausgeschlossen, weil der Test »zu 100 Prozent« oder »zu 99,9 Prozent« sicher sei. Kein Einziger nannte den richtigen Wert von rund 50 Prozent.

Geschickt getarnter Etikettenschwindel: Teurer Test ohne jeden Nutzen

Entscheidend für die Einschätzung eines Testergebnisses ist also auch, wie viele Menschen die Krankheit, nach der man fahndet, wirklich haben. Das aber hängt – gerade bei Demenzen – maßgeblich vom Alter ab. Was das in der Praxis heißt, zeigen die folgenden Beispiele.

Beispiel 1: Ein 81-jähriger Mann möchte heute den vom Hamburger MPCH angebotenen BrainCheck machen lassen. In fünf Jahren wäre der Kunde also 86 Jahre alt. In der Altersgruppe der 85- bis 89-jährigen Männer leiden nach Angaben des Statistischen Bundesamtes 8,8 Prozent aller Männer an der Alzheimer-Krankheit. Gehen wir zudem davon aus, dass der BrainCheck tatsächlich – wie verkündet – eine Sensitivität von 90 Prozent und eine Spezifität von 85 Prozent aufweist. Dann gibt es zwei Möglichkeiten.

- **Fall A: Der Test liefert einen »positiven« Befund.** Wie hoch ist dann die Wahrscheinlichkeit, dass der Kunde tatsächlich in fünf Jahren Alzheimer hat? Rund ein Drittel, nämlich 36,7 Prozent – und nicht 85 Prozent, wie der ehemalige UKE-Professor und heutige MPCH-Chef Christoph Bamberger glaubt. Die Folge: Der BrainCheck erklärt zwei Drittel (63,3 Prozent) aller positiv getesteten Männer im Alter zwischen 80 und 85 Jahren *zu Unrecht* für alzheimerkrank. Insgesamt erhalten von 100 BrainCheck-Kunden dieser Alters- und Geschlechtsgruppe 14 einen falsch positiven Befund. Das ist einer von sieben. Sie alle verlassen das Zentrum mit der niederschmetternden und hoffnungslosen Diagnose »Alzheimer« – obwohl sie die Krankheit gar nicht haben.
- **Fall B: Der Test liefert einen »negativen« Befund.** Wie hoch ist dann die Wahrscheinlichkeit, dass der Kunde in fünf Jahren wirklich *nicht* die Alzheimer-Krankheit hat? 98,9 Prozent. Zum Vergleich: Ohne Test wäre die Wahrscheinlichkeit, in den nächsten fünf Jahren von dem Leiden verschont zu bleiben, fast genauso hoch – nämlich 91,2 Prozent.

Bei genauer Betrachtung ist der Hamburger BrainCheck dadurch nichts anderes als ein geschickt getarnter Etikettenschwindel. Zwar ist die Aussage, mit der das MPCH den Brain-Check Precision Plus verkauft, im strengen Sinn nicht falsch. Mit dem Verfahren, verspricht Bamberger in der Werbung, könne die Entwicklung einer Demenz in den nächsten fünf Jahren »mit einer über 90-prozentigen Sicherheit ausgeschlossen werden«. Dafür aber braucht es keinen 1050 Euro teuren »BrainCheck Precision Plus«. Genauso viel »Sicherheit« (91,2 Prozent) hat dieser Kunde nämlich auch ohne den Test – und kostenlos.

Beispiel 2: Noch fragwürdiger ist die vom MPCH beworbene Untersuchung, wenn der Kunde ein ganzes Stück jünger ist. Dieses Mal ist Herr Mustermann 62 Jahre alt. In fünf Jahren wäre er also 67. In der Altersgruppe der 65- bis 69-jährigen

sind laut Statistik 0,6 Prozent der Männer von Alzheimer betroffen.[122] Auch hier lassen wir die Annahme gelten, der Brain-
Check habe eine Sensitivität von 90 Prozent und eine Spezifität von 85 Prozent. Und wieder kann die Untersuchung zu
zwei verschiedenen Resultaten führen.

- **Fall A: Der Test liefert einen »positiven« Befund.** Wie hoch ist
  dann die Wahrscheinlichkeit, dass der Kunde tatsächlich in
  fünf Jahren Alzheimer hat? Gerade einmal 3,5 Prozent. Von
  100 Personen dieser Alters- und Geschlechtsgruppe, bei denen der Test »krank« anzeigt, verlassen also 96 Personen das
  Zentrum mit der Diagnose »Alzheimer« – obwohl sie das
  Leiden überhaupt nicht bekommen werden.
- **Fall B: Der Test liefert einen »negativen« Befund.** Wie hoch ist
  die Wahrscheinlichkeit, dass Herr Mustermann in fünf Jahren wirklich *nicht* die Alzheimer-Krankheit hat? 99,9 Prozent. Noch einmal der Vergleich: Ohne Test wäre der Getes-
  tete mit 99,4 Prozent Wahrscheinlichkeit auch noch in fünf
  Jahren alzheimerfrei.

Was also, rätselt man, bringt dann dieser Test? Was nützt Früherkennung, wenn man – wie im Fall der Alzheimer-Krankheit –
keine Therapie hat, mit der man die Krankheit im Frühstadium besser behandeln kann als im Spätstadium? Unter Umständen weniger als nichts. Denn für viele Menschen dürfte
gelten: Wenn ich etwas Unheilbares habe, möchte ich das
möglichst spät erfahren. Je früher ich von einem grausamen,
unentrinnbaren Schicksal weiß, desto schlechter ist bis dahin
meine Lebensqualität.

Auch ein Fehlalarm bleibt nicht ohne Folgen. Sie reichen
von schlaflosen Nächten, Ängsten, Depressionen und über-
flüssigen Medikamenten (gegen Schlaflosigkeit, Ängste und
Depressionen) samt deren Nebenwirkungen bis hin zu einer
Odyssee durch Kliniken und Praxen von Neurologen, an deren
Ende keineswegs immer die richtige Diagnose steht.

Auch das funktioniert in Deutschland: Testen ohne wissenschaftliche Basis

In Wahrheit steht es um die Aussagekraft des BrainCheck sogar noch viel schlechter. Denn der Hamburger BrainCheck basiert auf dreidimensionalen Aufnahmen des Gehirns, aus denen mithilfe einer speziellen Software die Volumina einzelner Hirnbereiche gemessen werden. Doch eine Veränderung der Hirnmasse ist kein verlässlicher Maßstab. Denn die einzig anerkannte – wenn auch fragwürdige – Referenz für das Vorliegen der Krankheit ist nun mal der mikroskopische Nachweis charakteristischer Proteinablagerungen im Hirn.

Eine Veränderung des Hirnvolumens kann zudem viele Ursachen haben. So verliert nicht nur *jeder* Mensch mit zunehmendem Alter an Hirnsubstanz. Seit Langem weiß man auch, dass etliche andere Faktoren die Hirnleistung beeinträchtigen und das Hirnvolumen verringern können. Dazu zählen Stress, jahrelanger Alkoholkonsum und Medikamente. Auch Depressionen können zu Schäden und einer Verringerung der grauen Substanz führen. Und zwar genau dort, wo sie angeblich für Alzheimer charakteristisch sind, im Hippocampus.

Zudem bietet das MPCH seinen BrainCheck Precision Plus ganz bewusst schon für Menschen im Alter von 40 oder 50 Jahren an. Entscheidend für die Diagnose, heißt es, sei ein Vergleich mit den Hirnbildern gesunder Menschen der jeweiligen Altersgruppe. Seien die betreffenden Bereiche (zum Beispiel der Hippocampus) deutlich kleiner, als im jeweiligen Alter zu erwarten, bestehe ein erhöhtes Risiko, in den nächsten fünf Jahren an einer Demenz zu erkranken. Doch an so jungen Personen wurde das Verfahren nie getestet. Das Verfahren stützt sich auf Untersuchungen an Menschen, die 60 Jahre und älter waren.

Nach eigenen Angaben basiert der BrainCheck auf einer Studie, die den Nutzen des Verfahrens belegt. Bislang haben die Forscher ihre Ergebnisse aber in keiner einzigen Fachzeitschrift publiziert. Dabei gilt in der Wissenschaft die goldene

Regel: Nur wenn die Erkenntnisse eines Forschers publiziert sind, haben andere Wissenschaftler die Chance, die Daten zu beurteilen und zu prüfen. Und erst, wenn die Ergebnisse von anderen Kollegen wiederholt – reproduziert – werden können, gelten sie als relevant und gesichert.

Schwerer wiegen aber noch ein paar grundsätzlichere Fragen: Wie will irgendjemand eine Krankheit erkennen können, *bevor* sie ausbricht, wenn sie sich bis heute nicht einmal bei *bereits erkrankten* Personen sicher diagnostizieren lässt? Selbst die einzige bislang als zuverlässig geltende Methode, die Krankheit zu erkennen – eine mikroskopische Untersuchung des Gehirns nach dem Tod des Patienten –, liefert so widersprüchliche Ergebnisse, dass sie nicht als Referenztest herangezogen werden kann. Wenn Mediziner aber keine zuverlässige Diagnosemethode zum Vergleich haben, wie wollen sie dann herausfinden, was ein neu entwickelter Test taugt?

Vermarktung am UKE

Besser als mit derlei Überlegungen kennt man sich am UKE und am MPCH aber ohnehin mit etwas anderem aus: mit der Macht von Bildern und mit der öffentlichkeitswirksamen und karriereträchtigen Vermarktung von Technologien, die der Chef und seine Mitarbeiter im Laufe der Jahre selbst entwickelt haben.

Schon vor seiner Zeit als Ärztlicher Direktor des UKE hat der Radiologe Jörg Debatin am Uniklinikum Essen ein Konzept zur bildgestützten Früherkennung einer Vielzahl von (echten oder vermeintlichen) Defekten im menschlichen Körper per MRT mitentwickelt. Beteiligt waren damals unter anderem die Radiologen Mathias Goyen und Christoph Herborn sowie der Medizingerätehersteller Siemens.

Durch das »weltweit einmalige« Verfahren namens Angio-SURF, verkündeten die Forscher damals, sei es erstmals möglich geworden, nicht nur die Arterien eines Menschen von

Kopf bis Fuß, sondern auch Dickdarm, Herz, Lunge und Gehirn auf einem einzigen Bild nahtlos abzubilden. Gesamt-
dauer der Prozedur inklusive der Schichtaufnahmen des Gehirns: gerade einmal 60 Minuten.

Die wirkungsvolle »Bild-Schock-Therapie« von Jörg Debatin

Der Nutzen der Untersuchung, daraus machte Debatin
keinen Hehl, lag weniger im diagnostischen Wert der Abbil-
dungen für den Arzt, sondern in der Wirkung der Fotos auf
den Patienten. »Wir nennen das Bild-Schock-Therapie«, sagte
der Radiologe damals in einem Firmenmagazin von Siemens.
»Und ich kann Ihnen sagen, sie ist erstaunlich wirksam.« Ein
Beispiel: Circa zwei Drittel aller Menschen mit Bluthochdruck
würden ihre Medikamente nicht nehmen, weil sie sich gut
fühlen, so Debatin. »Wenn ich ihnen aber MRT-Bilder des Kop-
fes zeige und sage ›Sehen Sie die hellen Punkte in Ihrem Kopf?
Das sind Mikroinfarkte, weil Sie Ihre Medikamente nicht genommen haben‹, dann hat das einen ganz entscheidenden
Einfluss auf die Bereitschaft der Patienten, an therapeutischen
Maßnahmen aktiv mitzuwirken.«

Schon damals erkannte Debatin, dass sich die Idee vom
Ganzkörper-TÜV und der Trick mit den beeindruckenden Bildern auch wirtschaftlich nutzen lassen. Noch in seiner Essener
Zeit als Direktor des Instituts für Radiologie des Uniklinikums
Essen (von 1999 bis 2003) schuf er als Spin-off seiner For-
schungsarbeit am Uniklinikum Essen zwei Firmen. Um Angio-
Surf zu vermarkten, gründete Debatin Mitte 2000 gemeinsam
mit Mathias Goyen sowie weiteren Medizinern und Ingenieu-
ren die »MR-Innovation GmbH«. Die Universität Freiburg und
Kliniken in Taiwan und Korea gehörten zu den ersten Abneh-
mern. Auch das Universitätsklinikum Essen bietet die Angio-
Surf-Untersuchung seit Langem an. Nach Angaben der In-
ternet-Datenbank Zoominfo.com macht die MR-Innovation

GmbH heute einen Jahresumsatz von 10 bis 25 Millionen US-Dollar.[123]

2001 entwickelte Debatin eine weitere Geschäftsidee. Nach einem Bericht des *Handelsblatts* hatte der Radiologe damals mehrere Firmen um Spenden für medizinische Geräte gebeten.[124] Im Gegenzug bot er den Unternehmen Vorsorgeuntersuchungen für ihre Mitarbeiter an, was zahlreiche Firmen nutzten. Im Sommer 2002 fiel der Entschluss, die Einrichtung mithilfe von Investoren auszugliedern, unter anderem, um den Vorsorgekunden ein »angenehmes Ambiente« bieten zu können. Gemeinsam mit anderen gründeten sie die »LIFE GmbH Institut für Früherkennung in Essen«, aus der kurz darauf die private Diagnostik-Klinik namens Preventicum GmbH hervorging. Startkapital: 1,65 Millionen Euro, Jahresumsatz: rund 2,5 Millionen Euro.

Bis heute bietet die Preventicum GmbH genau jene Ganzkörper-MRT-Untersuchungen an, die Debatin mitentwickelt hat. Seit März 2009 gibt es auch einen Ableger in Düsseldorf. Die neue Privatpraxis befindet sich – zielgruppengerecht – direkt auf dem Luxusboulevard Königsallee und ist »für Gäste des Breidenbacher Hofs über direkten Zugang erreichbar«, wie Klinikchef Dietrich Baumgart betont.[125]

Inzwischen ist Debatin nicht mehr Teilhaber der Preventicum GmbH. Mit der Amtsübernahme am UKE hat er seine Anteile an dem Unternehmen für eine unbekannte Summe verkauft.

Doch was in Essen funktioniert, kann auch in Hamburg prosperieren. 2006 eröffnete das UKE mit dem MPCH eine Kopie des Erfolgsmodells aus dem Ruhrgebiet. Das Hamburger Klinikum ist mit 49 Prozent Geschäftsanteilen am MPCH zwar der kleinere Partner. Doch aus dem UKE, so Debatin, kämen »die Idee und das Know-how«. Zudem würde das Klinikum »exklusiv über die medizinischen Inhalte bestimmen«.

Bewährte Seilschaften und ein pfiffiges Konzept zur Kostenverlagerung

Mit von der Partie sind weitere Vertraute Debatins aus Essener Zeiten: Der Radiologe Christoph Herborn wirkt am MPCH als Experte für die MRT des Herz-Kreislauf-Systems und des Darms. Mathias Goyen, ebenfalls Radiologe aus dem Essener Team von Debatin, leitete zunächst die Unternehmenskommunikation des UKE.

Heute führt Goyen die Geschäfte einer weiteren 40-prozentigen Tochter des UKE, der im März 2006 gegründeten »UKE Consult und Management GmbH« (UCM). Mit der UCM, verkündete Debatin anlässlich der Gründung der UCM, »besetzen wir ein neues Geschäftsfeld«. Ziel sei es zum einen, Arbeitsplätze am UKE zu sichern. Zum anderen wolle das UKE durch die Präsenz in neuen Märkten neue Patienten gewinnen, sodass auch das »medizinische Kerngeschäft« in Hamburg weiter gestärkt werde.[126] Zu diesem Zweck hat sich die UKE-Tochter UCM der Verbreitung von »Gesundheitsprojekten auf der ganzen Welt« wie dem MPCH verschrieben. Vor allem natürlich dort, wo es auch etwas zu holen gibt.

Bereits 2008 machte die UCM rund 1,5 Millionen Euro Umsatz.[127] Doch das UKE setzt bei seiner Tochter klar auf Expansion. Gemeinsam mit dem Medizingerätehersteller Philips will das UKE in den kommenden Jahren sechs Vorsorgezentren im Nahen Osten aufbauen. Sie alle sollen umfangreiche Gesundheitsuntersuchungen »in luxuriöser Hotel-Atmosphäre« bieten, wie es in einer 2009 gemeinsam von Philips und der UCM veröffentlichten Pressemitteilung heißt. Vorbild für die geplanten Zentren sei das MPCH.

Die Perspektiven seien Erfolg versprechend. Auch in den Ländern der Golfregion fordert der Wohlstand schließlich inzwischen seinen Tribut. Dank Bewegungsmangel und Übergewicht breiten sich dort typische Zivilisationskrankheiten massiv aus. Bis 2025, verkünden Philips und die UCM, werde sich die Verbreitung von häufig vermeidbaren Krankheiten wie

Herz-Kreislauf-Erkrankungen und Diabetes schätzungsweise verdreifachen. Es werde erwartet, dass allein in Dubai die Bevölkerung bis 2010 auf beinahe 2 Millionen Einwohner anwachse, wodurch freilich »auch die Nachfrage nach Präventivmaßnahmen steigen wird«.[128]

Medizinexport, erläutert das UKE in seinem Geschäftsbericht 2007, sei für deutsche Kliniken zwar ein relativ neues Geschäftsfeld. Langfristig biete dieser Bereich jedoch »ein ausbaufähiges Potenzial, um zusätzliche Gewinne zu erlösen und ein positives Image im Ausland aufzubauen«. Die bereits sehr erfolgreiche und langjährige Arbeit »in der Akquise und Behandlung von ausländischen Patienten am UKE« werde durch die UCM »im Geschäftsfeld des Medizinexports erweitert – mit positiven Synergien, da oft durch ausländische Patienten erste Kontakte für ein Exportgeschäft« entstünden.

Das Konzept des UKE für den hiesigen Vorsorgemarkt ist ebenso gut durchdacht. So profitiert das Klinikum nicht nur als Anteilseigner vom Zustrom besorgter Gesunder im MPCH. Über das Diagnostik-Zentrum rekrutiert das UKE auch Patienten für den eigenen, vorwiegend durch die Krankenkassen finanzierten Klinikbetrieb.

Beispiel Hirn-Check: Ergibt die Untersuchung einen auffälligen Befund, komme die »enge Verzahnung des MPCH mit dem UKE zum Tragen«, verrät MPCH-Chef Bamberger. Dann weise das PräventionsCentrum den Patienten gezielt zur weiteren Diagnostik und Therapie dem Klinikum zu. Dort nämlich, so der Hormonexperte und Anti-Aging-Professor, sei man (im Gegensatz zum MPCH?) »auf eine Früherkennung […] kognitiver Störungen spezialisiert«.[129]

Ein genialer Schachzug. Denn durch den Befund verwandelt sich der *Kunde* zum *Patienten*. Das heißt: Sobald ein »auffälliger Befund« vorliegt, werden alle weiteren Untersuchungen und Eingriffe von der Krankenkasse gezahlt.

Auch für Jörg Debatin dürfte die Rechnung aufgegangen sein. Anfang Oktober 2011 hat er ganz in die Wirtschaft gewechselt. Als Vorstandsvorsitzender der Düsseldorfer amedes AG steht er nun einem bundesweit tätigen Unternehmen vor, das nach eigenen Angaben interdisziplinäre medizinisch-diagnostische Dienstleistungen »vom Basislabor über Speziallabor, Endokrinologie, klinische Toxikologie, Pharmakologie, Mikrobiologie bis hin zur Humangenetik, Pathologie und Zytologie für Patienten, niedergelassene Ärzte und Kliniken anbietet«.

Diagnose schwarz auf weiß? Narrenfreiheit bei bildgebenden und anderen Testverfahren

Illegal ist ein solches »wildes Screening«, wie Fachleute breit angelegte, aber unkontrollierte Früherkennungsuntersuchungen bezeichnen, nicht. Mehr noch: Für die Vermarktung eines neuen medizinischen Tests kommt es nicht einmal darauf an, ob die beworbene Methode wirklich »Klarheit« schafft – oder nichts als wissenschaftlich verbrämte Kaffeesatzleserei ist.

Denn anders als für Arzneimittel braucht es in Europa weder für bildgebende Verfahren wie den »BrainCheck Precision Plus« noch für irgendeine andere Früherkennungsmethode eine staatliche Zulassung. Kein einziger Test wird daher offiziell von einer unabhängigen und fachkundigen Instanz auf ihren Nutzen geprüft. In der Praxis haben Mediziner daher in Sachen Früherkennung eine Art Narrenfreiheit: Jeder kann anbieten, was er will, solange sich niemand beschwert oder den Anbieter der Scharlatanerie überführt.

Zwar müssen Medizingeräte, zu denen auch Magnetresonanztomografen (auch Kernspintomograf genannt) und entsprechende Auswertungssoftware gehören, ein sogenanntes CE-Kennzeichen haben, bevor der Hersteller sie vertreiben darf. Doch das Zeichen ist kein Gütesiegel. Diese Vorschrift gilt ebenso für Kühlschränke, Spielzeug und Kondome. Mit dem CE-Zeichen attestiert der Hersteller nur, dass sein Produkt den geltenden EU-Richtlinien entspricht, dass es funktioniert und dass es ein paar Mindestanforderungen in puncto Sicherheit erfüllt. Auf den BrainCheck übertragen heißt das: Es kommt nur darauf an, dass das MRT-Gerät bestimmte Gewebestrukturen aus dem Inneren des Körpers so darstellen kann, wie die Hersteller es versprochen haben.

Was Anbieter wie das MPCH aus den vielen Bildern ablesen, wie oft sie mit ihren Ergebnissen richtigliegen oder falsch, wie häufig sie damit Fehlalarm auslösen oder irrtümlich Entwarnung geben – das alles wird von niemandem kontrolliert. Denn jeder Arzt entscheidet selbst, welche Diagnosetechniken er anbietet und welche nicht. Solange sich niemand beschwert, wird auch keiner aktiv.

Zynischer Nebeneffekt: Wer dement wird, merkt nicht, dass der Test versagt hat

Im Fall von Alzheimer-Tests schützt die Mediziner ein zynischer Nebenaspekt. Wer vom Arzt anhand eines Brain-Checks für die nächsten fünf Jahre von Demenzsymptomen »freigesprochen« wird und tatsächlich gesund bleibt, hat keinen Grund, an der Qualität und am Nutzen des Verfahrens zu zweifeln. Im Gegenteil. Wie zu früheren Zeiten in der katholischen Kirche durchlebt der Kunde einen klassischen Kontrast mit Belohnungseffekt: Erst kommt er mit all seiner Angst zum großen Meister, dann bezahlt er seinen Ablass – und hinterher fühlt er sich enorm erleichtert.

Wird der Kunde jedoch innerhalb der fünf Jahre dement, *obwohl* ihm der Mediziner anhand des MRTs die beste Prognose bescheinigt hat – dann hat der Patient längst vergessen, dass er je beim Doktor zur Untersuchung war. Und sollte sich ein Verwandter des Kranken doch noch daran erinnern, gehört der Patient eben zu jenen *wenigen*, bei denen der Test »ausnahmsweise« versagt hat.

Dass die Vorstellung von der »Sicherheit durch regelmäßige Gesundheits-Checks« in vielen Fällen ein Irrglaube ist, ist längst kein Geheimnis mehr. Viele Experten wie der Berliner Psychologieprofessor Gerd Gigerenzer haben für diese Feststellung in den vergangenen Jahren mit allgemein verständlichen Büchern und Artikeln Aufklärungsarbeit in der Öffentlichkeit geleistet.[130]

Wer sich wie der Präventionsexperte Christoph Bamberger professionell und seit Jahren mit Früherkennung und Diagnostik befasst, dürfte die Tücken der Statistik deshalb kennen – und wissen, wie fragwürdig der Nutzen des BrainChecks ist.

Auch heute noch, stellte das neu gegründete Deutsche Zentrum für Neurodegenerative Erkrankungen (DZNE) in Bonn 2010 fest, gibt die MRT-Technik bei der Diagnostik von sehr frühen Demenzstadien »keine sichere Antwort«. Zudem könnten »mit der bisherigen MRT-Technik nur bedingt die vielfältigen Subtypen der Demenz, die alle unterschiedlich behandelt werden müssen, unterschieden werden«.[131]

Von der Irreführung profitiert eine ganze Industrie

Die Vorstellung von der »Sicherheit durch Früherkennung« hält sich jedoch hartnäckig. Denn sie ist genährt von einer ganzen Industrie, die davon profitiert: Forscher, die ihre Karriere auf die Entwicklung eines vielversprechenden neuen Tests gründen; Diagnostika- und Medizingeräte-Hersteller, die von der Angst der Menschen vor Alter und geistiger Umnachtung leben; Ärzte, die ihre Patienten an sich binden und jenseits der Krankenkassen neue Einnahmequellen erschließen wollen; und nicht zuletzt Pillenhersteller, die den Kundenkreis für längst eingeführte oder neu entwickelte Medikamente so weit wie möglich vergrößern wollen.

Der neue attraktive Markt, den es zu erschließen gilt, sind die Gesunden. Schließlich sind sie viel zahlreicher als die Kranken. Wem es gelingt, sie zu »Risikokandidaten« und dann zu Dauerkunden zu machen, die schon im Alter von 30 oder 40 Jahren vorbeugend Medikamente schlucken, dem winkt ein enormes Geschäft. Mit der wachsenden Zahl an verfügba-

ren medizinischen Orakeln, warnte der Gesundheitswissen-
schaftler Klaus Hurrelmann von der Universität Bielefeld
schon vor einigen Jahren, »wird irgendwann fast jeder als
mehr oder weniger behandlungsbedürftig gelten«.[132] Frei nach
dem Motto: Wer sich gesund glaubt, wurde nur noch nicht genau genug untersucht.

Der Biomarker des Konrad Beyreuther: Wo bleibt der »große Durchbruch«?

Mit ihren Früherkennungsversprechen stehen die Hamburger Mediziner freilich nicht allein. Schon vor Jahren pries
Konrad Beyreuther, damals Professor am Zentrum für Moleku-
lare Biologie (ZMBH) der Ruprecht-Karls-Universität Heidelberg und deutscher »Alzheimer-Papst«, einen Labortest an,
mit dem sich die Krankheit in der Rückenmarksflüssigkeit (Liquor cerebrospinalis) anhand von alzheimertypischen Proteinen nachweisen lasse, noch ehe klinische Symptome auftreten. Der Liquortest verspreche ein »zu Lebzeiten nahezu
hundertprozentig sicheres Ergebnis« und sei bereits in der klinisch noch unauffälligen Anfangsphase der Alzheimer-Krankheit sensibel, schwärmte er in einem Vortrag vor Studenten.
2003 verkündete er, solche Proteintests seien der »große
Durchbruch« für die Alzheimer-Prävention. Damit werde die
Möglichkeit eröffnet, den Fortschritt der Krankheit schon vor
dem Auftreten der ersten Demenzsymptome mit Medikamenten zu bremsen und so die irreversible Schädigung des Gehirns
zu verhindern. Beyreuther hatte auch schon früh eine Idee,
womit: Man könnte dafür doch die bekannten Cholesterin-
Senker, die Statine, nehmen.[133] Da es sich um gut eingeführte
Medikamente handele, könne man sich sogar die lange Prüf-
phase verkürzen, die ein Mittel normalerweise zur Marktzulas-
sung brauche.
Inzwischen sind mehrere Jahre vergangen. Beyreuther hat
für seine bahnbrechenden Erkenntnisse über die Molekular-

biologie von Demenzen das Bundesverdienstkreuz unter anderem am Bande erhalten. Nur – der »große Durchbruch« steht noch immer aus.

Möglicherweise liegt der Grund für Beyreuthers frühe Euphorie aber ja ohnehin woanders. Denn Beyreuther ist nicht nur Forscher. Er war auch Mitbegründer einer Firma namens Abeta GmbH. Abeta leitet sich ab vom Amyloid-beta-Peptid, jenem Protein, das Beyreuther und seine Mitarbeiter als Erste entdeckten und das ihrer Meinung nach eine maßgebliche Rolle bei der Alzheimer-Krankheit spielt. Ziel des Start-ups war die Entwicklung neuartiger Therapeutika und Diagnostika gegen dieses Leiden. Die Forscher versuchten sich sowohl an einem Impfstoff zum Abbau der Amyloid-Ablagerungen im Gehirn als auch an spezifischen Antikörpern, welche die Bildung der Alzheimer-Proteine von vornherein verhindern sollten.

2003 haben Beyreuther und seine Mitgründer Gerd Multhaup und Tobias Hartmann die Firma zwar an das Schweizer Biotech-Unternehmen The Genetics Company verkauft. Doch über Kooperationsverträge blieben die Forscher weiterhin mit dem Zukunftsmarkt Alzheimer verbunden.

Die Biomarker und Gentests des Harald Hampel

Auch Harald Hampel, seit 2009 Direktor der Klinik für Psychiatrie, Psychosomatik und Psychotherapie am Klinikum der Universität Frankfurt am Main, macht seit Jahren in Sachen Alzheimer-Krankheit von sich reden. Wie Beyreuther forscht auch er nach biologischen Vorboten des Leidens im Liquor.

Wenn man früheren Aussagen von Hampel Glauben schenkt, hat er solche »Krankheitsmarker« schon längst gefunden. Wer an Alzheimer erkranken werde und wer nicht, behauptete er 2007 in einem persönlichen Gespräch, »können wir heute eindeutig mit drei Liquormarkern schon sieben Jahre vor Ausbruch des Leidens feststellen«.[134] Warum die aktuelle S3-Leitlinie zum Thema Demenz dann heute noch einräumen muss, dass sich die Krankheit nach wie vor zu Lebzeiten nicht sicher diagnostizieren lässt, bleibt Hampels Geheimnis.

Bis heute steht zwar kein Medikament zur Verfügung, mit dem sich die Alzheimer-Krankheit verzögern oder gar heilen ließe. Demnach gäbe es folglich auch nicht den Hauch einer Hoffnung auf medizinische Rettung davor, sich binnen weniger Jahre in ein geistig verfallendes Bündel Mensch zu verwandeln. Trotzdem hatte der Mediziner, damals noch Leiter des Alzheimer-Gedächtnis-Zentrums an der Klinik für Psychiatrie und Psychotherapie der Universität München, keinen Zweifel am Nutzen seiner Orakel. Er halte es für eine »humanitäre Aufgabe«, so Hampel, die Betroffenen schon Jahre vor Ausbruch der Krankheit über ihr künftiges Schicksal zu informieren.[135]

»Epochale Schritte«, die kaum einem Menschen nutzen

Im Herbst 2009 ließ Hampel über die Pressestelle der Universitätsklinik Frankfurt einen weiteren »epochalen Schritt« seines Teams in der Erforschung der Alzheimer-Krankheit verkünden.[136] Zu dieser Zeit war er gar nicht in Frankfurt tätig, sondern noch an einer Klinik in Dublin angestellt. (Die Universität wollte sich aber offensichtlich schon einmal mit den Glanzleistungen des designierten Direktors der Klinik für Psychiatrie, Psychosomatik und Psychotherapie des Klinikums schmücken.) In einer neuen Studie, heißt es in der Pressemitteilung, erbrachte er »den Nachweis dafür, dass der Ausbruch der Krankheit genetisch bedingt sein kann«.

Ein erstaunliches Eigenlob. Denn auch vor Hampels Veröffentlichung waren bereits vier Gene bekannt, die an der Entstehung des Leidens beteiligt sein sollen. Hampel und seine Kollegen hätten nun aber drei neue Risikogene entdeckt, die dazu beitrügen, im Alter »irreversibel vergesslich« zu werden. »Mit unserer Methode, nach Risikogenen zu suchen, haben wir einen epochalen Schritt getan«, betont der Mediziner in der Pressemitteilung.

Veränderungen in den Genen, das räumte die Universität Frankfurt selbst ein, treten allerdings nur ganz selten auf. Gerade einmal rund drei Prozent aller Alzheimer-Fälle sollen, wenn überhaupt, damit zu erklären sein. Für die große Mehrheit aller Alzheimer-Patienten spielen Hampels neue Risikogene also ohnehin keine Rolle. Jetzt plane man aber eine weitere »riesige Studie mit 60 000 Teilnehmern«. Das sei unter anderem die Voraussetzung zur Entwicklung »treffsicherer Krankheitsmarker«.

Von Patienten und Patenten: Wo, bitte, ist der Interessenkonflikt?

Ohnehin stellt sich die Frage: Wie sehr geht es Hampel wirklich um seine Patienten? Fest steht jedenfalls, dass der Mediziner bei seiner Forschung auch handfeste kommerzielle Interessen hat. So hat sich Hampel zum Beispiel schon früh die Rechte an den Früchten seiner Arbeit sichern lassen. Im Register des Europäischen Patentamts in München tauchen gleich mehrere Patente unter seinem Namen auf.

Seit Jahren kooperiert der Arzt unter anderem auch eng mit den Arzneimittelherstellern Eisai und Pfizer, indem er zum Beispiel seine Forschung von diesen mitfinanzieren lässt. Beide Unternehmen vertreiben gemeinsam das Medikament, das im Bereich Alzheimer-Krankheit als Marktführer gilt. Seit 2002 ist es unter anderem in Deutschland zugelassen.

Auch stand Hampel längere Zeit in den Diensten einer Biotech-Firma namens Applied NeuroSolutions (APNS) mit Sitz im US-Bundesstaat Illinois. Das Unternehmen arbeitet sowohl an der Entwicklung diagnostischer Tests für die Alzheimer-Krankheit als auch an Medikamenten für die Behandlung des Leidens. Und siehe da: Seit 2006 hält Harald Hampel gemeinsam mit APNS auch ein beim Europäischen Patentamt registriertes Patent mit der Veröffentlichungsnummer EP1626648. Eine unglückliche Verquickung seines ärztlichen Auftrags mit finanziellen Interessen vermag Hampel in diesen Kooperationen nicht zu erkennen. Bei seiner Zusammenarbeit mit Pharmafirmen gehe es vor allem um »wissenschaftlichen Austausch«.[137]

Jeder bietet an, was er gerade hat

Dass sich mit der Angst vor dem Vergessen Kundschaft akquirieren lässt, haben auch niedergelassene Ärzte begriffen. Ohne Scheu bietet zum Beispiel die Berliner Neurologin Charlotte Neidhardt ihre Dienste in Sachen Alzheimer an. Wenn auch deutlich preiswerter als ihre Kollegen in der Hansestadt. »Hat Ihr Gedächtnis nachgelassen? Haben Sie starke Stimmungsschwankungen, die Sie nicht steuern können? Können Sie sich schwer orientieren? Fühlen Sie sich antriebslos?«, fragt sie den User auf ihrer Website. »Das könnte Alzheimer sein!«
Und Neidhardt hat auch gleich eine Lösung parat. Hier können nur »genaue Untersuchungen zeigen, wie wir Ihnen helfen können«. Die Palette ihrer – privat abzurechnenden – Sonderleistungen reicht vom Facharztcheck auf Wunsch über eine umfassende neurologische Untersuchung bis hin zu EEG (Hirnstrommessung) und MMST (Minimentalstatus). Alle vier Untersuchungen gibt es bei der Ärztin zum Schnäppchenpreis: für 93,– Euro.[138]

Schöner Schein: Auch »Vorsorge« kann Nebenwirkungen haben

Die Risiken und Nebenwirkungen all dieser vielen Tests trägt allein der Patient. Er läuft nicht nur Gefahr, Zeit und Geld in nutzlose Untersuchungen zu stecken. Er ist es auch, der mit möglichen Fehldiagnosen und unnötig geschürten Ängsten leben muss. Im Zweifelsfall lässt er sogar überflüssige Therapien über sich ergehen, die ihm mehr schaden als nützen.

5 Wirkung fraglich, Nebenwirkungen garantiert: Wenn Ärzte ins Blaue hinein behandeln

Die Nachricht ist niederschmetternd und kann in kürzester Zeit alle Träume und Pläne für die Zukunft zunichtemachen. Wer die Diagnose Alzheimer-Demenz erhält, muss nicht nur damit klarkommen, dass er angeblich bald sein Gedächtnis verliert. Auch die Angehörigen sind davon betroffen: Sie müssen damit rechnen, dass der Patient in absehbarer Zeit rund um die Uhr Betreuung braucht – was heute kaum noch eine Familie leisten kann. Und eine Heilung, darin sind sich alle Experten einig, gibt es nicht. Kein Wunder also, dass sich viele Betroffene sehnlichst wünschen, den geistigen Abbau mithilfe von Medikamenten zumindest so früh und effizient wie möglich zu bremsen.

Genau das, so scheint es, können einige moderne Medikamente heute leisten. Denn zum einen sind bereits mehrere Wirkstoffe zur Behandlung von Alzheimer zugelassen. Die sogenannten Cholinesterase-Hemmstoffe Donepezil (Handelsname Aricept, Hersteller: Eisai/Co-Vermarktung Pfizer), Rivastigmin (Handelsname Exelon, Hersteller: Novartis) und Galantamin (Handelsname Reminyl, Hersteller: Janssen-Cilag) dürfen zur Therapie von leichter bis mittelschwerer Alzheimer-Demenz verschrieben werden. Für mittelschwere bis schwere Alzheimer-Demenz ist der Einsatz des Antidementivums Memantin (Handelsname Axura bzw. Ebixa; Hersteller: Merz/Co-Vermarktung Lundbeck) erlaubt, nicht jedoch für das als leicht bezeichnete Stadium der Erkrankung. Geht es nach den Zulassungsbehörden, ist der Nutzen dieser Medikamente für die genannten Krankheitsbilder bereits seit mehreren Jahren durch einschlägige Arzneimittel-Studien belegt.

Zum anderen erwirtschaften vor allem Cholinesterase-Hemmer inzwischen weltweit Milliardenumsätze. Allein der japanische Arzneimittelhersteller Eisai Co, Ltd., der im Bereich Demenztherapie mit dem US-Pharmakonzern Pfizer zusammenarbeitet, erzielte 2009 mit seinem Mega-Seller Aricept (Wirkstoff: Donepezil) nach eigenen Angaben einen Jahresumsatz von 2,46 Milliarden Euro.[139]

Alzheimer-Medikamente sind Verkaufsschlager auf dem Pharmamarkt

Auch in Deutschland boomt das Geschäft mit Alzheimer-Medikamenten. Noch im Jahr 2000 lag die Zahl der Verordnungen für Cholinesterase-Hemmer bei 6 Millionen Tagesdosen. Neun Jahre später sind es bereits 47 Millionen Tagesdosen. Das entspricht einem Zuwachs von mehr als 780 Prozent in weniger als zehn Jahren.

Gleichzeitig verzeichneten die Krankenkassen einen deutlich höheren Absatz der Memantin-Präparate Axura (alias Namenda in den USA) und Ebixa. Mit 26 Millionen Tagesdosen (2009) liegen die Verschreibungen für den NMDA-Rezeptorantagonisten hierzulande inzwischen mehr als doppelt so hoch wie noch im Jahr 2000 (12 Millionen Tagesdosen).[140]

Insgesamt schlugen Cholinesterase-Hemmer und Memantin-Präparate 2009 hierzulande bei den Krankenkassen mit 312 Millionen Euro zu Buche. Stattliche Ausgaben für eine Gruppe von Medikamenten, deren Nutzen nicht nur äußerst umstritten ist. Bei genauer Betrachtung lässt er sich überhaupt nicht messen.

Selbst die Deutsche Gesellschaft für Neurologie und die Deutsche Gesellschaft für Psychiatrie, Psychotherapie und Nervenheilkunde räumen in ihrer aktuellen »S3-Leitlinie Demenzen« ein, dass »einige Fragen bei der medikamentösen Therapie der Alzheimer-Demenz bisher nicht ausreichend geklärt sind«.[141] Dies betreffe »unter anderem geeignete Maßnahmen zur Therapiekontrolle und Definition von Therapieerfolgskriterien beim einzelnen Patienten sowie die Dauer der Behandlung«.[142] Im Klartext heißt das: Selbst die Koryphäen der Medizin therapieren ihre geistig verwirrten Patienten ins Blaue hinein.

»Ob die Medikamente wirksam sind oder nicht, kann keiner sagen«

Diese Problematik, heißt es in der Leitlinie weiter, sei in der progredienten (fortschreitenden) Natur der Erkrankung begründet. Das mache »eine Wirkungsabschätzung beim Einzelnen problematisch«. Denn die Wirkung eines Medikaments könne ja auch bei einem Fortschreiten der Symptome vorliegen. Eine Entscheidung, ob eine Behandlung bei einem individuellen Demenzkranken wirksam ist oder nicht, könne »daher nicht getroffen werden«, so das Fazit der Experten.

Die Tatsache, dass niemand beurteilen kann, ob die Mittel einem Patienten helfen oder nicht, ist für die Autoren der Leitlinie aber kein Grund, auf eine Behandlung mit den teuren und keineswegs nebenwirkungsfreien Medikamenten zu verzichten: »Aufgrund der fehlenden Nachweismöglichkeit von mangelnder Wirkung bei einem Individuum kann aber eine begründete Entscheidung zum Absetzen des Medikaments wegen fehlender Wirkung nicht getroffen werden.«[143] Ihre Schlussfolgerung lautet: Acetylcholinesterase-Hemmer könnten bei guter Verträglichkeit im leichten bis mittleren Stadium »fortlaufend« gegeben werden. Und: Es solle »die höchste verträgliche Dosis angestrebt werden«.[144] Dieser Rat hat mit evidenzbasierter, auf wissenschaftliche Nachweise gestützter Medizin nichts mehr zu tun.

Welche Folgen eine solche Dauertherapie hat, weiß niemand. In den meisten Studien wurden die Medikamente gerade einmal 24 Wochen lang getestet. Das ist weniger als ein halbes Jahr. Denn das ist der von den Zulassungsbehörden vorgegebene Zeitraum, über den neue Arzneimittel auf ihre Risiken und ihren Nutzen geprüft werden müssen.

Auch der Umstand, dass die Mittel nur für ganz bestimmte Zwecke zugelassen sind, scheint die Verfasser der Leitlinie nicht zu stören. Der Einsatz von Cholinesterase-Hemmer beispielsweise ist hierzulande ausschließlich für den Einsatz bei *leichter* bis *mittelschwerer* Alzheimer-Demenz erlaubt. Entgegen den behördlichen Vorgaben propagieren die Experten jedoch, Donepezil und Galantamin ruhig auch zur Behandlung von Patienten im *schweren* Stadium der Alzheimer-Demenz einzusetzen. Denn es gebe »Hinweise für eine Wirksamkeit« von Donepezil bei schwerer Alzheimer-Demenz auf Kognition, Alltagsfunktionen und klinischen Gesamteindruck sowie von Galantamin auf die Kognition, argumentieren die Mediziner. Und: In den USA und in weiteren Ländern sei der Einsatz von Donepezil für diese Fälle ja auch erlaubt.

Aufstieg und Theorie der modernen Alzheimer-Medikamente

Die Geschichte der **Cholinesterase-Hemmer** beginnt Ende der 1980er-Jahre. Damals hatten Forscher entdeckt, dass bei Demenzpatienten häufig ein großer Teil der Acetylcholin produzierenden Nervenzellen in einem bestimmten Teil des Gehirns zerstört war. Normalerweise ist dieses »basale Vorderhirn« durch lange Nervenfasern (Axone) mit der Großhirnrinde (dem Kortex) verbunden, wo die meisten komplexen Denkprozesse ablaufen. Zudem ziehen von dort Axone in den Hippocampus, der eine maßgebliche Rolle beim Abspeichern von Erinnerungen spielt. Acetylcholin ist dabei der Botenstoff, der die Übertragung von einer Nervenzelle zur anderen ermöglicht. Fehlt dieser Stoff, herrscht zwischen den betroffenen Zellen Funkstille.

Unklar ist bis heute, warum die Acetylcholin produzierenden Nervenzellen absterben. Ursprünglich dachte man, dass die Zellen durch die für die Alzheimer-Krankheit angeblich charakteristischen Eiweißablagerungen geschädigt und später ganz zerstört werden. So stellen es beispielsweise auch die Donepezil-Hersteller Eisai und Pfizer nach wie vor in ihren Flyern für Laien dar. Längst weiß man jedoch, dass etliche Menschen große Mengen von Plaques im Gehirn hatten und keineswegs dement waren.

Was auch immer den Untergang der Nervenzellen auslöst – verhindern lässt er sich bisher nicht. Deshalb konzentrierten sich Forscher auf die Entwicklung von Wirkstoffen, die den Abbau des Nervenbotenstoffs Acetylcholin im Körper verhindern sollen – die sogenannten Cholinesterase-Hemmer. 1995 kam mit Tacrin das erste dieser Präparate auf den Markt.[145] Wegen seiner die Leber schädigenden Wirkung wird dieses Mittel jedoch heute nicht mehr eingesetzt. 1997 folgte Donepezil, auf das heute in Deutschland mehr als die Hälfte der Verordnungen entfällt. 1998 kamen Rivastigmin und 2001 Galantamin hinzu.[146] Alle vier Wirkstoffe haben denselben Zweck. Mit ihnen will man zumindest versuchen, das verbliebene Acetylcholin zu erhalten, indem man seinen Abbau hemmt.

Glaubt man den Herstellern, ist damit schon viel gewonnen. »Durch eine konsequente Therapie mit einem Cholinesterase-Hemmer (z. B. Donepezil)«, versprechen etwa die Donepezil-Hersteller Eisai und Pfizer in einem Flyer für Laien, könne »die Heimeinweisung häufig um fast zwei Jahre verzögert werden«. Tatsächlich gibt es für diese Aussage keinerlei wissenschaftlichen Beleg. Denn es existiert keine einzige Studie, die eine Verzögerung der Heimeinweisung nachgewiesen hätte. Weiter behaupten die Hersteller, durch ein solches Medikament könne zum Beispiel das Gedächtnis stabil und die Konzentration länger erhalten bleiben. Zudem könnten die Erkrankten länger selbstständig bleiben und ihre Fähigkeit behalten, alltägliche Aufgaben zu bewältigen. Und nicht zuletzt sollen Cholinesterase-Hemmer angeblich auch mögliche Begleitsymptome wie Depression, Apathie und Aggressivität lindern.[147]

Unklar ist, ob es sinnvoll sein kann, die Medikamente – wie in der S3-Leitlinie empfohlen – »fortlaufend« zu nehmen. Denn nach der zurzeit führenden Alzheimer-Theorie vom Mangel an Acetylcholin nimmt die Zahl der Nervenzellen, die diesen Botenstoff produzieren, mit Fortschreiten der Krankheit massiv ab. Und an jenen Stellen, an denen keine Nervenzellen mehr sind, kann auch keine Kommunikation der Zellen untereinander stattfinden. Nach einem gewissen Zeitraum dürften daher auch die Cholinesterase-Hemmer nicht mehr wirken.

2002 kam mit **Memantin** (auch: Memantine) ein Alzheimer-Medikament mit einem anderen Funktionsmechanismus auf den Markt.[148] Der Wirkstoff soll verhindern, dass ein Überschuss von Glutamat das Gehirn schädigt. Auch Glutamat ist ein sogenannter Neurotransmitter, also ein Stoff, der Nervensignale überträgt. Aus Tierexperimenten schließt man, dass bei Alzheimer-Patienten ein dauernder Überschuss an Glutamat vorliegen könnte, der dazu führt, dass Nervenzellen absterben. Memantin soll dies verhindern, ohne die normale Übertragung von Nervensignalen zu stören. Das Mittel blockiert sogenannte N-Methyl-D-Aspartat (NMDA)-Rezeptoren, die eine Untergruppe von glutamatbindenden Rezeptoren sind, und hindert Glutamat damit an seiner Wirkung. Daher wird Memantin auch als NMDA-Rezeptor-Antagonist bezeichnet.

Für die Merz GmbH in Frankfurt am Main, die das Memantin-Präparat Axura produziert, hat das Mittel vielfachen Nutzen. Durch die Einnahme würden die Patienten »geistig aktiver, die Alltagskompetenz werde verbessert, heißt es auf der firmeneigenen Website www.alzheimerinfo.de. Auch bei pflegebedürftigen Patienten komme es zu Verbesserungen: Die Kranken seien beim Bettenmachen beweglicher, könnten besser ihrer persönlichen Hygiene nachkommen, sich selbst anziehen, würden Personen wiedererkennen, könnten bei einem Gespräch besser den Inhalt verstehen und auch besser antworten. »Wegen der aktiveren Teilnahme der Patienten am Tagesgeschehen wird auch die Betreuung durch Angehörige und das Pflegepersonal leichter. Memantine führt neben den psychischen und physischen Verbesserungen auch zu einer signifikanten Reduktion der Betreuungszeit, denn durch Memantine können mehr als 50 Pflegestunden im Monat eingespart werden.«[149]

Auch die Autoren der S3-Leitlinie plädieren für eine Verabreichung von Memantin. Das Mittel sei »wirksam auf die Kognition, Alltagsfunktion und den klinischen Gesamteindruck bei Patienten mit moderater bis schwerer Alzheimer-Demenz«. Insgesamt sei der Effekt von Memantin bei diesen Demenzkranken zwar gering, aber nachweisbar.

Ihre Empfehlung rechtfertigen die Mediziner zum einen damit, dass es bei Patienten im schweren Stadium der Krankheit keine anderen zugelassenen Medikamente als Alternative gebe. Zum anderen komme der Behandlung mit Memantin bei diesen Demenzkranken aufgrund der »besonderen Schwere der Betreuungssituation eine Bedeutung zu«.[150]

Vom nutzlosen Diabetes-Mittel zum Bestseller als Alzheimer-Medikament

Dem Frankfurter Memantin-Hersteller Merz ist damit ein Meisterstück in Sachen Arzneimittel-Marketing geglückt. Denn hinter dem Wirkstoff, der heute als Alzheimer-Medikament vertrieben wird, steckt ein alter Bekannter. Tatsächlich wurde die Substanz nämlich bereits vor Jahrzehnten entwickelt und hat eine wechselvolle Karriere hinter sich.

In den 1960er-Jahren hatte der US-Konzern Eli Lilly den Stoff erstmals synthetisiert und patentiert – als Mittel gegen Diabetes. Doch als das Medikament an Zuckerkranken getestet wurde, blieb die erwünschte Wirkung aus. Lange Zeit schlummerte der Wirkstoff daraufhin ungenutzt in den Wirkstoffdatenbanken von Eli Lilly.

Das änderte sich erst, als Merz-Forscher etliche Jahre später in der Datenbank von Eli Lilly auf den Stoff stießen. Das deutsche Unternehmen war damals auf der Suche nach einer wirksamen Substanz zur Parkinson-Behandlung. Tatsächlich gelang es Merz, aus Memantin ein marktfähiges Produkt zu machen: In den 1980er-Jahren führte der Arzneimittelhersteller den Wirkstoff unter dem Namen Akatinol Memantine in Deutschland ein. Zugelassen war es durch die deutsche Arzneimittelbehörde gegen leichte bis mittelschwere Hirnleistungsstörungen; eingesetzt wurde es in der Demenztherapie bei unterschiedlichen

Krankheitsbildern, bei Parkinson-Patienten, spastischen Leiden und dem sogenannten hirnorganischen Psychosyndrom.

Doch auch für Merz war Memantin zunächst eine Enttäuschung, wie der Chef der Merz-Gruppe Jochen Hückmann dem Magazin *Brand eins* 2009 in einem Interview verriet.[151] Der Wirkstoff, so der Vorsitzende des Merz-Gesellschafterrats, habe bei Parkinson nicht besser gewirkt als das ebenfalls von Merz hergestellte Parkinson-Mittel Amantadinsulfat.

Vielleicht aber, dachten die Frankfurter, war der Wirkstoff, der im Gehirn ja irgendetwas bewirkt, für etwas anderes gut. Gemeinsam mit Wissenschaftlern der Universität Göttingen testeten die Merz-Forscher das Mittel bei ähnlichen Krankheiten. Und siehe da: Bei Patienten mit Alzheimer-Demenz schien Akatinol anzuschlagen. Bald bestand das Medikament auch alle von den Behörden geforderten klinischen Prüfungen. Im Mai 2002 wurde es daher offiziell zur Behandlung von Patienten mit mittelschwerer bis schwerer Alzheimer-Krankheit zugelassen.

Was darauf folgte, war ein bemerkenswerter Marketing-Coup. Nur wenige Monate später, im August 2002, verschwand das Parkinson-Medikament Akatinol Memantine vom Markt – um kurz darauf unter den Namen Axura und Ebixa mit neuem Beipackzettel und in neuer Verpackung wieder in den Apotheken aufzutauchen. Der Hersteller Merz nutzte die Gelegenheit für eine drastische Preiserhöhung. Als Akatinol kostete das Mittel noch 135,75 Euro. Unter dem Namen Axura oder Ebixa war es jedoch auf einmal nur noch für 236,45 Euro zu haben. Das entspricht einem Zuschlag von 75 Prozent.

Die höheren Kosten versuchte das Pharmaunternehmen den Ärzten mit einer aufwendigen Werbeaktion schmackhaft zu machen. Einen Monat vor der Umstellung ließ Merz zahlreichen Medizinern rote Rosen per Zustellservice zukommen, aus dem »erfreulichen Anlass« der Umwidmung des Altprodukts. Doch nicht jeder der Adressaten konnte sich darüber wirklich freuen. Einem Neurologen und Psychiater aus Bremerhaven stieß die PR-Aktion so sehr auf, dass er dem *arznei-*

telegramm ein kurzes Schreiben zur Veröffentlichung zukommen ließ: »Kann man die drastische Erhöhung des Preises für z. B. eine N3 AKATINOL MEMANTINE nach Umbenennung in AXURA von 135,75 € auf 236,45 € zu Recht als ›Abzockerei‹ bezeichnen?«, fragte er darin und versicherte: »Ich habe der Firma Merz telefonisch mitgeteilt, dass ich auf Besuche der Pharmareferenten dieser Firma zukünftig gerne verzichte.«[152]

Die Leitung der Merz GmbH sah das freilich anders. »Durch die neuen Erkenntnisse und Behandlungsmöglichkeiten« sei für die Patienten und auch für die Betreuer ein »erheblicher Mehrwert geschaffen« worden. Der Preis für Axura sei nun »diesem Mehrwert und dem Indikationsumfeld Alzheimer-Demenz angepasst«.[153]

Fest steht: Die Umwidmung von Akatinol gegen Parkinson in Axura gegen Alzheimer beschert dem Frankfurter Unternehmen und seinen Partnerfirmen inzwischen allein in den USA Jahresumsätze von mehr als einer Milliarde US-Dollar.[154] Allein 2009 haben der US-Konzern Forest Laboratories und die dänische Pharmafirma Lundbeck, die das Merz-Medikament in den USA unter dem Label Namenda beziehungsweise in Europa unter dem Namen Ebixa in Lizenz vertreiben, 1,3 Milliarden US-Dollar eingenommen.

Wenn Arzneimittelhersteller unvorteilhafte Daten unterdrücken

Inzwischen zeichnet sich jedoch ab, dass Memantin möglicherweise nicht die Versprechungen erfüllt, die der Hersteller in seiner Werbung für das Mittel macht. Im Juli 2009 kam das staatlich finanzierte Kölner Institut für Qualität und Wirtschaftlichkeit im Gesundheitswesen (IQWiG) zu dem ernüchternden Schluss: »Es gibt keinen Beleg für einen Nutzen der Memantin-Therapie bei Patienten mit Alzheimer-Demenz.« Dies gelte für Patienten mit mittelschwerer und schwerer Alzheimer-Demenz gleichermaßen.

Auf Bitten des Gemeinsamen Bundesausschusses (G-BA) der Ärzte und Krankenkassen hatte das IQWiG untersucht, welchen Nutzen – und welchen Schaden – verschiedene Therapien für Patienten mit Alzheimer-Demenz haben können. Dazu werteten die Sachverständigen des IQWiG unter anderem alle verfügbaren und verwertbaren Studien aus, in denen die Wirkung von Memantin bei Patienten mit moderater oder schwerer Alzheimer-Demenz untersucht worden war. Dahinter steckt mühevolle Kleinarbeit. So müssen in einem ersten Schritt alle Studien gefunden werden, die von ihrer Methodik her als qualitativ hochwertig erscheinen. Dann werden von jeder Studie das genaue Vorgehen, die definierten Messpunkte, die statistischen Analysen und deren Darstellung sowie die Stichhaltigkeit der Schlussfolgerungen überprüft.

Doch allein die Beschaffung der Studien war in diesem Fall keineswegs ganz einfach. Denn der Hersteller Merz hatte nur einen Teil seiner Memantin-Studien veröffentlicht: Die drei »guten« Studien, die einen positiven Effekt des Mittels zeigten, waren für jedermann zugänglich. Die Ergebnisse jener drei weiteren Untersuchungen aber, in denen sich ein Nutzen des Mittels *nicht* hatte nachweisen lassen, blieben bei dem Pharmaunternehmen unter Verschluss.[155] Einen rechtlichen Anspruch auf Offenlegung haben Außenstehende hierzulande nicht. Selbst die Zulassungsbehörden erhalten solche unveröffentlichten Daten nicht. Denn diese gelten als »Betriebsgeheimnis« des Herstellers.

Merz ist damit keineswegs ein Ausnahmefall. Tatsächlich kommt es immer wieder vor, dass Arzneimittelhersteller solche Negativ-Daten unterdrücken. Die Folge ist eine verzerrte Datenlage: Weil vorwiegend die Studien mit positivem Ergebnis veröffentlicht werden, erscheinen die neuen Medikamente in der öffentlichen Wahrnehmung als viel wirksamer und damit besser, als sie es in Wirklichkeit sind.

Experten wie Tim Kendall, Direktor des nationalen Zentrums für seelische Gesundheit in Großbritannien, schätzen, dass das für die meisten psychiatrischen Mittel gilt. Kendall war maßgeblich an der Erstellung von Leitlinien des britischen National Institute for Clinical Excellence (NICE) beteiligt. Auch das NICE erhält unveröffentlichte Daten in der Regel nicht. Da das Institut von der britischen Arzneimittelbehörde jedoch die Anzahl der Studienteilnehmer relevanter Studien erfährt, kann es den Anteil nicht publizierter Daten abschätzen. Und für die meisten psychiatrischen Mittel werde dabei deutlich, so Kendall, dass »weniger als die Hälfte, durchschnittlich möglicherweise nur ein Drittel der klinischen Studien veröffentlicht« wird.[156] Nutzen und Schaden eines Arzneimittels, betont das *arznei-telegramm*, können aber nur zuverlässig beurteilt werden, wenn alle Daten zugänglich sind. Falls dieser Idealfall eines Tages erreicht werde, so Kendall, könnte es sein, dass nicht viele Therapien übrig bleiben.

Immerhin – im Fall Axura lieferte Merz die Daten drei Jahre nach der ersten Anfrage des IQWiG 2006 dann doch. Allerdings nicht wie erbeten an das IQWiG, sondern an den G-BA. Doch die zusätzlichen Daten änderten nichts am Fazit der Prüfer: So wie die Zusatzanalysen von Merz vorgelegt wurden, seien sie nicht zu verwenden, so Thomas Kaiser, der Leiter des Ressorts Arzneimittelbewertung beim IQWiG. Denn zum einen sei erneut nur ein Teil der relevanten Studien bei den Analysen berücksichtigt worden. Zum anderen hätten die Merz-Forscher bei den Analysen nicht die allgemeinen Standards statistischer Auswertung beachtet. Im Oktober 2010 reichte der Memantin-Hersteller dann noch eine zusätzliche Auswertung von Studiendaten ein. Zwar kam das IQWiG daraufhin zu einer etwas besseren Bewertung des Wirkstoffs. Den vorgelegten Analysen zufolge gebe es Hinweise darauf, dass sich die Merk- und Erinnerungsfähigkeit sowie Alltagskompetenz bei den Patienten, die Memantin erhalten hatten, ein bisschen weniger schnell verschlechtere als in einer Vergleichsgruppe ohne das Medikament, teilte das Institut im April 2011 mit. Dennoch sei nach wie vor unklar, ob Memantin die Lebensqualität verbessert. Denn hier ließen die vorgelegten Studien weiterhin keine Aussagen zu. Vor allem deshalb, weil keine der

Studien länger als sechs Monate gedauert habe. »Wir haben noch immer keine Langzeitstudien. Die wären aber gerade bei Alzheimer-Medikamenten, die in der Regel über Jahre genommen werden, dringend erforderlich«, betonte der IQWiG-Leiter Jürgen Windeler.[157]

Neue Krankheiten – dringend gesucht von Medikament mit auslaufendem Patent!

Doch die Tage des Erfolgs mit Axura sind für Merz ohnehin gezählt. Denn im September 2013 läuft das Patent für Memantin als Alzheimer-Medikament in den USA aus, in Europa ein halbes Jahr später.[158] Ab diesem Zeitpunkt dürfen auch andere Pharmafirmen wirkstoffgleiche Kopien des Medikaments auf den Markt bringen – und dem Original durch Nachahmerpräparate (Generika) zu deutlich niedrigeren Preisen erheblich Konkurrenz machen. Erfahrungsgemäß sinken die Einnahmen für den Erfinder dadurch innerhalb kurzer Zeit auf einen Bruchteil der früheren Umsätze. Denn die meisten Ärzte steigen bei ihren Verordnungen so bald sie können auf die billigeren Alternativen um. Im Extremfall kann der Umsatz durch Generika-Produkte bereits in den ersten Monaten nach Ablauf des Patentschutzes auf die Hälfte zurückgehen.

Möglicherweise aber ist bei Merz schon der nächste Blockbuster in Sicht. So bezeichnen Pharmafirmen besonders erfolgreiche Medikamente, die jährlich einen Umsatz von mehr als einer Milliarde US-Dollar erzielen. Wieder geht es bei dem Frankfurter Arzneimittelhersteller um einen Memantin ähnlichen Wirkstoff. Dieses Mal soll das Mittel gegen Tinnitus helfen, umgangssprachlich auch Ohrenklingeln genannt.[159] Schätzungen zufolge leidet daran ein Prozent der Bevölkerung. Und eine wirksame Therapie gibt es bisher nicht. Läuft alles nach Plan, so hofft man bei Merz, könnte das Neramexane genannte Präparat 2012 in Europa die Zulassung erhalten und zum nächsten Verkaufsschlager der Frankfurter werden.

Vielleicht stehen Memantin sogar noch weitere Karrieren bevor. Am Ohio State University Medical Center in Columbus (USA) etwa testen Mediziner, ob sich die Kommunikationsfähigkeit von Kindern mit Autismus durch Memantin verbessern lässt.[160] Der Psychiater Paul Hammerness vom Massachusetts General Hospital in Cambridge (USA) hat 2009 eine Studie gestartet, in der er das Mittel an Erwachsenen mit der Diagnose Aufmerksamkeits-Defizit-Hyperaktivitäts-Syndrom (ADHS) erproben will.[161] Angeblich wird Memantin auch als Kandidat für die Behandlung von Angststörungen, Epilepsie und Opioid-Abhängigkeit sowie von Depressionen, Zwangserkrankungen, Spielsucht und Tourette-Syndrom getestet.[162]

Versicherte zahlen Millionen für Mittel, von denen Experten ausdrücklich abraten

Noch allerdings läuft der Verkauf von Memantin als Alzheimer-Medikament gut: Trotz der Zweifel am Nutzen des Mittels wird es in Deutschland häufiger verschrieben als der meistverordnete Cholinesterase-Hemmer Donepezil.[163]

Mangelnde Wirksamkeitsnachweise sind für viele Ärzte auch bei anderen Alzheimer-Medikamenten nicht unbedingt ein Grund, diese Mittel nicht zu verschreiben. Und zwar selbst dann, wenn die einschlägige Leitlinie explizit von den Medikamenten abrät.

Verschiedene Studien haben beispielsweise schon vor mehreren Jahren gezeigt, dass das Antidementivum **Piracetam** weder einen Effekt auf den psychischen Zustand noch auf das Verhalten oder die Alltagsaktivitäten von Patienten mit der Diagnose Alzheimer hatte. Das Mittel wird seit mehr als 25 Jahren bei Hirnleistungsstörungen älterer Menschen zur Steigerung von Lernen und Gedächtnis eingesetzt. Piracetam gehört zu den sogenannten Nootropika, einer Gruppe von Medikamenten, die zur Behandlung von Demenzpatienten eingesetzt werden. Dazu zählen auch die Wirkstoffe Nicergolin, Hydergin, Phosphatidylcholin (Lecithin), Nimodipin, Cerebrolysin und Selegilin.

Die Verfasser der S3-Leitlinie »Demenzen« raten klar von einer Behandlung mit diesen Mitteln ab, weil »aufgrund von Mangel an Studien oder aufgrund von Studien mit mangelnder Qualität und heterogenen Patientengruppen keine ausreichenden Wirknachweise vorliegen«. Ungeachtet dessen wird zum Beispiel Piracetam weiterhin »in beträchtlichem Umfang« verschrieben, wie der Arzneiverordnungsreport 2010 berichtet. 2009 gaben die Krankenkassen für Piracetam 9,27 Millionen Euro aus.

Nach wie vor beliebt ist auch die Verordnung von **Ginkgo-biloba-Präparaten**. Zwar ist die wirtschaftliche Blütezeit der Extrakte aus den Blättern des chinesischen Fächerblattbaums Ginkgo biloba längst vorbei – jedenfalls wenn es um die Verordnungen auf Kosten der Krankenkassen geht. Mitte der 1990er verschrieben Mediziner ihren Patienten hierzulande 171 Millionen Tagesdosen für 180 Millionen Euro.

Unabhängige Analysen haben jedoch inzwischen gezeigt, dass Ginkgo-Präparate nicht wirksam sind.[164] Auch die S3-Leitlinie »Demenzen« rät vom Einsatz dieser Mittel ab, weil es »keine überzeugende Evidenz« für deren Wirksamkeit gebe. Für den Pharmakologen Ulrich Schwabe, Herausgeber des Arzneiverordnungsreports 2010, stellt sich damit »die Frage, ob Ginkgo-Präparate überhaupt noch eine Zulassung als Arzneimittel beanspruchen können«. Dennoch verschrieben Mediziner hierzulande 2009 immerhin noch Rezepte für 8 Millionen Tagesdosen Ginkgo-Extrakt. Das kostete die Mitglieder der gesetzlichen Krankenkassen, die diese Ausgaben mit ihren Beiträgen finanzieren, 7,74 Millionen Euro.

Vermeintliche Hoffnungsträger:
Viele Präparate schaden, statt zu nützen

Eine klare Absage erteilt die S3-Leitlinie »Demenzen«
auch mehreren Medikamenten, die in jüngerer Zeit als große
Hoffnungsträger im »Kampf gegen das Vergessen« gepriesen
wurden.

Wissenschaftler der Johns Hopkins University in Baltimore
hätten »nachgewiesen«, dass die Einnahme von Vitamin E
und C »die Auswirkungen einer Alzheimer-Erkrankung verrin-
gert«, meldete zum Beispiel der Mediendienst »Pressetext austria« im Januar 2004.[165] Als Antioxidans, das sogenannte freie
Radikale zerstört, schütze **Vitamin E** das alternde Gehirn. Oxi-
dativer Stress ist nach Ansicht einiger Forscher ein Motor in
der Entstehung der Alzheimer-Demenz. Denn angeblich treten schon in frühen Stadien der Krankheit Nervenschäden
durch Sauerstoff-Verbindungen auf. Von Vitamin E wiederum
ist aus Reagenzglas- und Tierexperimenten bekannt, dass es
bestimmte Oxidationsprozesse bremst und vor Nervenschäden schützt.

Inzwischen hat sich jedoch gezeigt: Vitamin E kann das
Nachlassen kognitiver Leistungen nicht verhindern, geschweige denn sie verbessern. Für einen Nutzen von Vitamin-
E-Präparaten gibt es keinen verlässlichen Nachweis, befinden
die Herausgeber der S3-Leitlinie Demenzen. Sie raten von der
Einnahme solcher Mittel eindeutig ab. Denn in mehreren Studien habe sich gezeigt, dass Vitamin E selbst für gesunde Personen keineswegs harmlos ist. So traten bei jenen Probanden,
die das Mittel eingenommen hatten, vermehrt Herz-Kreislauf-
Störungen auf. Zudem war bei ihnen die Sterblichkeit erhöht.

Ähnlich fällt das Urteil bei sogenannten **nichtsteroidalen
Antiphlogistika** (wie etwa Rofecoxib, Naproxen, Diclofenac
und Indomethacin) aus, die unter anderem bei Rheuma-Er-
krankungen eingesetzt werden. Einige Forscher hatten diesen
Mitteln bereits zugeschrieben, dass sie vor dem Auftreten der
Alzheimer-Krankheit schützen. Doch diese Fährte erwies sich

offenbar als Irrweg. Es gebe keine überzeugende Evidenz für die Wirksamkeit dieser Mittel auf die Symptomatik der Alzheimer-Demenz, lautet das Fazit der Leitlinie. Eine Behandlung mit diesen Substanzen werde daher »nicht empfohlen«.

Wer bislang glaubte, dass eine **Hormonersatztherapie** zur Verringerung kognitiver Beeinträchtigungen bei Frauen nach den Wechseljahren beitragen könnte, wird ebenfalls enttäuscht. Ende der 1990er-Jahre hatten Forscher und Medien große Hoffnungen geweckt: Der Mediziner Richard Mayeux vom Presbyterian Medical Center der Columbia University (USA) habe »den Nachweis geliefert, dass das weibliche Sexualhormon Östrogen vor Alzheimer schützen kann«, war zum Beispiel 1997 im Nachrichten-Magazin *Focus* zu lesen.

»Eine Sensation«, schwärmte das Magazin, »denn Östrogen wird von Millionen Frauen eingenommen.« Es sei nicht nur Bestandteil der meisten Antibabypillen, sondern werde immer häufiger auch gegen Beschwerden in den Wechseljahren verschrieben. Und: »Je mehr Östrogen, desto besser waren die Werte für Gedächtnis, Aufmerksamkeit und Konzentrationsfähigkeit.« Das habe eine weitere Studie zum Nutzen von Östrogenpflastern am Veterans Medical Center in Tacoma gezeigt.

Hirnschwund durch Hormonersatztherapie

2003 kam die sogenannte Women's Health Initiative Memory-Studie (WHIMS) zu einem ganz anderen Schluss: Bei Frauen, die in und nach den Wechseljahren über längere Zeit eine Hormonersatztherapie erhalten, ist das relative Risiko, an Demenz zu erkranken, doppelt so hoch wie bei jenen, die diese Mittel nicht einnehmen.[166]

Damit stellte sich ein weiteres Mal heraus, dass die von vielen Fachärzten propagierte Dauerbehandlung mit Östrogenen (sei es nun mit oder ohne Gestagene) letztlich mehr schadet als nützt. Millionen von Frauen hatten die Mittel eingenommen, weil es hieß, dass eine Hormonersatztherapie vor späteren Krankheiten schütze. Herz-Kreislauf-Erkrankungen sollten angeblich um 50 Prozent gemindert werden. Besonders Frauen mit erhöhtem Herzinfarktrisiko sollten behandelt werden.

Doch 2002 kam das vorläufige Ende der Hormonersatztherapie (HET). Wie die erste nach streng wissenschaftlichen Kriterien angelegte klinische Studie, die Women's Health Initiative (WHI), zeigte, nahmen Herz-Kreislauf-Krankheiten durch die Hormone nicht ab, sondern zu: Herzinfarkte und Schlaganfälle relativ um 30 bis 40 Prozent. Komplikationen durch Beinvenenthrombosen und Lungenembolien um 100 Prozent. Die Gefährdung stieg unmittelbar mit dem Beginn der Behandlung. Auch das relative Brustkrebsrisiko nahm um 26 Prozent zu. Der Anstieg zeigte sich ab dem fünften Jahr der Einnahme.[167] Bei etwa vier Millionen Anwenderinnen in Deutschland, rechnete das *arznei-telegramm* damals vor, sei dadurch jährlich mit jeweils etwa 3000 zusätzlichen Herzinfarkten und Schlaganfällen zu rechnen sowie mit mehr als 7000 zusätzlichen Thromboembolien.

Ursache für das erhöhte Demenzrisiko durch eine Hormonersatztherapie, so dachte man daher auch, seien vermutlich durch kleine Blutgefäßverschlüsse ausgelöste Mini-Infarkte im Gehirn. Ein Irrtum, wie sich später zeigte. Tatsächlich scheint das menschliche Denkorgan durch die Extrahormone zu schrumpfen. Wie MRT-Untersuchungen belegen, sind davon vor allem zwei Areale, der sogenannte Lobus frontalis und der Hippocampus, betroffen. Zur Erinnerung: Ein verringertes Volumen des Hippocampus gilt als charakteristisches Kennzeichen der Alzheimer-Krankheit. Spätestens *nach* der Einnahme von Östrogenen dürften also einige Patientinnen die Kriterien für die klinische Diagnose des Leidens erfüllen.

Auch die Autoren der aktuellen Leitlinie »Demenzen« fanden bei ihren Recherchen »keine Hinweise für eine Wirksamkeit der HET auf die Kognition bei Frauen mit Demenz«. Darüber hinaus gebe es »Hinweise für ein erhöhtes Risiko, unter anderem für Schlaganfall, Thrombose oder Brustkrebs«.[168]

Eine Hormonersatztherapie, heißt es vorsichtig in der Leitlinie, »soll nicht zur Verringerung kognitiver Beeinträchtigungen bei postmenopausalen Frauen empfohlen werden«.

Cholinesterase-Hemmer: Die meisten Wirksamkeitsnachweise gelten als fragwürdig

Möglicherweise steht Cholinesterase-Hemmern und Memantin in ein paar Jahren ein ähnliches Schicksal bevor. Denn industrieunabhängige Experten wie die Herausgeber des *arznei-telegramms* halten nicht nur Memantin für nutzlos.

Auch für Cholinesterase-Hemmer reichen die Belege nach Ansicht des a-t und zahlreicher anderer Fachleute nicht aus. Im Gegenteil: Einschlägige Untersuchungen wie etwa die mit öffentlichen Geldern finanzierte britische Langzeitstudie »AD2000« haben schon vor mehreren Jahren gezeigt, dass zum Beispiel der Cholinesterase-Hemmer Donepezil keineswegs – wie vom Hersteller Pfizer behauptet – die Einweisung der Betroffenen in ein Heim um bis zu zwei Jahre hinauszögert.

Auch laut der AD2000-Studie fanden sich zwar minimale Verbesserungen der geistigen Leistungsfähigkeit. Die Effekte lagen jedoch weit unterhalb dessen, was als klinisch relevant gewertet wird. Zudem sei fraglich, so die Autoren der AD2000-Studie, ob die Unterschiede relevant für die Lebensqualität der Patienten seien. Denn die Behandlung hatte keinen Einfluss auf den Zeitpunkt der Heimunterbringung oder den Verlust von Alltagsfähigkeiten wie Essen und Trinken oder Sichankleiden. Nach drei Jahren waren aus der Gruppe von Probanden, die Donepezil bekommen hatten, genauso viele in einem Heim untergebracht wie aus einer Vergleichsgruppe, die statt des echten Mittels ein Scheinmedikament erhalten hatten. Im einen Fall waren es 42 Prozent, im anderen 44 Prozent.

Das ernüchternde Ergebnis wurde 2004 durch eine Analyse

von Forschern um Hanna Kaduszkiewicz vom Institut für All-gemeinmedizin der Universität Hamburg bestätigt. Vier Wis-senschaftler hatten darin zehn Studien zu Donepezil unter die Lupe genommen. Das Fazit ihrer Untersuchung: In allen Un-tersuchungen gab es so gravierende Mängel, dass der wissen-schaftliche Nachweis einer positiven Wirkung des Mittels nicht wirklich erbracht war. Auch sie bezweifeln, dass die ge-ringfügigen Verbesserungen, wie sie in den von ihnen durch-leuchteten Studien festgestellt wurden, irgendeine Bedeutung für die Lebensqualität und die Alltagsfähigkeiten der Patien-ten hätten.[169]

Seither hat sich an der Qualität der meist von den Herstellern finanzierten Studien nicht viel geändert. Zu diesem Schluss kommt der Geriater und Epidemiologe Frank Molnar vom ka-nadischen Ottawa Hospital in einer Analyse, die er 2009 in der Fachzeitschrift *Open Medicine* veröffentlicht hat.[170] Molnar und seine Kollegen hatten darin 57 einschlägige Studien zum Nutzen von Memantin und Cholinesterase-Hemmern unter-sucht. Schwerpunkt der Analyse war es herauszufinden, ob die in den einzelnen Studien eingesetzten Untersuchungsmetho-den überhaupt dafür geeignet waren, ein objektives Bild von der Wirkung des jeweils getesteten Medikaments zu liefern.

Verzerrte Daten: Wie man Medikamente besser erscheinen lässt, als sie es sind

Genau das, fand Molnars Team heraus, ist nicht der Fall. Die veröffentlichten Ergebnisse vieler vermeintlich streng wis-senschaftlicher klinischer Studien (im Fachjargon randomi-sierte, kontrollierte Studien genannt) seien vermutlich ungül-tig oder unbrauchbar. Viele davon enthalten nach Ansicht der kanadischen Forscher nämlich einen systematischen Fehler, der Cholinesterase-Hemmer vorteilhafter erscheinen lässt, als sie es tatsächlich sind.

Molnars Kritik richtet sich vor allem gegen einen Kunstgriff, den Mediziner häufig anwenden, wenn sie am Ende einer Studie nicht mehr von allen Patienten die nötigen medizinischen Daten erheben konnten. Sei es, weil die Probanden wegen Nebenwirkungen vor Abschluss der Untersuchung ausgeschieden sind. Oder aber, weil die Betroffenen aus anderen Gründen nicht zur Nachuntersuchung zur Verfügung standen. Für die Endauswertung wird deshalb einfach der letzte von dem jeweiligen Patienten vorliegende Status verwendet. Im Fachjargon heißt diese Strategie »last observation carried forward« (LOCF)-Methode.

Nach Ansicht von Molnars Team ist dieses Verfahren für Untersuchungen im Zusammenhang mit Demenz und anderen chronisch fortschreitenden Erkrankungen nicht geeignet. Denn es verzerre die Ergebnisse und lasse das jeweilige Arzneimittel in der Endauswertung positiver erscheinen, als es ist. Zulassungsbehörden sollten daher überlegen, so Molnar, ob sie LOCF-Analysen in Zukunft noch anerkennen.

Kritik an der gängigen Forschungspraxis in Sachen klinische Studien übt auch jüngst erst wieder das IQWiG. Ende Juli 2011 veröffentlichte das Kölner Institut einen Vorbericht über eine neue Nutzenbewertung von Cholinesterase-Hemmern. Knapp die Hälfte der dafür relevanten Studiendaten, monierte das IQWiG, sei noch immer unpubliziert. Eine realistische Bewertung der Datenlage ist damit normalerweise gar nicht möglich.

Immerhin bekam das IQWiG von den beiden Hersteller-Firmen, Janssen-Cilag und Novartis, sämtliche Studiendaten geliefert, die das Institut für seine Neubewertung angefordert hatte.

Tatsächlich fanden die Prüfer darin zwar Hinweise darauf, dass die Cholinesterase-Hemmer Galantamin und Rivastigmin den Abbau kognitiver Fähigkeiten möglicherweise leicht verzögern. Doch für wichtige Therapieaspekte wie etwa die Lebensqualität der Patientinnen und Patienten oder die Notwendigkeit einer vollstationären Pflege, so das IQWiG, gebe es nach wie vor keinerlei Daten.

Tödliche Nebenwirkungen

Schlimm genug, wenn weltweit jährlich Milliarden von Euro für Medikamente verschwendet werden sollten, die nichts nützen. Doch Alzheimer-Medikamente haben auch erhebliche Nebenwirkungen. Kann das Argument, in Ermangelung besserer Alternativen Cholinesterase-Hemmer zu geben, wie es die Alzheimer Gesellschaft vor einigen Jahren vorgebracht hat, dann noch gelten?

Seit Jahren weiß man zum Beispiel, dass Memantin häufig Schwindel, Benommenheit, Kopfschmerz und Halluzinationen sowie Erbrechen und Appetitlosigkeit hervorruft. Einige Patienten werden durch das Mittel auch verwirrt und schläfrig. Zudem haben Mediziner immer wieder beobachtet, dass Memantin Psychosen und Angstzustände auslösen kann.

Dem *arznei-telegramm* meldeten Ärzte zum Beispiel vor einigen Jahren den Fall eines 38-jährigen Berliners, der nach einem Hirninfarkt halbseitig gelähmt ist. Nach dreijähriger Einnahme von Memantin wurde er akut psychotisch mit Unruhe, Übererregung, Schlaflosigkeit, Wahn und Sinnestäuschungen. Kurze Zeit nach Absetzen des Mittels besserte sich sein Zustand. In einem anderen Bericht geht es um einen 72-jährigen Rentner, der das Mittel wegen eines hirnorganischen Psychosyndroms nach einem Schlaganfall erhielt. Bei ihm äußerten sich die Nebenwirkungen durch mehrere Stunden anhaltende massive innere und motorische Unruhe, heftige Übelkeit, Schwindel, Schweißausbrüche – und Todesangst.

Auch die Liste der Nebenwirkungen von Cholinesterase-Hemmern ist lang. Sie reicht von Muskelkrämpfen, Müdigkeit, Erbrechen, Durchfall und Appetitlosigkeit bis hin zu Schwindel, Halluzinationen, Gewichtsverlust und Kopfschmerzen. Ein Viertel bis ein Drittel aller Behandelten bricht die Therapie daher vorzeitig ab.

Manch ein Demenzkranker ist dazu allerdings gar nicht mehr in der Lage. Denn mehrere Studien haben gezeigt, dass die Sterblichkeit unter Patienten, die Cholinesterase-Hemmer erhalten, zum Teil auf das bis zu Dreifache erhöht ist. Die häufigsten Todesursachen, so stellte sich heraus, waren Herz-Kreislauf-Probleme wie etwa Durchblutungsprobleme im Gehirn, die sich unter anderem in Ohnmachtsanfällen äußerten, sowie mehrere Selbstmorde.

Eine groß angelegte Studie in der kanadischen Provinz Ontario versetzte den Cholinesterase-Hemmern 2009 einen weiteren Schlag[171]: Kanadische Wissenschaftler der Queen's University hatten entdeckt, dass die Nebenwirkungen dieser Mittel viel stärker ausgeprägt sind als bisher bekannt. Sie fanden heraus, dass Demenzkranke, die Cholinesterase-Hemmer einnahmen, doppelt so oft in ein Krankenhaus eingeliefert werden mussten wie Patienten mit den gleichen Krankheiten, die diese Medikamente nicht nutzten.

Zusätzlich erhöhten die Medikamente noch zwei weitere Risiken: Die Patienten hatten eine 49 Prozent höhere Wahrscheinlichkeit, einen Herzschrittmacher implantiert zu bekommen, und eine 18 Prozent höhere, eine Hüftfraktur zu erleiden. Dabei ist bekannt, dass Knochenbrüche in diesem Alter schwer und nur langsam heilen. Sie führen oft zu Invalidität und sogar zum Tod. Denn viele ältere Menschen bauen nicht nur körperlich massiv ab, sobald sie im Krankenhaus liegen. Auch die Gefahr, an einer Lungenentzündung oder anderen Infekten zu erkranken oder gar zu sterben, steigt.

Wenn Medikamente »Symptome« der behandelten Krankheit hervorrufen

Fatal an den heutigen Alzheimer-Medikamenten ist aber noch etwas anderes. Memantin und Cholinesterase-Hemmer rufen bei älteren Menschen als Nebenwirkungen häufig genau jene »Symptome« hervor, die als charakteristische Merkmale der Alzheimer-Krankheit gelten. Sowohl Unruhe als auch Wahnvorstellungen, agitiertes Verhalten, Angst, Apathie, Reiz-

barkeit, Übererregung, Unruhezustände oder Schlafrhythmus-
störungen können als Anzeichen für eine fortschreitende Demenz missdeutet werden – obwohl sie in Wirklichkeit durch
die Medikamente ausgelöst werden.

Werden die »Störungen« nicht als Nebenwirkung erkannt,
scheinen sie die Diagnose Alzheimer sogar noch zusätzlich zu
bestätigen. Und zwar selbst dann, wenn ein älterer Mensch
fälschlicherweise die Diagnose Demenz erhalten hat. Denn
spätestens, wenn er Alzheimer-Medikamente verschrieben bekommt, entwickelt er womöglich *nachträglich* genau jene
Symptome, die angeblich zu seinem Krankheitsbild gehören.

Die Frage ist nur: Wie will ein Arzt herausfinden, ob die Störungen auf die Krankheit oder aber auf die Medikamente zurückgehen, wenn ein Patient gar nicht mehr in der Lage ist,
seine Beschwerden zu beschreiben, geschweige denn zu berichten, ab wann die Nebenwirkungen aufgetreten sind?

In welchem Dilemma die behandelnden Ärzte und ihre
Patienten bei der Therapie mit Cholinesterase-Hemmern stecken, zeigt sich schon am Beispiel Harninkontinenz. Durch
ihre Wirkung auf das autonome Nervensystem fördern Medikamente wie Donepezil eine Dranginkontinenz, auch Reiz-
blase oder überaktive Blase genannt. Gleichzeitig gilt eine
neu auftretende oder sich verschlechternde Inkontinenz aber
auch als ein charakteristisches Zeichen einer fortschreitenden
Demenz.

Werden die Harnwegsprobleme nicht als Arzneimittelne-
benwirkung erkannt, bleibe »viel Platz für ein klinisch rele-
vantes Missverständnis«, so der Mediziner Halid Bas in einem
Beitrag für die Schweizer Zeitschrift *Ars Medici*[172]: Anstatt die
Dosis des Cholinesterase-Hemmers zu reduzieren oder das
Mittel ganz abzusetzen, werde die Inkontinenz mit einem zusätzlichen Medikament behandelt, üblicherweise mit einem
genannten Anticholinergikum.

Genau diese Kombination ist jedoch nicht nur deshalb fragwürdig, weil sie an den Ursachen des Problems vorbeigeht,
unnötige Kosten verursacht und möglicherweise weitere Ne-

benwirkungen und Medikamenten-Wechselwirkungen hervorruft. Sie kann auch den (möglicherweise) therapeutischen Effekt von Cholinesterase-Hemmern auf die Kognition zunichtemachen. Denn Anticholinergika unterdrücken die Wirkung von Acetylcholin. Sie blockieren also genau jenen Botenstoff, dessen Wirkung man mithilfe von Cholinesterase-Hemmern erhalten will.

Solche »Verschreibungskaskaden« sind in der Medizin keine Seltenheit. Und vieles spricht dafür, dass sie in der Praxis öfter vorkommen, als viele Patienten und ihre Angehörigen ahnen. Für die Fehlbehandlung von Harninkontinenz bei Demenzkranken haben kanadische Forscher anhand einer Datenbank zu Medikamentenverschreibungen bereits Belege gefunden. Ältere Menschen mit Demenz, die Cholinesterase-Hemmer erhielten, hatten demnach ein höheres Risiko, im Verlauf auch ein Anticholinergikum verschrieben zu bekommen, als Menschen, die keines dieser Alzheimer-Medikamente einnahmen.[173]

Eine Frage des Geldes

Schon vor einigen Jahren brachte Peter Sawicki, der damalige Leiter des IQWiG, die ganze Misere mit den Cholinesterase-Hemmern auf den Punkt: »Es ist ein Unding«, sagte er 2006 der *Süddeutschen Zeitung*. »Seit zehn Jahren behandeln wir Patienten mit Medikamenten, die erhebliche Nebenwirkungen haben, ohne dass wir wirklich wissen, ob die Mittel etwas taugen.«[174]

Seither hat sich an dem Zwist zwischen Befürwortern und Gegnern der modernen Alzheimer-Medikamente wenig geändert. Vor allem der Streit über Sinn und Unsinn der Cholinesterase-Hemmer geht weiter. Nicht zuletzt, weil die Medikamente hohe Ausgaben verursachen. Pro Patient und Jahr kosten die Mittel mehr als 1600 Euro. Die einen Experten sind vom Nutzen der Medikamente überzeugt. Andere, wie etwa die Herausgeber des *arznei-telegramms*, raten nach wie vor von deren Anwendung ab. Zumindest »solange nicht in kontrollierten Langzeitstudien, die auf klinisch relevante Ziele angelegt sind, eine positive Nutzen-Risiko-Bilanz belegt ist«.[175]

Ähnlich sieht es die US-Verbraucherschutzorganisation Public Citizen. In einem Newsletter vom Juli 2011 bekräftigte sie eine bereits früher ausgesprochene Empfehlung: Bislang gebe es keine sichere und wirksame Therapie, die das Fortschreiten der Krankheit wesentlich beeinflussen könnte. Betroffene sollten daher weder Memantin noch irgendeines der anderen Alzheimer-Medikamente nehmen.[176]

Unklar ist auf den ersten Blick, warum sich die Fachleute so schlecht einigen können. Fest steht nur: Es geht um Geld. Und zwar um viel Geld. Allein die Frage, ob der Gemeinsame Bundesausschuss der Ärzte und Krankenkassen (G-BA) Cholinesterase-Hemmer befürwortet oder nicht, hat massive Konsequenzen. Denn der G-BA ist in Deutschland das Gremium, in dem festgelegt wird, welche Leistungen der medizinischen Versorgung von den gesetzlichen Krankenkassen erstattet werden. Das heißt: Er entscheidet über das Wohl und Wehe einzelner Untersuchungsverfahren, Behandlungen und Medikamente – und damit auch über die wirtschaftliche Zukunft der jeweiligen Anbieter und Hersteller.

Das zeigt ein Blick auf die jüngste Geschichte der Ginkgo-Präparate: Noch bis 2003 haben Ärzte in Deutschland 71 Millionen Tagesdosen davon verschrieben. 2004 waren es gerade noch einmal 12 Millionen, 2009 waren es nur noch 8 Millionen. Was war passiert? Seit der Einführung des Gesundheitsmodernisierungsgesetzes am 1. Januar 2004 dürfen die Kosten für die apothekenpflichtigen, aber nicht verschreibungspflichtigen Mittel von den gesetzlichen Krankenkassen nicht mehr erstattet werden. Nach den Arzneimittelrichtlinien können bestimmte Präparate ausnahmsweise nur zur Behandlung der Demenz verordnet werden.

Ein ähnliches Schicksal drohte den Cholinesterase-Hemmern 2006. Damals hatte das IQWiG einen Vorbericht zum

Nutzen der Mittel vorgelegt. Zum Erstaunen einiger Fachleute fanden die Prüfer für die umstrittenen Alzheimer-Medikamente zwar milde Worte. Die Cholinesterase-Hemmer könnten »den Abbau der kognitiven Fähigkeiten leicht verzögern«, hieß es damals. Die Lebensqualität verbessern oder Aufenthalte in Pflegeheimen hinauszögern, wie es die Hersteller Eisai und Pfizer behaupten, könnten die Pillen allerdings nicht. Auch das Fazit des IQWiG las sich nicht gerade wie eine Empfehlung für die Medikamente: Der Stellenwert der Mittel gegenüber anderen medikamentösen und nichtmedikamentösen Behandlungsoptionen sei mangels Daten »unklar«.

Mehrere Mitglieder des Kompetenznetzes Demenzen befürchteten daraufhin offenbar das Ende der Cholinesterase-Hemmer. Kurz darauf appellierten die darin zusammengeschlossenen Mediziner und Forscher von Kliniken und Universitäten an den Gemeinsamen Bundesausschuss, die Cholinesterase-Hemmer zur Behandlung der Alzheimer-Demenz im Leistungskatalog der Krankenversicherung zu belassen. Sie zu streichen würde bedeuten, Kassenpatienten »die einzige Therapieoption vorzuenthalten, die es derzeit gibt«.

Der Erfolg kann sich sehen lassen. Auch heute noch werden die Mittel von den Krankenkassen erstattet. Schließlich sprechen sich auch in der S3-Leitlinie Demenzen viele akademische Meinungsführer ausdrücklich für einen breiten Einsatz dieser Medikamente aus.

Geschickt getarnte Interessenkonflikte

Ein möglicher Grund dafür, dass sie das tun, hätte sich in der Leitlinie selbst finden können – genauer gesagt in einem der Anhänge, den vermutlich die wenigsten Leser jemals öffnen werden. Im zugehörigen »Methodenreport« stößt man nämlich auf eine Tabelle mit Angaben zu den Interessenkonflikten der beteiligten Experten.[177]

Sie enthält die Namen von 68 Professoren, Doktoren und

anderen Fachleuten. Sie alle waren als Autor, Experte oder Teilnehmer des Konsensusprozesses an der Erstellung der Leitlinie beteiligt. Schon eine kurze Internet-Recherche ergibt: Mindestens 30 der genannten Personen sind entweder Eigentümer von Patenten für ›Alzheimer‹-Früherkennungsverfahren oder haben als Berater oder Gutachter Zuwendungen von genau jenen Unternehmen erhalten, die Alzheimer-Medikamente herstellen oder vertreiben: Pfizer und Eisai (Donepezil), Merz und Lundbeck (Memantin), Janssen-Cilag (Galantamin), um nur einige zu nennen.

Im Methodenreport findet sich davon allerdings nichts. In der Spalte »Angabe von möglichen Interessenkonflikten« steht bei allen Experten: keine. (Mehr dazu in Kapitel 7)

6 Willig durch Angst: Von der Kunst, besorgte Gesunde zu Versuchskaninchen zu machen

Als Paul Lewis von der Alzheimer-Studie an den nationalen Gesundheitsinstituten der USA (National Institutes of Health, NIH) erfährt, denkt er, es gehe um einen guten Zweck. Schmerzlich hatte der pensionierte Anwalt erlebt, wie sein Vater an Demenz erkrankt und gestorben war. Für Lewis ist deshalb schnell klar, dass er helfen will. 2001 meldet er sich freiwillig als Proband. Wie Hunderte andere Menschen lässt er sich in den folgenden Jahren an den NIH etliche Male mehrere Milliliter Nervenwasser (Liquor) aus dem Rückenmarkkanal entnehmen.[178] Eine Prozedur, die nicht nur jedes Mal Zeit kostet. Sie kann auch noch Tage oder Wochen danach Kopfschmerzen, Erbrechen und Rückenschmerzen hervorrufen. Manchmal können vorübergehend einzelne Hirnnerven ausfallen, die zu Seh- und Hörstörungen und Entzündungen führen. Unter Umständen zieht die Punktion sogar dauerhafte Schädigungen nach sich wie zum Beispiel Lähmungen oder Taubheitsgefühle.[179]

Doch für Lewis gibt es keinen Zweifel. Nur wenn viele Menschen bereit sind, das Gleiche zu tun und den Forschern damit das nötige Material für ihre Untersuchungen zu spenden, wird es mit der Medizin auf diesem wichtigen Gebiet vorangehen. Zudem erscheint das Projekt so aussichtsreich wie kaum ein anderes. Leiter der Studie ist schließlich Trey Sunderland, damals Direktor der Geriatrischen Psychiatrie des National Institute of Mental Health (NIHM) und einer der renommiertesten Alzheimer-Forscher der Welt.

Als einer der Ersten hatte der Mediziner Anfang der 1980er-Jahre damit begonnen, im Blut und Nervenwasser von Demenzpatienten nach Vorboten der Alzheimer-Krankheit zu fahnden. Sunderlands Ziel dabei war, körpereigene Substanzen zu finden, die das Leiden möglichst schon Jahre oder gar

Jahrzehnte vor Ausbruch der ersten Symptome anzeigen können. Eine scheinbar vielversprechende Idee. Denn etlichen Experten zufolge geht dem Leiden ein bis zu 30 Jahre langer, zunächst unsichtbarer Zerstörungsprozess voraus. Schon lange
vor den ersten Symptomen, so die Theorie, entstehen dadurch
im Körper etliche Abbauprodukte, die für die Krankheit charakteristisch sind. Und diese Stoffe müssten sich – ähnlich wie
erhöhte Zuckerwerte bei Diabetikern oder HI-Viren bei Aidspa-
tienten – im Blut oder im Nervenwasser der Betroffenen finden, in dem gesunder Menschen aber nicht.

Würde es gelingen, solche »Biomarker« für die Alzheimer-
Krankheit zu entdecken, dann ließen sich die Anfangsstadien
der Krankheit vermutlich viel früher ausmachen als bisher.
Das würde den Patienten und ihren Angehörigen nicht nur ermöglichen, sich frühzeitig auf das bevorstehende Schicksal
einzustellen. Dank der Früherkennung, so die Vision einiger
Alzheimer-Forscher, könnte man auch all jene Menschen, bei
denen sich erste Hinweise auf den Zerstörungsprozess finden,
bereits in jungen Jahren vorbeugend mit Medikamenten behandeln – und so womöglich einen späteren Ausbruch des Leidens verhindern. Vorausgesetzt natürlich, es würde solche
Mittel schon geben.

Der Fall Sunderland: Wie man Gewebeproben von Patienten zu Geld macht

Auch Paul Lewis ist lange Zeit fasziniert von der Aussicht
auf eine Therapie, mit der sich ein grausames Schicksal wie das
seines Vaters in Zukunft vielleicht abwenden lässt.

Doch dann fliegt einer der größten Forschungsskandale der
USA auf: Trey Sunderland, so zeigt sich im Juni 2006, hat die
Liquorproben und Daten seiner Probanden nicht nur für seine
eigene Forschung am NIH und damit zum Wohl der Allgemeinheit genutzt. Wie ein Untersuchungsausschuss des Re-
präsentantenhauses der USA herausfand, hatte der Mediziner

vielmehr über Jahre hinweg 3200 Nervenwasserproben und
388 Blutproben von mehr als 538 Probanden an den Pharmakonzern Pfizer weitergereicht. Ohne Wissen der Betroffenen,
die dafür gemäß den ethischen Grundsätzen der Deklaration
von Helsinki nach entsprechender Aufklärung über die Art der
Verwendung ihre Zustimmung hätten geben müssen. Und
ohne Erlaubnis der NIH, die von all ihren Mitarbeitern verlangen, dass sie ihre finanziellen Verbindungen zur Industrie gegenüber der Institutsleitung offenlegen.[180]

Wie manch ein Mediziner hatte Sunderland nämlich erkannt, dass sich mit solchen Proben nicht nur die Forschung
voranbringen, sondern auch die eigene Karriere fördern, Patente sichern und mitunter Hunderttausende von Dollar in die
eigene Tasche wirtschaften lassen. Denn ob Nervenwasser, Blut
oder Gewebeproben: Körpermaterialien von Gesunden und
Kranken sind zu einem wertvollen Rohstoff für die Forschung
geworden – und bares Geld wert.

Mehrere Tausend Euro für wenige Milliliter Nervenwasser

In manchen Fällen zahlen Arzneimittelhersteller mehrere
Hundert Euro für wenige Milliliter Blut. Bei besonders wertvollen, schwer erhältlichen Proben wie etwa Nervenwasser können es mehrere Tausend Euro sein.[181]

Die Gene, Proteine und Hormone, die in den Proben stecken und bei Patienten auf charakteristische Weise verändert
sind, geben Forschern nämlich nicht nur wichtige Hinweise
darauf, wie eine Krankheit entsteht, wie sie verläuft und wo-
ran sie sich frühzeitig erkennen lässt. Solche Biomarker liefern
Pharmafirmen auch Ansatzpunkte für die Entwicklung von
Therapien – Informationen also, nach denen sie dringend suchen und die ihnen später vielleicht einmal Milliardenein-
nahmen bescheren.

Für Sunderland, so viel steht fest, zahlten sich die Lieferungen an Pfizer aus. Rechnungen stellte er für die Proben zwar nicht. Doch schon zu Beginn der Zusammenarbeit hatte Sunderland mit Pfizer einen »Beratervertrag« geschlossen. Und die gute Kooperation mit dem Unternehmen, das mit »Aricept« eines der absatzstärksten Alzheimer-Medikamente vertreibt, zahlte sich aus: Zwischen 1998 und 2004 erhielt Sunderland von Pfizer Zahlungen in Höhe von mehr als 600 000 US-Dollar. Knapp die Hälfte davon (285 000 US-Dollar), so zeigte sich, hatte er erhalten, um den Arzneimittelhersteller im Zusammenhang mit den weitergereichten Liquorproben zu »beraten«.[182]

6,45 Millionen Dollar Schaden für den Staat

Der Schaden, den der Forscher angerichtet hat, geht jedoch in Millionenhöhe. Denn um die Daten sowie Blut- und Nervenwasserproben von Hunderten von Probanden zu erhalten, ist nicht nur der gute Wille vieler Freiwilliger gefragt. Pro Teilnehmer fallen bei Studien wie jenen von Sunderland auch Kosten von 12 000 US-Dollar an. Die Spender selbst erhalten in der Regel zwar kein oder nur wenig Geld. Doch sowohl die Gewinnung als auch die Aufbereitung und Lagerung von Liquorproben in speziellen Kühlbehältern bei minus 70 Grad Celsius ist aufwendig. Um genaue Daten über den gesundheitlichen Zustand der Probanden zu bekommen, müssen sie zudem gründlich informiert, untersucht und betreut werden. Dafür braucht der Forscher geschultes Personal, moderne Laborgeräte – und Zeit. Und alle gewonnenen Daten müssen sorgfältig dokumentiert und archiviert werden. Sonst sind die Proben für die Forschung wertlos.

All diese Kosten werden an öffentlichen Instituten wie den NIH fast ausschließlich aus Steuergeldern finanziert. Allein das Material, das der Mediziner über die Jahre an Pfizer schickte, dürfte die US-Bürger demnach 6,45 Millionen Dollar gekostet haben.[183]

Die Ironie dabei: Gelingt es einem Arzneimittelhersteller wie Pfizer mithilfe solcher Proben, später ein weltweit erfolgreiches Medikament zu entwickeln, streicht das Unternehmen die Gewinne in der Regel alleine ein. Dabei haben Steuerzahler, Krankenversicherte und Probanden die Gewinnung der Proben erst ermöglicht und oft mit Millionenbeträgen finanziert. Kommt das neue Medikament dann irgendwann auf den Markt, zahlen die Spender, ihre Angehörigen und die Allgemeinheit erneut – als Krankenversicherte, Steuerzahler oder Patient.

In Sunderlands Fall zum Beispiel sicherte sich Pfizer schon früh das Recht auf alleinige wirtschaftliche Nutzung der Erfindungen, die aus der Kooperation mit dem NIHM-Forscher hervorgehen würden.[184] So steht Sunderland zwar als Miterfinder auf einem Patentantrag mit dem Titel »Nucleic Acid Molecules, Polypeptides and Uses therefor, Including Diagnosis and Treatment of Alzheimer's Disease«.[185] Darin beschreiben er und seine Miterfinder Methoden zum Nachweis von Proteinen und anderen Markern im Nervenwasser, im Blutplasma oder – im Blutserum, die mit der Alzheimer-Krankheit in Zusammenhang stehen. Wie in seinem Beratervertrag mit Pfizer festgelegt, trat der Mediziner sein Recht an dem Patent aber an das Unternehmen ab. Damit verschaffte er dem Arzneimittelhersteller die Chance, mithilfe der von vielen Hundert Freiwilligen gelieferten und von der Allgemeinheit bezahlten Liquorproben möglicherweise einen echten »Blockbuster« zu entwickeln – ein Medikament also, das ein internationaler Kassenschlager werden könnte. Der US-Staat, der erhebliche Summen in die Gewinnung der Proben investiert und damit die Voraussetzungen für das Patent geschaffen hat, geht damit leer aus.

Das Urteil: »Nicht mehr als ein Klaps auf die Hand«

Für Sunderland ist es mit der großen Karriere allerdings erst einmal vorbei. Denn heimliche Deals zwischen Forschern und Arzneimittelfirmen sind an den NIH nicht erlaubt. Allerdings grenzt es an ein Wunder, dass der Fall überhaupt ans Licht kam. Denn unter Wissenschaftlern gilt: Eine Krähe hackt der anderen in der Regel kein Auge aus – das könnte schließlich der eigenen Laufbahn schaden.

Bereits 2004 hatte eine Untersuchungskommission jedoch erste Hinweise darauf gefunden, dass Sunderland mehrmals beträchtliche Summen von Pfizer erhalten und seinem Arbeitgeber – trotz konkreter Nachfragen – verschwiegen hatte. Als eine Kollegin des Mediziners entdeckte, dass auch zahlreiche von ihr selbst in einer früheren Studie gesammelte Nervenwasserproben unter Sunderlands Obhut scheinbar spurlos verschwunden waren, kam der Stein ins Rollen. Nach mehr als zweijährigen Ermittlungen gab es keinen Zweifel mehr: Sunderland hatte das NIHM und damit den Staat jahrelang betrogen. Im Dezember 2006 wurde der ehemalige Star der Alzheimer-Szene zu zwei Jahren Freiheitsstrafe auf Bewährung, zur Zahlung von 300 000 Dollar sowie zu 400 Stunden gemeinnütziger Arbeit verurteilt.[186] Eine milde Strafe, die nur deshalb zustande kam, weil sich die Strafverfolger und Sunderlands Anwälte angesichts der Anklage (»krimineller Interessenkonflikt«) auf ein geringeres Strafmaß geeinigt hatten und Sunderland sich am Ende doch für schuldig bekannte. Immerhin blieb dem Psychiater damit eine Gefängnisstrafe erspart.

Ein Fehler, wie einige ehemalige Probanden von Sunderland finden. »Für mich ist dieses Urteil nicht viel mehr als ein Klaps auf die Hand«, sagte Paul Lewis nach der Verkündung des Urteils der *Los Angeles Times*. »Aus meiner Sicht ist das keine große Abschreckung für Leute mit seiner Geisteshaltung am NIH.«[187]

Das Geschäft mit Körpermaterialien boomt – auch in Deutschland

Gut möglich, dass Lewis damit nicht so falschliegt. Fest steht jedenfalls, dass der Fall Sunderland nur die Spitze eines Eisbergs ist. Denn die Vermarktung von Körpermaterialien ist in vollem Gange. Und auch viele Deutsche sind – ohne es zu wissen – längst zu einer lukrativen Quelle des internationalen Gewebehandels geworden. Schon 2003 stellte die Zentrale Ethikkommission der Bundesärztekammer (ZEKO) fest, dass hierzulande eine »fast unüberschaubare Anzahl von Sammlungen« menschlicher Körpermaterialien existiert. Die Extrakte und Präparate werden in den Schränken von Kliniken, in den Kühltruhen von Forschungseinrichtungen, Biotech- und Pharmafirmen gehortet.[188]

Wie viele es genau sind, weiß bislang niemand. Einer der bislang umfangreichsten Reports wurde 1999 von der US-amerikanischen RAND Corporation veröffentlicht.[189] Allein in den USA, hieß es darin, waren damals selbst bei »vorsichtiger Schätzung« bereits mehr als 307 Millionen Gewebeproben von mehr als 178 Millionen Menschen gelagert. Und jedes Jahr kämen rund 20 Millionen Proben hinzu.

Für Deutschland, so die ZEKO, »dürfte von vergleichbaren Entwicklungen auszugehen sein«. Denn fast alle Universitätskliniken und Forschungszentren sowie etliche Krankenhäuser und Blutspendedienste sind heute auf diesem Gebiet aktiv, wie eigene Recherchen vor wenigen Jahren ergaben[190]:

- Allein das pathologische Institut des Berliner Uniklinikums Charité hortet Schätzungen zufolge rund eine Million Gewebeproben von Patienten. Gemeinsam mit Kollegen in Berlin-Steglitz und der Medizinischen Hochschule Graz begann das Institut 2006, eine zentrale Datenbank namens CRIP (Central Research Infrastructure for molecular Pathology) aufzubauen, in der die insgesamt fünf Millionen Proben der Institute mit den klinischen Daten der jeweiligen

Patienten zusammengeführt werden. Die Sammlung soll nicht nur der eigenen Forschung oder anderen, kooperierenden Universitäten und Institute dienen. Auch Pharmafirmen haben darauf – nach Abschluss entsprechender Verträge – Zugriff.

- Auch der Blutspendedienst des Bayerischen Roten Kreuzes, der sich gerne auf seine Gemeinnützigkeit beruft, hat sich nach eigenen Angaben vor einiger Zeit ein »neues Geschäftsfeld« erschlossen.[191] 2006 rief er seine »Biobank der Blutspender« ins Leben. Sie umfasst mehr als drei Millionen eingelagerte Plasmaproben. Diese werden nicht mehr nur zur Behandlung von Kranken nach einer Operation oder einer Chemotherapie bei Krebs eingesetzt. Auch Industriekunden dürfen die Gewebeproben nun nutzen – gegen entsprechende Bezahlung, aber inklusive zahlreicher Daten der jeweiligen Spender.

- Der Arzneimittelhersteller Aventis (heute: Sanofi-Aventis) erkaufte sich schon Ende 2000 für 3,1 Millionen Euro den exklusiven Zugang zu den Daten von 3500 Patienten des Herzzentrums am Klinikum Ludwigshafen, die dort seit 1997 behandelt wurden. Das Unternehmen hat nicht nur Zugriff auf die jeweiligen Krankendaten, es darf auch die eingelagerten Blut- und Plasmaproben sowie tiefgefrorene Zellen – und damit das Erbgut der Patienten – für seine Forschungen verwenden.

- Das Helmholtz Zentrum München verfügt über eine umfangreiche Sammlung namens KORA, die Blut- und DNA-Proben von mehr als 18 000 Personen umfasst. Das Material wird zum Teil schon seit den 1980er Jahren zusammengetragen und kann auch von externen Forschern gegen Gebühr genutzt werden. Seit über 20 Jahren untersuchen Wissenschaftler im Rahmen der KORA-Studie den Gesundheitszustand der Augsburger Bevölkerung. Alle Teilnehmer werden regelmäßig in mehrjährigen Abständen schriftlich zu ihrer Gesundheit befragt und zum Teil erneut untersucht. Begonnen hat es mit der Suche nach Risikofaktoren für Herz-Kreislauf-Erkrankungen, doch inzwischen werden zahlreiche weitere wichtige chronische Erkrankungen in die Untersuchungen mit einbezogen, darunter Fettsucht, Diabetes, Allergien, neurologischen Störungen und verschiedenen Tumorleiden.

- Das US-Unternehmen Asterand handelt seit Jahren mit menschlichen Gewebeproben und Patientendaten von mehr als 70 Krankenhäusern auf der ganzen Welt, darunter auch mehreren deutschen. Unter Asterands Kunden finden sich zahlreiche forschende Arzneimittelhersteller wie Bayer, Bristol-Myers Squibb, GlaxoSmithKline, Schering Plough und Boehringer Ingelheim, die in den Proben nach geeigneten Zielen (im Fachjargon Drug-Targets genannt) für neue Medikamente gegen bislang nicht oder nur schlecht behandelbare Leiden suchen.

Für manch einen Mediziner geht der Nutzen solcher Proben jedoch weit darüber hinaus: Wer fleißig liefert, wird von Pharmafirmen nämlich nicht nur mit hoch dotierten »Beraterverträgen« belohnt. Er erhält von den Arzneimittelherstellern auch zusätzliche Forschungsmittel, üppige Vortragshonorare oder spendierte Reisen zu internationalen Kongressen und Tagungen. Zudem locken Erträge aus Patenten oder Beteiligungen an Unternehmen, die mit Früherkennungstests oder innovativen Therapien Geschäfte machen.

Win-win-Situation für Ärzte und Arzneimittelunternehmen

Oft steht ein Mediziner dabei gleichzeitig in den Diensten mehrerer Firmen. Bei Trey Sunderland zum Beispiel stellte sich später heraus, dass er keineswegs nur für Pfizer, sondern auch für den Arzneimittelhersteller AstraZeneca als Berater tätig war. Zudem hatte er Honorare von Bristol-Myers Squibb und Janssen Pharmaceuticals erhalten, zum Teil für Vorträge, zum

Teil allein dafür, dass er auf bestimmten Tagungen erschien.[192] Derlei Unterstützung fördert die Karriere – und kann innerhalb kurzer Zeit aus einem unbekannten Forscher einen international bekannten Experten machen.

Für Arzt und Arzneimittelhersteller entsteht so eine Win-win-Situation, die sich oft auf anderen Ebenen fortsetzt. Ausgestattet mit dem nötigen Renommee und als vermeintlich unabhängiger Fachmann, kurbeln Mediziner wie Sunderland später den Umsatz der Pillen ihrer Förderer an, indem sie für einen häufigeren, früheren oder längeren Einsatz der jeweiligen Medikamente werben. Sie wirken mit bei der Gestaltung von offiziellen Therapieempfehlungen, sie preisen bestimmte Präparate in Interviews und öffentlichen Vorträgen an. Sie gründen Organisationen oder Vereine, die sich angeblich für die Interessen alter, kranker Menschen einsetzen – in Wirklichkeit aber vor allem dem Fortkommen der Forscher dienen. Sie werden Meinungsbildner in Ethikkommissionen oder Funktionäre in der Selbstverwaltung der Ärzte, wo sie Entscheidungen über die Zulassung von klinischen Studien oder die Kostenerstattung bestimmter Medikamente befürworten können.[193] Wenn nötig, machen sie auch Druck auf Krankenversicherer und Politik, falls diese bestimmte Medikamente – zum Beispiel mangels Nutzen – nicht bezahlen wollen (siehe auch Kapitel 7).

Von der Kunst, an Patienten und gesunde Spender »heranzukommen«

Die große Kunst für den jeweiligen Forscher besteht freilich darin, überhaupt erst einmal an jene Menschen heranzukommen, von denen man Gewebeproben haben will. Das nämlich sei normalerweise »ein Problem«, verriet der Alzheimer-Forscher Harald Hampel von der Universität Frankfurt (Main) 2007 in einem längeren Interview.[194]

Wer geht schließlich schon gerne regelmäßig in eine Klinik,

um sich Blut und Nervenwasser entnehmen, auf Demenz untersuchen und zahlreiche Fragen zu früheren Krankheiten,
Medikamenten oder körperlichen Gebrechen stellen zu lassen? Vor allem dann, wenn man sich völlig gesund fühlt und
genug anderes zu tun hat, weil man mitten im Leben steht?
Oder aber, wenn man ohnehin alt, schwach und verwirrt ist?

Genau solche Probanden aber braucht man, wenn man –
wie Sunderland – neue Diagnoseverfahren zur Früherkennung
von Demenzerkrankungen lange vor Auftreten der ersten
Symptome entwickeln will. Oder aber, wenn man als Hersteller von Alzheimer-Medikamenten die eigenen Produkte bei so
vielen Menschen wie möglich an den Mann bringen will.

Doch Kliniken, Forscher und Pharmafirmen haben in den
vergangenen Jahren Mittel und Wege gefunden, die Bereitschaft zur »Spende« in der Bevölkerung wirksam zu erhöhen.
Das Rezept lautet – auf einen einfachen Nenner gebracht –: geschickte Öffentlichkeitsarbeit, mit der man zuerst Angst vor
einer schlimmen Krankheit schürt, dann »Sicherheit durch
Früherkennung« verspricht und schließlich Hoffnung macht
auf Therapien, die vor den Folgen des Leidens schützen oder
dieses zumindest hinauszögern können.

Die Strategie zeigt Wirkung. Inzwischen gebe es viele besorgte Gesunde, die vorschnell glauben, an Demenz erkrankt
zu sein – und einfach gar nichts haben, sagte der Frankfurter
Gerontopsychiater Johannes Pantel 2009 dem *Spiegel*.[195] Manche ältere Menschen hätten eine geradezu »neurotische Fixierung darauf, dass ihr Gedächtnis nachlassen könnte«.

Gedächtnissprechstunden als Lockangebot

Eines der effektivsten Mittel, um den Nachschub an Probanden und Patienten für Mediziner sicherzustellen, so hat sich
gezeigt, ist die Einrichtung einer »Gedächtnissprechstunde«.
1985 gründete der Psychiater Hans Lauter die bundesweit erste
Einrichtung dieser Art am Klinikum rechts der Isar der Techni-

schen Universität München (TUM). Dabei war von Anfang an klar: Das neuartige Dienstleistungsangebot aus kombiniertem Hirn-, Körper- und Psycho-Check war keineswegs nur als Hilfe für Patienten gedacht. Die Gedächtnissprechstunde sei auch und gerade ein »Instrument zur systematischen wissenschaftlichen Untersuchung von Alterskrankheiten«. So jedenfalls steht es in einer älteren Ausgabe des Magazins der TUM von 1997/1998.[196]

Die Idee erwies sich als Erfolgsmodell. Jede Universität, jedes Krankenhaus, jedes Pflege- und Seniorenheim, das etwas auf sich hält, bietet heute einen solchen Service an. Manchmal heißen sie »Gedächtnisambulanz«, »Memory-Klinik« oder »Memory Clinic«. Mehr als hundert dieser Einrichtungen gibt es heute im deutschsprachigen Raum.[197] Den einen verschaffen sie neue Kunden, den anderen Patienten für ihre Klinik oder aber Probanden für ihre Forschung.

Hampel: »Wir haben mehr Freiwillige, als wir brauchen«

Einige Anbieter haben es bei der »Rekrutierung« von Kranken und Gesunden zu besonderer Perfektion gebracht, zum Beispiel die Klinik für Psychiatrie und Psychotherapie der Ludwig-Maximilians-Universität (LMU) München. Sie hatte schon vor Jahren für einige Forschungsprojekte »mehr Freiwillige, als wir brauchen«, sagte Harald Hampel in einem längeren Interview im Februar 2007.[198] »Wir bekommen so viele Proben, wir können das eigentlich gar nicht ausschöpfen.«

Hampel war damals Leiter des Alzheimer-Gedächtniszentrums der LMU und ist einer jener Demenzforscher hierzulande, die das Geben und Nehmen im Austausch mit der Pharmaindustrie seit Jahren bestens beherrschen. Er ist bei Weitem nicht der Einzige. Doch wie in einem Lehrstück lässt sich an seinem Beispiel zeigen, auf welche Weise Pharmafirmen auf das Handeln vieler Ärzte Einfluss nehmen – und wie sich diese zu willfährigen Helfern für die Vermarktung ihrer Medikamente machen lassen.

Der rege Zustrom zu seiner Klinik zum Beispiel, erläuterte Hampel, liege »eindeutig an der PR, die wir machen, und an den guten Kontakten zu den Medien insgesamt«. Das sei »ein gutes Zusammenspiel«.[199] Dank dessen kämen die Leute »schon früh« – das heißt: bei den leisesten Anzeichen von Gedächtnisproblemen – zur Untersuchung in die Klinik. Zudem veranstalte seine Klinik regelmäßig »Aufmerksamkeitskampagnen« für niedergelassene Ärzte, Angehörige und ältere Menschen. Das Echo auf all diese Veranstaltungen sei »sehr erfreulich«, so Hampel. »Da melden sich viele.« Unter anderem deshalb, weil sie danach zum Teil »emotionalen Druck« hätten, um teilzunehmen.

Gegen »falsche Rücksichtnahme« und für ein »zwangloseres Verhältnis zur Diagnostik«

Um Patienten zu gewinnen, scheuen sich Ärzte wie Hampel auch nicht, die Möglichkeiten der Medizin mitunter deutlich positiver darzustellen, als sie sind. Das zeigt unter anderem ein Bericht der *Ärzte-Zeitung* aus dem Jahr 1999.[200] Schon damals hatte der Mediziner auf einer Informationsveranstaltung der Alzheimer Gesellschaft München für eine frühzeitige Demenz-Diagnostik geworben: Mit einfachen standardisierten Testverfahren, zitierte ihn das Blatt, seien in der Praxis »in wenigen Minuten« selbst bei subjektiv noch unauffälligen Patienten erste wichtige Hinweise auf eine beginnende Alzheimer-Erkrankung zu erkennen.

Doch »aus falscher Rücksichtnahme« würden Tests der geistigen Kompetenz oft so lange hinausgeschoben, bis dann therapeutisch kaum noch etwas bewirkt werden könne. Deshalb sei es nötig, durch »verbesserte Aufklärung« in der Öffentlichkeit und auch bei Ärzten »ein zwangloseres Verhältnis zur Frühdiagnostik demenzieller Erkrankungen« zu erreichen.

Eine fragwürdige Empfehlung. Denn selbst heute – mehr als zehn Jahre danach – kann niemand die Alzheimer-Krankheit sicher diagnostizieren.

Wes Brot ich ess, des Lied ich sing

Den Arzneimittelherstellern Pfizer und Eisai, die die Informationsveranstaltung mitfinanziert hatten, dürfte Hampels Botschaft dennoch ins Konzept gepasst haben. Denn: Je häufiger und je früher Ärzte die Diagnose Alzheimer stellen, desto besser für den Umsatz ihres Mega-Sellers Aricept.

Obwohl das Problem der Alzheimer-Diagnostik bis heute nicht gelöst ist, tauchen auch seit Jahren immer wieder Medienberichte über neue Verfahren zur Früherkennung auf. Längst sind auch Hochschulen und niedergelassene Ärzte in das Geschäft mit der Angst vor dem Vergessen eingestiegen. Für teures Geld verkaufen sie Untersuchungen zur Frühdiagnose des Leidens, obwohl die angepriesenen Verfahren keineswegs halten, was sie versprechen.

2009 sah sich die Deutsche Gesellschaft für Neurologie (DGN) deshalb zu einem ungewöhnlichen Schritt gezwungen. In einer Pressemeldung teilte Günther Deuschl, damals 2. Vorsitzender der DGN, mit: Man müsse klarstellen, dass »die Alzheimer-Frühdiagnose nicht zuverlässig möglich ist«.[201] Man sei noch nicht so weit, solch einen Test routinemäßig bei älteren Menschen mit beginnenden Gedächtnisstörungen einzusetzen. Allzu oft würde dadurch falscher Alarm ausgelöst. Dies sei nicht zu rechtfertigen, solange es noch keine Arzneien gebe, die den Krankheitsverlauf längerfristig beeinflussen könnten. Dass eine medizinische Gesellschaft die eigene Zunft so deutlich kritisiert, ist eine kleine Sensation.

Dennoch werden heute mehrere Medikamente gegen Alzheimer millionenfach geschluckt. Zum Teil sogar »vorsorglich«, ganz sicher aber immer ohne klare Diagnose. Das verdanken die Hersteller der Präparate nicht nur ihrer direkten

Werbung auf Kongressen und in Fachzeitschriften, sondern auch dem wiederholten Einsatz von Medizinern wie etwa Harald Hampel oder Lutz Frölich von der Universität Frankfurt. Frölich verkündete schon im Herbst 1999 auf der von Pfizer und Eisai gesponserten Informationsveranstaltung für Laien: Je früher eine Alzheimer-Erkrankung erkannt werde, desto größer seien die Chancen, mit Medikamenten den Abbau von Intellekt und Alltagskompetenzen zu verlangsamen.[202] Dafür aber gab es weder damals noch gibt es heute stichhaltige Beweise.

Brave Patienten: Gedächtnissprechstunden garantieren »gute Therapietreue«

Eine gute Gelegenheit für die Verbreitung ähnlicher Botschaften ist der »Welt-Alzheimer-Tag«, der seit 1994 jährlich am 21. September stattfindet und rund um den Globus auf die Krankheit aufmerksam machen soll. Pharmafirmen und industrienahe Mediziner nutzen diesen Anlass gerne, um medienwirksam aktiv zu werden. So beklagte Harald Hampel zum Beispiel im September 2003 vor Journalisten: Nur zehn bis zwanzig Prozent der Alzheimer-Kranken in Deutschland bekämen »die richtige Therapie«. Das sei »ein Skandal!«, sagte Hampel und rief zum möglichst frühen Einsatz der Medikamente auf.[203] Der Psychiater ließ in dem Interview keinen Zweifel daran, um welche Mittel es sich dabei dreht: Cholinesterase-Hemmer und Memantin. Die Substanzen könnten die Krankheit zwar nicht heilen, aber hinauszögern, so Hampel. Zum Teil könne der Umzug ins Pflegeheim damit »einige Jahre« aufgeschoben werden.

Auch Gedächtnissprechstunden tragen ihren Teil zur Förderung des Absatzes bei. Das geht aus einer aktuellen Doktorarbeit an der Universität Erlangen-Nürnberg hervor, die den Nutzen dieser Einrichtungen untersucht hat. Sie sind demnach »wertvolle Institutionen«, durch die eine »gute Therapietreue bezüg-

lich der antidementiven Medikation erreicht werden kann«.[204]
Sprich: Wer dort Arzneimittel gegen Alzheimer empfohlen oder
verordnet bekommt, nimmt die Pillen auch zuverlässiger und
über einen längeren Zeitraum ein als ein Patient, der die Medikamente »nur« vom Hausarzt verschrieben bekommt.

Kein Wunder. Welcher besorgte ältere Mensch, der an seinem Gedächtnis zweifelt, lässt sich nicht von einem renommierten Professor beeindrucken, der vor einem schleichenden
Vergessen und dem drohenden »Verlust des Ichs« warnt? Und:
Wer würde dann nicht nach dem Strohhalm greifen, den ihm
ein Mediziner von einer großen Universitätsklinik im Brustton
der Überzeugung reicht?

Beste Kontakte zu Sunderland und Pfizer: Der Mediziner Harald Hampel

Doch zurück zu Harald Hampel – denn seine Vita birgt
noch Überraschungen. Wie Trey Sunderland ist der deutsche
Mediziner seit Jahren auf der Suche nach Biomarkern für die
Früherkennung der Alzheimer-Krankheit und anderer Formen
von Demenz. Und auch seine Forschungen basieren zum großen Teil auf Untersuchungen an Liquorproben.

Mehr noch: Hampel hat jahrelang eng mit Sunderland kooperiert. Eine lange Liste gemeinsamer Veröffentlichungen
seit 1997, an denen zum Teil auch Hampels damaliger Chef,
der Direktor der Psychiatrischen Klinik der LMU, Hans-Jürgen
Möller beteiligt war, belegt das.[205] An der fruchtbaren Zusammenarbeit änderte sich auch dann nichts, als 2004 erstmals öffentlich wurde, dass Sunderland seinen Arbeitgeber und viele
seiner Probanden hintergangen und illegal mehrere Hundert-
tausend Dollar an Honoraren von Pfizer für die Lieferung von
Liquorproben und Patientendaten kassiert hatte. Noch bis
2006 veröffentlichte Hampel Ergebnisse seiner Kooperationen
mit Sunderland in diversen Fachjournalen. Selbst als er 2007
auf den Fall angesprochen wird, kann Hampel an seinen en-

gen Verbindungen zu Sunderland nichts Verwerfliches finden. Als Wissenschaftler befinde man sich nun einmal im »Spannungsfeld der Realität«. Und wie weit man da als Forscher gehe, sei »die Freiheit des Einzelnen«.

Bei ihm selbst freilich, beteuerte Hampel damals, gebe es solche Verquickungen der Arbeit als Arzt mit finanziellen Interessen nicht. Bei seinen Kooperationen mit Pharmafirmen gehe es lediglich um »wissenschaftlichen Austausch«. Fest stehe: »Unsere Proben werden grundsätzlich nicht kommerziell genutzt.« Eine finanzielle Gegenleistung für die Lieferung von Proben, wie bei der Kooperation zwischen Trey Sunderland und Pfizer, gebe es nicht. »Ich bekomme keine Beraterhonorare«, versichert er. Und: »Ich schließe keine Verträge mit Firmen ab.«[206]

Erinnerungslücken: Hampels heimlicher Deal mit Nervenwasserproben

Wer genauer recherchiert, findet jedoch heraus, dass Hampel zum Beispiel mehrere Jahre in den Diensten einer Biotech-Firma namens Applied NeuroSolutions (APNS) in Illinois stand. Das Unternehmen arbeitet an der Entwicklung diagnostischer Tests für die Alzheimer-Krankheit sowie von Medikamenten für die Behandlung des Leidens. Dazu hat APNS zahlreiche Studien an mehr als 2500 Liquorproben vorgenommen. Und siehe da: Wie die Geschäftsführerin Ellen Hoffing auf Nachfrage mitteilt, stammten die meisten dieser Proben aus dem Labor von Harald Hampel.

Welche Summen er dafür erhalten hat, will keiner von beiden verraten. »Details der Kooperation darf ich nicht offenlegen«, so Hoffing.[207] Sicher ist nur, dass Hampel längere Zeit als Berater von APNS tätig war – und von dem Unternehmen Geld erhielt. Das geht unter anderem aus den in den USA obligatorischen Offenlegungshinweisen in zwei Veröffentlichungen von Hampel in Fachzeitschriften hervor. Für seine Tätigkeit als »Mitglied des wissenschaftlichen Beirats« von APNS, heißt es darin, habe er eine »persönliche Entschädigung« von bis zu 10 000 Dollar pro Jahr erhalten.[208] In einer anderen Publikation gibt der Psychiater sogar selbst an, dass er Fördermittel von den Arzneimittelherstellern Eisai und Pfizer erhalten hat.[209] Beide Unternehmen vertreiben gemeinsam das Alzheimer-Medikament Aricept.

Fakt ist auch, dass sich Hampel schon frühzeitig die Rechte an einer wirtschaftlichen Nutzung der Ergebnisse seiner Forschung hat sichern lassen. Im Register des Europäischen Patentamts in München tauchen unter seinem Namen gleich mehrere vorwiegend internationale Patente auf. Sie alle drehen sich um neue Methoden, mit denen sich leichte Formen von Demenz, Alzheimer oder anderen psychiatrischen Erkrankungen mithilfe von Biomarkern aus Liquor- oder Blutproben diagnostizieren lassen.

Harald Hampel dürfte demnach nicht nur ein Interesse daran gehabt haben, möglichst viele Gesunde und Demenzkranke als Spender von Proben in seine Klinik zu locken, um Material für die Entwicklung seiner Tests zu gewinnen. Er profitiert auch direkt davon, wenn er selbst den Nutzen der Früherkennungsuntersuchungen auf Vorträgen, in Pressemitteilungen oder in den offiziellen Leitlinien für die Diagnose und Therapie von Demenzen propagiert. Denn: Je häufiger die von ihm entwickelten Tests verkauft werden, desto besser für sein Portemonnaie.

Falsche Versprechen ohne Folgen

Fest steht jedenfalls, dass es Hampel bei der Werbung für die Früherkennung mit der Wahrheit seit Längerem nicht so genau nimmt. Schon 2007 behauptete Hampel: »Bei Patienten mit einer leichten kognitiven Störung können wir heute eindeutig mit drei Liquormarkern vorhersagen, wer Alzheimer bekommt und wer nicht«.[210]

So etwas funktioniert bis heute mit keinem einzigen Verfahren. Seiner Karriere geschadet haben derlei falsche Versprechen dennoch nicht. Im Gegenteil. Die Universität Frankfurt am Main, an die Hampel 2010 wechselte, schmückt sich immer wieder gern mit dem Professor, der »bahnbrechende Forschungsergebnisse« hervorbringe und durch dessen Arbeiten sich der Standort Frankfurt »rapide in Richtung eines international führenden Zentrums in der Biomarkerforschung bei neurologisch-psychiatrischen Erkrankungen entwickelt«.[211]

Schließlich gewinnt die Hochschule nach eigenen Angaben durch einen Mediziner wie Hampel »internationalen Rang«. Genau darauf sind die meisten Universitätskrankenhäuser heute angewiesen, um im Konkurrenzkampf zu bestehen. Professoren mit derlei Renommee sind nämlich einträgliche Zugpferde bei der Bewilligung von Drittmitteln – Geldern vom Bund oder von der EU etwa, die die Klinik über ihr normales Budget hinaus für Stellen und Projekte ausgeben kann. Häuser, die – zumindest scheinbar – erfolgreich sind, werden von Politikern unterstützt. Kliniken, die mit knappen Mitteln vor sich hin dümpeln, müssen sich etwas einfallen lassen.

Unternehmer oder Arzt?

Hampel macht aus seinen engen Kontakten zur Industrie in diesem Fall auch keinen Hehl. Auf dem Gebiet der Biomarker-Forschung, verkündete er 2010 in einer Pressemitteilung der Universität Frankfurt, seien »synergetische Kooperationen mit Biotech- und Diagnostikunternehmen die derzeit einzig sinnvolle Perspektive«.

Auch die von ihm angeführten Argumente klingen mehr wie die eines Pharmamanagers als die eines Arztes. Mithilfe von Biomarkern, so die Begründung, ließen sich bei der Entwicklung neuer Arzneimittel gegen die Alzheimer-Krankheit »leicht Kosten in Milliardenhöhe« einsparen.

Immerhin, so Hampel, befänden sich derzeit über 200 Substanzen in der klinischen Prüfung. Daraus neue Arzneimittel zu entwickeln, sei jedoch »bekanntlich mit erheblichem finanziellen Aufwand und massiven Investitionsrisiken verbunden«. Tatsächlich würden gerade auf dem Gebiet der »Alzheimer-Demenz« bekanntermaßen viele Studien, in denen neue Medikamente gegen die vermeintliche Krankheit getestet werden, fehlschlagen. Mit geeigneten Biomarkern aber ließen sich »viele erfolglose Studien« vermeiden. Denn durch solche Tests entstehe eine »höhere Trefferquote« für »richtige« Alzheimer-Diagnosen. Dies reduziere »das Entscheidungsrisiko für weitere Investitionen« und ermögliche »schlankere und kostengünstigere Probandenkollektive«.[212]

Widersprüche gehen im Medizinalltag häufig unter

Daran, dass bei der Behandlung von dementen Menschen einiges im Argen liegt, gibt es für Hampel keinen Zweifel. Die Alzheimer-Krankheit sei mittlerweile eine »sozioökonomisch bedeutsame Erkrankung«, deren weltweite volkswirtschaftliche Kosten 2009 mit 422 Milliarden US-Dollar beziffert worden seien. Und bis heute, erfährt der erstaunte Leser, gebe es »noch keine effektive, krankheitsmodifizierende Therapie«.[213] Dabei hat Hampel bei anderen Gelegenheiten stets auf einen frühen Einsatz der vorhandenen Medikamente gedrungen.[214] Aus Anlass des Welt-Alzheimer-Tages, berichtete zum Beispiel die *Ärzte-Zeitung* am 22. September 2003, »hat Hampel an die Bedeutung früher Aufklärung und früher Therapie bei Morbus Alzheimer erinnert«. Dann nämlich, zitierte das Blatt den Forscher, »seien die Erfolge am größten!«.

Solche Widersprüche gehen im medizinischen Alltag jedoch häufig unter. Das Risiko für den Mediziner, für falsche Versprechen zur Rechenschaft gezogen zu werden, ist minimal – selbst wenn das Mittel gar nichts nützt. Denn: Entweder es geht dem Patienten nach ein paar Wochen wieder besser. Dann glaubt dieser, die Therapie habe gewirkt. Oder aber der Kranke baut geistig noch weiter ab. Dann kann er sich kaum noch selbst beschweren – und seine Angehörigen glauben, für eine Rettung durch Medikamente war es eben schon zu spät. Ob die Mittel im Einzelfall helfen oder nicht, darauf kommt es für manchen Forscher offenbar auch nicht so sehr an. Wichtig sei vor allem, sagte Harald Hampel in dem Gespräch 2007, dass die Betreuung gut sei und die Kunden zufrieden sind, »sonst geht unser Kerngeschäft unter«.[215]

Ahnungslose Spender

Fraglich ist nur, wie weit die Betroffenen verstehen, was mit ihnen passiert. Vor allem dann, wenn es nicht nur um ihre eigene Gesundheit, sondern auch um die Gewinnung von Nervenwasser oder Blutproben geht. Fakt ist nämlich: Die wenigsten Menschen, deren Proben und Daten an Firmen verkauft werden, haben den Medizinern das jemals bewusst erlaubt. Die Betroffenen wissen in der Regel nicht einmal davon. Sie glauben, man nimmt ihnen Blut oder Liquor ab, weil es um ihre eigene Gesundheit geht – oder zumindest um das Wohl der Menschheit. Sie ahnen nicht, was ihre Zellen, Gene oder Proteine Forschern wert sind. Oder aber, sie sind schlicht zu alt, zu krank, zu verängstigt oder zu verwirrt, um überhaupt darüber nachzudenken.

Selbstverständlich, versicherte Hampel 2007 in einem Interview für die *Süddeutsche Zeitung*, werde jeder Patient »ausführlich aufgeklärt, bevor er untersucht und behandelt wird«. Und wenn es um Forschungsprojekte gehe, »wird er zusätzlich gefragt, ob er das unterstützen will«. Sicherheitshalber ließen sich die Ärzte des Klinikums deshalb angeblich in jedem Fall eine entsprechende Einwilligungserklärung unterschreiben.[216]

Doch: Wie viel können Patienten tatsächlich vom Verbleib ihrer Gaben wissen? Schließlich handelt es sich bei den meisten Probanden nicht nur um betagte Menschen, sondern

auch um Patienten, die in ihren geistigen Fähigkeiten eingeschränkt sind – und das meiste vergessen.

Die Erfahrung zeigt vielmehr, dass selbst Gesunde mit dem
Schriftwerk vor der Spende überfordert sind.

Hinzu kommt: Wer jedoch versucht, von den zuständigen
Gremien der Universitätsklinik München auch nur den Auf-
klärungsbogen sowie eine Blanko-Version des Formulars zu erhalten, stößt auf massive Widerstände. So geschehen im Frühjahr 2007: Weder das Sekretariat von Hampel noch die
zuständige Ethikkommission der Klinik sind bereit oder in der
Lage, die Schriftwerke auf Anfrage zur Verfügung zu stellen.

7 Das Kartell

In der Theorie ist alles ganz einfach. Wer Arzt wird, dem geht es nicht um Prestige und Profit. Bei seiner Aufnahme in den ärztlichen Berufsstand gelobt er, sein »Leben in den Dienst der Menschlichkeit zu stellen«.[217] So steht es in den Berufsordnungen der deutschen Ärztekammern, die hierzulande für jeden Arzt rechtsverbindlich sind.

Das in allen Bundesländern weitgehend einheitliche Schriftwerk beschreibt die Pflichten der Ärzte gegenüber ihren Patienten und die – wie es auf der Website der Bundesärztekammer heißt – »sittlichen« Grundlagen dieses Berufs.[218] Dazu gehört zum Beispiel, dass Ärzte keine Geschenke oder andere Vorteile annehmen dürfen, wenn »hierdurch der Eindruck erweckt wird, dass die Unabhängigkeit der ärztlichen Entscheidung beeinflusst wird«. Er darf keine anpreisende, irreführende oder vergleichende Werbung betreiben. Ebenso ist es ihm verboten, Werbevorträge über Arzneimittel zu halten oder seinen Namen in Verbindung mit seinem Titel »in unlauterer Weise für gewerbliche Zwecke herzugeben«. Denn es geht um ein hohes Gut: Es geht darum, das Vertrauen zwischen Ärzten und Patienten zu erhalten und zu fördern.

Die Wirklichkeit sieht anders aus. Kaum ein Mediziner kann sich hierzulande heute noch den Einflüssen der Industrie entziehen:

- 20 Millionen Mal pro Jahr besuchen 15 000 Pharmareferenten die Praxen und Krankenhäuser der Republik und versuchen, Ärzte durch Gespräche, Muster, Geschenke oder Gratisreisen darin zu beeinflussen, welche Medikamente sie ihren Patienten verschreiben.[219]
- Arzneimittelhersteller finanzieren heute fast alle relevanten ärztlichen Weiterbildungskongresse – und sorgen dort für

die »richtigen« Themen und dafür, dass bestimmte Therapien im »richtigen« Licht erscheinen.

● Pharmafirmen nehmen Einfluss darauf, wie Mediziner und Forscher an Kliniken und Krankenhäusern neue Wirkstoffe an ihren Patienten erproben, wie diese Studien ausgewertet und welche Ergebnisse veröffentlicht werden – und welche nicht, wenn das Mittel schlechter abgeschnitten hat als erhofft.

● Die Erfolgreichsten unter den Ärzten und Forschern haben meist die engsten Kontakte: Sie erhalten Unterstützung bei der Finanzierung ihrer Forschung, verfügen über Patente und dienen als Berater, wissenschaftlicher Beirat oder Autor im Auftrag pharmazeutischer, medizintechnischer oder biotechnologischer Unternehmen.

● Ganz oben auf der Liste der Begünstigten stehen dabei die Vertreter der Psychiatrie – jenem Gebiet also, in das auch die Erforschung und Therapie von »Alzheimer« fällt. Das zeigt unter anderem eine 2008 veröffentlichte Studie des US-Bundesstaats Vermont.[220] Dort müssen Arzneimittelhersteller offenlegen, wie viel Geld sie im vergangenen Jahr an Mediziner, Krankenhäuser und Universitätskliniken für Beratertätigkeiten, Reisen, Geschenke oder andere Zwecke gezahlt haben. 2007, so das Ergebnis, hatten die 100 Top-Empfänger insgesamt rund 2,13 Millionen US-Dollar von der Pharma-Industrie erhalten. Spitzenreiter waren dabei elf Seelenärzte. Mit insgesamt 626 000 US-Dollar hatten sie den größten Teil des Kuchens abbekommen. An zweiter Stelle lagen zwei Experten für Herz-Kreislauf-Medizin, auf die eine Summe von rund 313 000 Dollar entfiel.

Doch viele Ärzte glauben nicht daran, dass sie längst in Interessenkonflikten stecken. Sie sind sich nicht bewusst, dass sie durch »Geschenke« beeinflusst werden und durch Eigeninteressen ihre Unabhängigkeit und Glaubwürdigkeit gefährden. Oder aber: Sie wollen es schlicht nicht wahrhaben. Umfragen zufolge schätzen Ärzte zwar 84 Prozent ihrer Kollegen für an-

fällig und verführbar ein.[221] Sich selbst halten die meisten jedoch für immun.

Das Problem ist bekannt. Die meisten medizinischen Fachzeitschriften verlangen deshalb zum Beispiel schon seit Jahren
von ihren Autoren, ihre Interessenkonflikte in einem kurzen
Absatz am Ende ihres Artikels offenzulegen. Darin müssen die
Verfasser alle materiellen Beziehungen angeben, die mit den Inhalten der Publikation in Zusammenhang stehen. Meist geht es
dabei um finanzielle Unterstützung einzelner Pharmafirmen bei
der jeweiligen Studie sowie um Berater- und Vortragshonorare.

Erst jetzt befassen sich auch führende Mediziner in Deutsch-
land mit dem Thema. Im Frühjahr 2010 gab zum Beispiel die
Arbeitsgemeinschaft der wissenschaftlichen medizinischen
Gesellschaften (AWMF) Empfehlungen zum Umgang mit dem
Thema heraus. Darin stellte sie unmissverständlich klar: Ein
Interessenkonflikt habe nichts damit zu tun, ob sich eine Person beeinflusst fühlt oder nicht. Ein Interessenkonflikt sei
auch nicht – wie häufig angenommen – »das Ergebnis einer
Handlung oder ein verzerrtes Urteil oder eine verzerrte Bewertung«. Ein Interessenkonflikt ergebe sich allein durch die Tat-
sache, *dass* eine Beziehung zur Industrie besteht.

Doch während sich einige Aufrechte bemühen, das Thema
endlich aus der Tabuzone zu holen und ein größeres Bewusstsein für das Problem zu schaffen, kurieren sie doch nur an
Symptomen. Denn große Teile des Systems aus medizinischer
Forschung und Versorgung werden von den Interessen eines
gut verdrahteten Kartells bestimmt:

- Mediziner und Forscher erhalten Unterstützung von der Industrie, von Verbänden und anderen Interessengruppen.
  Gleichzeitig sind sie diejenigen, die Behandlungsleitlinien
  entwickeln und Gutachten erstellen – und trotz gezielter
  Aufforderung ihre Beziehungen mitunter nicht offenlegen.
- Hoch angesehene Ärzte geben ihren Namen für Artikel her,
  die von Marketing-Abteilungen der Arzneimittelindustrie
  vorbereitet wurden und in denen der scheinbar firmenun-

abhängige »Autor« zum Beispiel die überragenden Eigenschaften einer Therapie bescheinigt – obwohl er die entsprechenden Daten mitunter gar nicht kennt.

- Industriegesponserte Experten werden als Meinungsbildner und Funktionäre in Ethikkommissionen oder Gremien der ärztlichen Selbstverwaltung entsandt. Dort bestimmen sie mit, was offiziell als wissenschaftlich erwiesen und medizinisch geboten gilt.

- Namhafte Werbeagenturen gestalten – angeblich unentgeltlich und zum Wohle der Öffentlichkeit – PR-Materialien für Aufmerksamkeitskampagnen, mit denen die Bevölkerung für eine bestimmte Krankheit »sensibilisiert« werden soll.[222] Ein Beispiel ist die »Demenzkampagne Rheinland-Pfalz«. Offiziell handelt es sich um eine 2004 gestartete Initiative der dortigen Landeszentrale für Gesundheitsförderung. Tatsächlich stecken dahinter aber auch die weltweit agierende PR-Agentur Ogilvy & Mather sowie die Pharmafirmen Eisai und Pfizer. Beide Arzneimittelhersteller sind seit Jahren gute Kunden von Ogilvy – und profitieren als Hersteller des Alzheimer-Medikaments Aricept von jeglicher Öffentlichkeitsarbeit für das Thema Demenz. Ähnliches gilt für den deutschen Pillenproduzenten Merz Pharmaceuticals: Ogilvy ist seit Längerem auch offiziell mit klassischer Werbung für dessen Alzheimer-Medikament Axura betraut.[223]

- Mediziner und Pharmafirmen nutzen Selbsthilfegruppen und scheinbar gemeinnützige Vereine als trojanische Pferde, über die sie vermeintliche Missstände bei der Versorgung kranker Menschen anprangern – in Wirklichkeit aber ihr eigenes Fortkommen fördern oder politischen Druck für kommerzielle Zwecke machen.

Die engsten Verflechtungen findet man in jenen Bereichen, in denen besonders häufig Arzneimittel verordnet werden und wo – wie im Fall von psychischen Störungen wie Demenzen – die Diagnosen schwammig, die Ängste groß, die Gesellschaft im Umbruch und echte Verbesserungen mühsam sind. Besonders gut gedeihen solche Netzwerke zudem dort, wo – wie in Deutschland, der Schweiz oder den USA – große und einflussreiche Pharmafirmen und Medizingerätehersteller ihren Sitz haben und wo aufgrund des allgemeinen Wohlstands große Mengen an Geld für Forschung und Medizin zu holen sind.

Pseudo-Offenheit und Augenwischerei

Die wenigsten Mediziner lassen sich dabei freilich gerne in die Karten schauen. Als ungeschriebenes Gesetz der Gemeinschaft gilt: Wer mitmacht, schweigt.

Ein Beispiel dafür, wie man hierzulande scheinbar Transparenz schafft und dennoch Interessenkonflikte verschleiern kann, ist die im Herbst 2009 veröffentlichte »S3-Leitlinie Demenzen«. Das Schriftwerk soll Ärzten und Betroffenen in Deutschland einen umfassenden Überblick über den derzeitigen Stand des Wissens zum Thema geben und enthält Empfehlungen für die Prävention, Diagnostik und Therapie von Demenzerkrankungen.

Um eine solche Leitlinie zu erstellen, sichten zahlreiche Experten die einschlägigen Studien, bewerten den Nutzen der verfügbaren medizinischen Verfahren und formulieren schließlich konkrete Ratschläge und Einschätzungen zu diagnostischen Kriterien und Therapien.

Bei den Vorbereitungen für die S3-Leitlinie Demenzen war den Verfassern sehr wohl bewusst, »dass kommerzielle Abhängigkeiten und sonstige Interessenkonflikte die Inhalte der Leitlinie systematisch beeinflussen könnten«.[224] Das geht aus dem sogenannten Methodenreport der Leitlinie hervor, in dem die Autoren verschiedene Aspekte ihrer Vorgehensweisen bei der Erstellung der Leitlinie darlegen. Unter anderem findet sich dort auch ein Anhang zum Thema Interessenkonflikte (siehe S. 161, Kasten). Die Entwicklung von Leitlinien für die medizinische Versorgung, betonen die Autoren darin, verlange über die fachliche Expertise hinaus eine strikte Vermeidung kommerzieller Abhängigkeiten und sonstiger Interessenkonflikte. Jedoch gebe es »eine Vielzahl von finanziellen, politischen, akademischen oder privaten/persönlichen Beziehungen, deren Ausprägungsgrad und Bedeutung variieren können und die mögliche Interessenkonflikte begründen können«.

Jeder der beteiligten Autoren und Teilnehmer wurde deshalb von den Leitlinienkoordinatoren dazu aufgefordert, ein Formblatt auszufüllen, in dem er angeben musste, ob er zum Beispiel als Berater oder Gutachter für Industrieunternehmen tätig war, ob er Patente, Urheberrechte oder Verkaufslizenzen für Arzneimittel oder Medizinprodukte hat oder aber als bezahlter Autor von Artikeln im Auftrag pharmazeutischer, biotechnologischer, medizintechnischer Unternehmen tätig war. Anschließend musste die ausgefüllte, unterschriebene Selbsterklärung beim Leitlinienkoordinator abgegeben werden – was nach Angaben der Autoren auch alle Mitglieder der Steuerungsgruppe, der Expertengruppe und der Konsensusgruppe getan haben.[225]

Diese Erklärung, heißt es im Methodenreport, sei nicht zuletzt entscheidend »für die Qualitätsbeurteilung von Leitlinien, aber auch für ihre allgemeine Legitimation und Glaubwürdigkeit in der Wahrnehmung durch Öffentlichkeit und Politik«.[226]

Die Frage ist nur, wie das in der Praxis funktionieren soll. Im Anhang der Leitlinie findet sich zwar eine Tabelle, in der links die Namen der fast 70 beteiligten Experten stehen und rechts eine Spalte für die »Angabe von möglichen Interessenkonflikte« jedes einzelnen Autors. Nur: In der gesamten rechten Spalte steht dasselbe Wort: keine.

»Potzblitz!«, kommentierte ein anonymer Autor alias ›hockeystick‹ im Blog *Stationäre Aufnahme* seinen Fund im Herbst 2010.[227] »Ein ganzer Bus voller Demenzexperten ohne Verbindungen zur Pharmaindustrie! Wäre in diesem Moment ein Schwarm von 68 blau-rosa karierten Elefanten in V-Formation am Himmel vorbeigezogen, ich hätte ihn mit weniger Verwunderung zur Kenntnis genommen.« Die einzig mögliche Erklärung, diagnostizierte hockeystick, sei »kollektive Amnesie«.

Einer der Koordinatoren der Leitlinie, der Medizinprofessor und damals 2. Vorsitzender der Deutschen Gesellschaft für Neurologie Günther Deuschl, hat dafür zunächst eine andere Erklärung: Die Gruppe der beteiligten Experten, sagt der Neurologe auf Nachfrage, sei »eine Gemeinde, die sich gut kennt«.[228] Leute, die relativ industriefreundlich seien, würden gar nicht zum Mitmachen bei der Leitlinie eingeladen. »Viele von uns haben das abgegeben, was man immer abgibt.« Auf die Frage nach Berater- bzw. Gutachtertätigkeiten für Industrieunternehmen oder bezahlte Mitarbeit in einem wissenschaftlichen Beirat eines pharmazeutischen oder medizintechnischen Unternehmens zum Beispiel könne er sich »gut vorstellen, dass da keiner Ja sagt«.

Auch er selbst habe zum Beispiel Anfang der 2000er eine von der Firma Novartis finanzierte Studie gemacht. (Das Unternehmen stellt unter anderem das Alzheimer-Medikament Rivastigmin her.) Doch für Deuschl scheint die international anerkannte Definition von Interessenkonflikten nicht zu gelten. »Ich habe keinen Interessenkonflikt an der Stelle«, sagt er. Und sowieso: Dass man derlei Verbindungen wirklich immer offenlege, fügt er hinzu, »sei gar nicht mehr der Fall«.

Auszug aus dem Methodenreport zur S3-Leitlinie Demenzen

Erklärung über mögliche Interessenkonflikte

Die Entwicklung von Leitlinien für die medizinische Versorgung verlangt über die fachliche Expertise hinaus auch eine strikte Vermeidung kommerzieller Abhängigkeiten und sonstiger Interessenkonflikte, die Leitlinieninhalte systematisch beeinflussen könnten. Es gibt eine Vielzahl von finanziellen, politischen, akademischen oder privaten persönlichen Beziehungen, deren Ausprägungsgrad und Bedeutung variieren können und die mögliche Interessenkonflikte begründen können. Ob davon die erforderliche Neutralität für die Tätigkeit als Experte infrage gestellt ist, soll nicht aufgrund von detaillierten Vorschriften geklärt werden, sondern im Rahmen einer Selbsterklärung der Experten erfolgen. Die Erklärungen werden gegenüber dem Leitlinienkoordinator abgegeben. Der Leitlinienkoordinator sichert die Vertraulichkeit der Angaben zu.

Die Erklärung der Autoren und Teilnehmer am Konsensusverfahren ist für die Qualitätsbeurteilung von Leitlinien, aber auch für ihre allgemeine Legitimation und Glaubwürdigkeit in der Wahrnehmung durch Öffentlichkeit und Politik entscheidend. Wir möchten Sie daher bitten, unten stehende Erklärung auszufüllen und zu unterzeichnen.

Die Erklärung der Unabhängigkeit betrifft finanzielle und kommerzielle Tatbestände sowie Interessen der Mitglieder selbst und/oder ihrer persönlichen/professionellen Partner. Bitte machen Sie **konkrete Angaben unter Berücksichtigung folgender Punkte:**

1. Berater- bzw. Gutachtertätigkeit für Industrieunternehmen, bezahlte Mitarbeit in einem wissenschaftlichen Beirat eines pharmazeutischen, biotechnologischen bzw. medizintechnischen Unternehmens.

2. Finanzielle Zuwendungen pharmazeutischer, biotechnologischer bzw. medizintechnischer Unternehmen bzw. kommerziell orientierter Auftragsinstitute, die über eine angemessene Aufwandsentschädigung für die Planung, Durchführung und Dokumentation klinischer oder experimenteller Studien hinausgehen.

3. Eigentümerinteresse an Arzneimitteln/Medizinprodukten (z.B. Patent, Urheberrecht, Verkaufslizenz).

4. Besitz von Geschäftsanteilen, Aktienkapital, Fonds der pharmazeutischen oder biotechnologischen Industrie.

5. Bezahlte Autoren- oder Co-Autorenschaft bei Artikeln und/oder Vorträgen im Auftrag pharmazeutischer, biotechnologischer, medizintechnischer Unternehmen in den zurückliegenden 5 Jahren.

Existieren finanzielle oder sonstige Beziehungen mit möglicherweise an den Leitlinieninhalten interessierten Dritten?

□ Ja

□ Nein

Falls ja, bitte konkrete Angabe:
Ergeben sich aus Ihrer Sicht mögliche Interessenkonflikte?

□ Ja

□ Nein

Ort, Datum, Name (bitte Druckschrift)

Unterschrift

Angabe von möglichen Interessenkonflikten

Autor/Experte//Teilnehmer Konsensusprozess (in alphabetischer Reihenfolge)	Angabe von möglichen Interessen- konflikten
Dr. Jens Bohlken	Keine
Torsten Bur	Keine
Prof. Dr. Pasquale Calabrese	Keine
Prof. Dr. Günther Deuschl	Keine
Prof. Dr. Hans-Christoph Diener	Keine
Prof. Dr. Richard Dodel	Keine
Beatrix Evers-Grewe	Keine
Prof. Dr. Klaus Fassbender	Keine
PD Dr. Ulrich Finckh	Keine
Dr. Simon Forstmeister	Keine
Prof. Dr. Jürgen Fritze	Keine
Prof. Dr. Lutz Frölich	Keine
Michael Ganß	Keine

Autor/Experte//Teilnehmer Konsensusprozess (in alphabetischer Reihenfolge)	Angabe von möglichen Interessen- konflikten
Prof. Dr. Thomas Gasser	Keine
Sabine George	Keine
Prof. Dr. Hermann-Josef Gertz	Keine
Prof. Dr. Elmar Gräßel	Keine
Dr. Manfred Gogol	Keine
Carola Gospodarek	Keine
Prof. Dr. Hans Gutzmann	Keine
Prof. Dr. Gerhard Hamann	Keine
Prof. Dr. Harald Hampel	Keine
Hildegard Hegeler	Keine
Prof. Dr. Hans-Jochen Heinze	Keine
Prof. Dr. Michael Heneka	Keine
Prof. Dr. Isabella Heuser	Keine
Prof. Dr. Helmut Hildebrandt	Keine
PD Dr. Werner Hofmann	Keine
Prof. Dr. Michael Hüll	Keine
Prof. Dr. Ralf Ihl	Keine
Prof. Dr. Thomas Jahn	Keine
Sabine Jansen	Keine
PD Dr. Frank Jessen	Keine
Claudia Keller	Keine
Manfred Koller	Keine
Prof. Dr. Ina Kopp	Keine
Prof. Dr. Johannes Kornhuber	Keine

Autor/Experte//Teilnehmer Konsensusprozess (in alphabetischer Reihenfolge)	Angabe von möglichen Interessen- konflikten
Prof. Dr. Alexander Kurz	Keine
Prof. Dr. med. Dipl.-Psych. Christoph Lang	Keine
Heinz Lepper	Keine
Prof. Dr. Wolfgang Maier	Keine
Prof. Dr. Dr. Andreas Märcker	Keine
PD Dr. Moritz Meins	Keine
Prof. Dr. Rüdiger Mielke	Keine
PD Dr. Brit Mollenhauer	Keine
Carmen Mothes-Weiher	Keine
Dorothea Muthesius	Keine
Prof. Dr. Hans-Georg Nehen	Keine
Prof. Dr. Wolfgang Oertel	Keine
Prof. Dr. Markus Otto	Keine
Prof. Dr. Walter Paulus	Keine
Prof. Dr. Johannes Pantel	Keine
Dr. Oliver Peters	Keine
Prof. Dr. Heinz Reichmann	Keine
Prof. Dr. med. Dipl.-Phys. Matthias Riepe	Keine
Dr. Barbara Romero	Keine
Prof. Dr. Klaus Schmidtke	Keine
Prof. Dr. Mathias Schreckenberg	Keine
Prof. Dr. Johannes Schröder	Keine
Prof. Dr. Jörg Schulz	Keine
Dr. Annika Spottke	Keine

Autor/Experte//Teilnehmer Konsensusprozess (in alphabetischer Reihenfolge)	Angabe von möglichen Interessen- konflikten
Dr. Roland Urban	Keine
Dr. Dieter Varwig	Keine
Prof. Dr. Christine A. F. von Arnim	Keine
Prof. Dr. Claus-W. Wallesch	Keine
Franz Wagner	Keine
Prof. Dr. Markus Weih	Keine
Prof. Dr. Jens Wiltfang	Keine

Eine kurze Recherche bestätigt schon bei rund der Hälfte der Beteiligten: An anderen Stellen haben sie diverse Interessenkonflikte offenbart. Und fast immer tauchen als Geldgeber die führenden Hersteller der gängigen Demenzmedikamente auf. Ob Pfizer, Eisai, Janssen-Cilag, Lundbeck, Schwabe oder Merz – viele der Mediziner stehen sogar bei mehreren Pillenproduzenten auf der Honorarliste. Einer von ihnen, der Psychiatrieprofessor Harald Hampel von der Universität Frankfurt (Main), hält darüber hinaus seit Jahren mehrere Patente – für Verfahren zur Früherkennung der Alzheimer-Krankheit und anderer Demenzen.

Warum also tauchen diese Verbindungen im Anhang der S3-Leitlinie Demenzen nicht auf? Günther Deuschl und sein Mitkoordinator Wolfgang Maier von der Universität Bonn werden schnell wortkarg, wenn man sie zu dem Rätsel befragt. »Normalerweise rede ich gerne mit der Presse«, sagt Deuschl, als das Gespräch auf die Interessenkonflikte kommt. »Doch wenn es so ein G'schmäckle kriegt, dann ist das Interesse nicht mehr so riesig.«.[229]

»So ein G'schmäckle« entsteht für Deuschl schon durch

ganz einfache Fragen: Liegen ihm und seinem Kollegen Maier intern womöglich andere Angaben zu den Interessenkonflikten der Beteiligten vor? Schließlich mussten die Experten und Autoren ihre Selbsterklärungen gegenüber den Leitlinien-Koordinatoren abgeben. Wenn nein: Wie will die Leitliniengruppe dann in der Lage gewesen sein zu entscheiden, wie sie mit diesen Interessenkonflikten umgeht? Und wenn ja: Warum täuscht die Leitliniengruppe die Öffentlichkeit, indem sie so tut, als ob es keinen einzigen Interessenkonflikt gebe?

Deuschl findet nicht, dass er solche Fragen gegenüber Journalisten beantworten muss. »Wir sind Ihnen nicht ohne Weiteres Rechenschaft schuldig«, entgegnet er in dem Telefonat. Das alles klinge für ihn nach »Enthüllungsjournalismus« und daran sei sein Interesse »nicht so riesig«. Seine Auskunftsfreude hat damit ein abruptes Ende. Man solle die Fragen doch bitte erst einmal schriftlich stellen, fordert er. Kurz darauf erhält er die Fragen per Mail.[230] Doch selbst diese beantwortet er nicht. Stattdessen schickt er wenige Minuten später eine karge Antwort. »In Ihrem Anschreiben haben Sie ein anderes Anliegen vorgegeben, als Sie im Telefonat thematisiert haben. Gruss De«.[231] Eine Ausrede. Denn aus der Interviewanfrage ging klar hervor: Inhalt des Gesprächs würden Fragen zur S3-Leitlinie Demenzen sein. Und als Koordinator der Leitlinienkommission war Deuschl der richtige Ansprechpartner.

Wie seine Mail vom nächsten Tag zeigt, will der Neurologieprofessor seine Aussagen jedoch davon abhängig machen, »dass Sie uns vorstellen, welche Publikation Sie planen, was das Ziel der Publikation ist, wer das finanziert bzw. drucken will und welche inhaltlichen Verpflichtungen Sie eingegangen sind«.

Die Reaktion überrascht. Wie, so fragt man sich als Journalist, denkt der Neurologieprofessor eigentlich über Presse- und Publikationsfreiheit? Will er seine Bereitschaft, Medienvertretern zu antworten, von einer wohlgefälligen Berichterstattung abhängig machen?

Sein Kollege Wolfgang Maier macht es sich noch leichter. Er wimmelt eine Interviewanfrage zur Leitlinie von Anfang an ab. In einer E-Mail verweist er – offensichtlich vorgewarnt von Deuschl – darauf, dass er »wegen meines vollen Terminkalenders leider kurzfristig keinen Termin anbieten« könne.

Auf den Hinweis, dass es nicht eile und dass das Interview auch nicht lange dauern werde, antwortet Maier nicht mehr. Auch er, so zeigen seine eigenen Angaben in einer Veröffentlichung aus 2008, erhielt für diverse Projekte Geld von Arzneimittelherstellern, darunter AstraZeneca, Janssen-Cilag, Eli Lilly, Lundbeck, Pfizer und Bristol Myers-Squibb.[232]

Perfekt verdrahtet: Das Netzwerk des Hans-Jürgen Möller

Doch Schweigen ist nicht die einzig richtige Strategie, wenn man sein Image pflegen und die eigene Macht ausbauen und sichern will. Das weiß kaum jemand besser als Hans-Jürgen Möller.

Der langjährige Leiter der Psychiatrischen Klinik der Ludwig-Maximilians-Universität München ist nicht nur als Demenzforscher aktiv. Nach eigenen Angaben ist er »Autor beziehungsweise Coautor von mehr als 500 wissenschaftlichen Aufsätzen in nationalen und internationalen Fachzeitschriften. Autor bzw. Herausgeber von mehreren Büchern« sowie »unter anderem Autor oder Hauptherausgeber von Lehrbüchern für Psychiatrie und Lehrbüchern für Psychopharmakologie«.[233] Viele der Werke drehen sich dabei um neue Formen der Therapie von Demenzen, Depressionen oder Schizophrenie.

Möller pflegt auch beste Kontakte zur Industrie. 2009 zum Beispiel gab er selbst an, dass er von 15 Pharmafirmen Forschungsgelder erhalten hat, Mitglied des Advisory Boards (eine Art Firmenberater) ist oder aber Honorare für Vorträge erhält. Die Liste der Geber umfasst alle führenden Pharmakonzerne und reicht von AstraZeneca, Bristol-Myers Squibb, Eisai,

Eli Lilly, GlaxoSmithKline, Janssen-Cilag, Lundbeck, Merck, bis zu Novartis, Organon, Pfizer, Sanofi-Aventis, Sepracor, Servier und Wyeth.[234]

Vor allem aber ist Möller ein Prototyp jenes Hochschulprofessors, der bestens vernetzt ist – und überall dort sitzt, wo man Einfluss hat. Auf das, was Ärzte ihren Patienten verordnen. Auf die öffentliche Meinung. Auf die Politik.

- Möller ist Vorsitzender der **Hirnliga**, einem angeblich gemeinnützigen Verein, der seit Jahren eine vermeintliche Unterversorgung von Demenzkranken mit Acetylcholinesterasehemmern, Memantin und Ginkgo Biloba anprangert und einen verstärkten Einsatz dieser Präparate fordert. So auch wieder Anfang 2011 auf einem Symposium der Hirnliga in Frankfurt am Main. Die meisten Demenzkranken, so die Botschaft der Experten, seien in Deutschland chronisch unter- oder fehlversorgt.[235] Weniger als 20 Prozent der gesetzlich krankenversicherten Demenzkranken erhielten indikationsgerecht Antidementiva, kritisierte der stellvertretende Vorsitzende der Hirnliga, Hans Gutzmann. Bei Privatversicherten seien es immerhin doppelt so viele.[236] Dabei lasse sich die Entwicklung der Demenz und damit auch der Alzheimer-Erkrankung um ein bis zwei Jahre verzögern beziehungsweise die Heimeinweisung hinausschieben, wenn ein Patient frühzeitig und umfassend mit Antidementiva behandelt werde.[237]

– Fraglich ist, ob es der Hirnliga wirklich darum geht, »die Situation der Alzheimer-Kranken und der sie pflegenden Angehörigen zu verbessern«, wie sie auf ihrer Website von sich behauptet.[238] Denn die Hirnliga besteht aus zwei Arten von Mitgliedern: Die einen sind Alzheimer-Forscher wie Möller, sein Protegé Harald Hampel (Universität Frankfurt), der Psychiater Ralf Ihl (Universität Heidelberg), die Kollegen Lutz Frölich (Universität Frankfurt) und Johannes Kornhuber (Universität Erlangen), die über die Hirnliga Spenden für Projekte eintreiben. Die anderen sind Pharmafirmen wie Schwabe, Eisai, Janssen-Cilag, Lundbeck und Merz, die genau jene Mittel herstellen oder vertreiben, die die Hirnliga propagiert.[239]

– Tatsächlich wird die Arbeit des Vereins nicht nur »durch pharmazeutische Unternehmen gefördert«, wie es auf der Website heißt. Die Firma Schwabe, die ein Demenzmedikament auf Basis eines Ginkgo-Extrakts namens Tebonin produziert, stellt mit ihrem langjährigen Geschäftsführer Michael Habs sogar den Schatzmeister der Hirnliga – und steuert damit die Verwaltung von Kasse und Finanzen des Vereins. Fest steht auch: Immer wieder geht die Hirnliga mit auffallend pharmafreundlichen Stellungnahmen gegen Veröffentlichungen von industrieunabhängigen Forschern oder Institutionen wie dem staatlichen Institut für Qualität und Wirtschaftlichkeit im Gesundheitswesen (IQWiG) vor. Vor allem dann, wenn deren Studien zeigen, dass der Nutzen der bisher verfügbaren Medikamente gering oder fragwürdig ist. 2004 zum Beispiel kam eine (ausnahmsweise industrieunabhängige) Studie namens AD2000 zu dem Schluss, dass für das Alzheimer-Medikament Aricept (Wirkstoff: Donepezil) kein relevanter Nutzen für die Patienten nachgewiesen werden kann.[240] Die möglichen Folgen dieser Botschaft für die Hersteller waren klar: Ihnen drohte ein massiver Einbruch ihres Medikamentengeschäfts. Doch die Hirnliga sprang den Produzenten mit einer öffentlichen Stellungnahme flugs zur Seite: Die Forschungsbemühungen der pharmazeutischen Industrie hätten zur Entwicklung wirksamer Medikamente (Antidementiva) zur Behandlung der Folgen der Alzheimer-Krankheit geführt. Ihr Einsatz helfe, Krankheitssymptome zu reduzieren. Manche Patienten würden durch die Behandlung mit den Antidementiva sogar durch »eine beeindruckende Verbesserung ihrer geistigen Fähigkeiten« profitieren. Die Kernaussage der in der Fachzeitschrift *Lancet* veröffentlichten Studie dagegen, heißt es in der Stellungnahme, sei »aus wissenschaftlicher Sicht nicht belegt«. Tatsächlich könne die Alzheimer-Krankheit heute besser behandelt werden als noch vor wenigen Jahren. Voraussetzung dafür seien aber eine frühzeitige Diagnose und ein sofortiger Beginn der Therapie. Leider, so die Hirnliga, würden diese Möglichkeiten bis jetzt in Deutschland »erschreckend selten genutzt«.[241] Auch auf ihrer Website betont die Hirnliga unter der Rubrik Alzheimer-Krankheit den angeblich großen Nutzen der sogenannten Antidementiva: Die Medikamente seien besonders in der Anfangs- und mittleren Phase der Erkrankung unverzichtbar und zeigten auch im fortgeschrittenen Stadium »positive Effekte«. Worin diese bestehen sollen, wird nicht näher erklärt. Ebenso wenig findet sich dort ein Hinweis auf die Tatsache, dass zum Beispiel Aricept überhaupt nicht für die Behandlung einer schweren Demenz zugelassen ist.

● Möller macht als Leiter der **Psychiatrischen Klinik der Universität München** sogar über sein Institut öffentlich Propaganda für konkrete Alzheimermedikamente – obwohl Werbung für rezeptpflichtige Medikamente hierzulande gesetzlich verboten ist.

– Auf der Website der Klinik, für deren Inhalt Möller laut Impressum verantwortlich ist, findet sich unter den Informationen zum Thema »Alzheimer-Demenz« ein großes Foto, auf dem klar und deutlich die Packungen und damit sogar die Handelsnamen der führenden, verschreibungspflichtigen Demenzmedikamente zu erkennen sind.[242] »Im Allgemeinen«, heißt es dort, werde die Alzheimer-Demenz mit diesen Antidementiva behandelt. Eine effektive und frühzeitige Therapie mit diesen Medikamenten könne den Verlauf der Erkrankung »deutlich verlangsamen«.
– Möllers Kooperationspartner, die Arzneimittelhersteller Novartis, Janssen-Cilag, Pfizer, Eisai, Lundbeck, dürfte die getarnte Werbung freuen. Denn auf diese Weise erfährt je-

mittelgradigem Demenzsyndrom. Unten: 67-jährige gesunde Kontrollperson
(aus: Möller HJ, Laux G, Deister A (2009) Psychiatrie und Psychotherapie:
Duale Reihe. 4. Auflage. Thieme-Verlag: Stuttgart).Therapie

Eine Heilung der Alzheimer Erkrankung ist zum gegenwärtigen Zeitpunkt noch
nicht möglich. Eine effektive und frühzeitige Therapie mit Medikamenten kann
den Verlauf der Erkrankung jedoch deutlich verlangsamen.

Im Allgemeinen wird die Alzheimer Demenz mit Antidementiva behandelt.
Dies sind Medikamente, die das Fortschreiten der Erkrankung verzögern
sollen.

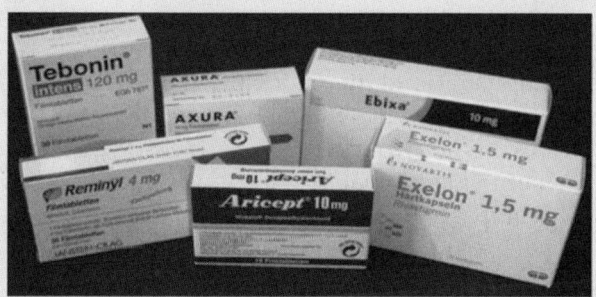

■ Beispiele für im Handel erhältliche Dementiva (aus: Möller HJ, Laux G,
  Deister A (2009) Psychiatrie und Psychotherapie: Duale Reihe. 4. Auflage.
  Thieme-Verlag: Stuttgart).

Zusätzlich ist die Durchführung von kognitivem Training („Gehirnjogging")
empfehlenswert.

Auch eine ausführliche und genaue Beratung von Patienten und Angehörigen
ist unerlässlich.

Neue Medikamente zur Behandlung der Alzheimer Erkrankung, die Hoffnung
auf verbesserte Behandlungsmöglichkeiten in der Zukunft machen, befinden
sich in Entwicklung. Einige dieser Präparate werden bereits seit längerem
klinisch getestet und sind Patienten im Rahmen von klinischen Studien
zugänglich.

Weitere Informationen und Termine für unsere Gedächtnissprechstunde unter
Tel. 089 /5160-5860

So funktioniert verdeckte Werbung: Website der Psychiatrischen Klinik
der LMU München

der User – ob Betroffener, Angehöriger oder besorgter Gesunder –, nach welchen Mitteln er seinen Arzt beim Verdacht auf Demenz konkret fragen muss.

● Möller ist im fachlichen Beirat der **Alzheimer-Gesellschaft**.
Sie ist der Bundesverband von Alzheimer-Landesverbänden

sowie von regionalen und örtlichen Alzheimer-Gesellschaf-
ten und damit die größte deutsche Selbsthilfeorganisation
zum Thema Demenz.[243] Auch die Alzheimer-Gesellschaft
und ihre Tochter-Organisationen werden seit Jahren von
Medikamentenherstellern wie Pfizer, Merz, Janssen-Cilag
und Glaxo-SmithKline finanziell unterstützt.[244]

– Die Alzheimer-Gesellschaft hat es zu ihren Zielen erklärt,
   an die Europäische Union, die Weltgesundheitsorganisation, den Europarat und die nationalen Regierungen zu
   appellieren, die Krankheit als »eine der größten gesundheitlichen Geißeln« anzuerkennen, vermehrt Mittel für
   die Alzheimer-Forschung zur Verfügung zu stellen und In-
   formationskampagnen zu unterstützen, die »das Bewusstsein der breiten Öffentlichkeit« hinsichtlich der Erkennung der Krankheit fördern.
– Mit vagen Behauptungen und unscharfen Angaben
   bauscht der Verein die Bedrohung durch Alzheimer in der
   Öffentlichkeit auf. Die Alzheimer-Krankheit, heißt es zum
   Beispiel auf der Website der Organisation, könne schon
   vor dem 50. Lebensjahr auftreten, ihre Häufigkeit steige
   aber natürlich »mit dem Lebensalter steil an«.[245] Fakt ist:
   In jungen oder mittleren Jahren sind Demenzerkrankungen extrem rar. Unklar bleibt auch, was »Lebensalter« und
   »steil ansteigen« genau heißen soll. Schnellt das Risiko
   schon nach dem 50sten Geburtstag in die Höhe? Und ist
   mit 70 Jahren so gut wie jeder dement?
– Gleichzeitig stellt die Gesellschaft zahlreiche Medikamente in einem äußerst positiven Licht dar und propagiert indirekt sogar den Einsatz von Mitteln, die für die Behandlung demenzkranker Menschen weder zugelassen
   noch geeignet sind.[246]

● Möller ist im wissenschaftlichen Beirat der **Deutschen Gesellschaft für Gerontopsychiatrie und -psychotherapie** (DGGPP),
   die 1992 von den Leitern der öffentlich psychiatrischen
   Krankenhäuser gegründet wurde.

– Auf ihrer Website gesteht die Gesellschaft offen ein: Als gemeinnütziger Verein seien die finanziellen Mittel nur sehr begrenzt, deshalb müssten andere Finanzquellen genutzt werden. Viele Aktivitäten der DGGPP wie etwa Kongresse würden daher von der pharmazeutischen Industrie unterstützt. Als Sponsoren tauchen bekannte Namen auf: Janssen-Cilag und Merz.

● Möller kooperiert darüber hinaus eng mit dem »**Arbeitskreis Gesundheit im Alter**«.

– Nach eigenen Angaben handelt es sich dabei um einen Zusammenschluss »mehrerer namhafter pharmazeutischer Unternehmen«, der seit mehr als 20 Jahren den »Dialog mit Entscheidungsträgern aus Politik, Wissenschaft, Medizin, Industrie, Versicherungsträgern und Medien« pflegt und immer wieder darauf aufmerksam macht, dass die Situation der Demenzkranken in Deutschland »dringend verbessert werden muss«.[247]

– Tatsächlich hat der Arbeitskreis gerade einmal zwei Mitglieder: Die Firma Merz, die das Demenzmedikament Memantin herstellt, und die Schwabe GmbH, Produzent des Ginkgo-Präparats Tebonin. Sprecher des Arbeitskreises ist wiederum Michael Habs, Geschäftsführer der Schwabe GmbH, der gleichzeitig Schatzmeister der Hirnliga ist.

– Nach außen stellt sich der Arbeitskreis dennoch als gemeinnützige Vereinigung dar: Obwohl es sich bei den Mitgliedern des Arbeitskreises um im Markt konkurrierende Unternehmen handle, seien sich diese »ihrer gemeinsamen Verantwortung für die zukünftige Entwicklung unserer Gesellschaft einig«, heißt es in der Selbstdarstellung des Arbeitskreises im Internet.[248] Aufgrund ihrer breiten Erfahrung im Bereich der Demenzen und ihres Wissens um die Probleme in der Erforschung, Prophylaxe, Diagnose und Therapie dieses Krankheitskomplexes seien die Mitgliedsfirmen des Arbeitskreises in diesem Bereich »besonders engagiert«.

- In Veranstaltungen, Veröffentlichungen und Projekten weist der Arbeitskreis deshalb seit Jahren »auf die Defizite bei der Versorgung« Demenzkranker hin. Zudem habe man gemeinsam konkrete Lösungsansätze erarbeitet und auf die Praxistauglichkeit geprüft. Ein Beispiel, so der Aktionskreis, sei der Modellversuch zur Früherkennung und Behandlung von Demenzen, der zusammen mit den Kassenärztlichen Vereinigungen Westfalen-Lippe und Hessen, den IKKen in Wiesbaden und Dortmund sowie den Alzheimer-Selbsthilfegruppen »erfolgreich in den Jahren 1995 bis 1997 durchgeführt wurde«. Keine Frage: Von größerer Aufmerksamkeit für das Thema Demenz und mehr Geld aus dem Gesundheitssystem profitieren alle Hersteller der entsprechenden Medikamente. Da macht es durchaus Sinn, mit der Konkurrenz an einem Strang zu ziehen. Und zwar auch dann, wenn es – wie im Fall von Ginkgo-Präparaten – nach Ansicht der führenden Alzheimer-Experten keine überzeugenden Belege für die Wirksamkeit der eigenen Produkte gibt.[249]
- Dabei betreibt der Arbeitskreis geschickte Augenwischerei: So gibt sich etwa Michael Habs in der Öffentlichkeit gerne nur als »Prof. Dr. med.« und als Sprecher des Arbeitskreises aus. Das wirkt glaubwürdiger als das, was er in Wirklichkeit ist und verschweigt: Geschäftsführer einer Firma, die Medikamente gegen Demenz vertreibt.[250]

● Möller ist auch Teil eines Systems, das den Eindruck einer Vielfalt erzeugt, die in Wirklichkeit nicht besteht.

- Vor mehreren Jahren startete er über die Hirnliga eine bundesweite Plakat- und Unterschriften-Kampagne. An der sogenannten **AlzheimerAktion**[251] beteiligten sich offiziell auch noch mehrere andere Organisationen, die sich für Demenzkranke einsetzen, nämlich die DGGPP, die Deutsche Alzheimer Gesellschaft und der Deutsche Berufsverband für Altenpflege.

– Wieder ähnelt die Botschaft der Aktion dem immer gleichen Appell. »Die Verfügbarkeit der aktuell wirksamsten Therapie, die Gabe von Antidementiva, ist sicherzustellen.« Selbst wenn bis heute umstritten ist, ob die verfügbaren Mittel Demenzkranken nicht mehr schaden als nützen.

– Sicher ist nur, dass die vermeintliche Vielfalt der Mitstreiter ein Trugbild ist. Denn in Wirklichkeit stecken hinter den beteiligten Organisationen stets dieselben Personen: Hans-Jürgen Möller ist Vorsitzender der Hirnliga, wissenschaftlicher Beirat der DGGPP und fachlicher Beirat der Alzheimer-Gesellschaft. Der Vorsitzende der DGGPP, Hans Gutzmann, ist gleichzeitig stellvertretender Vorsitzender der Hirnliga und im fachlichen Beirat der Alzheimer-Gesellschaft. Michael Habs ist Sprecher des Arbeitskreises Gesundheit im Alter, Schatzmeister der Hirnliga und Geschäftsführer des Ginkgo-Präparat-Herstellers Schwabe.

PR unter dem Deckmantel von Forschung und »Solidarität mit den Schwachen«

Das alles aber würde vermutlich nicht so gut funktionieren, wenn es da nicht Thomas Kunczik gäbe. Der PR-Profi leitet nach eigenen Angaben ein »auf seriöse medizinische, wissenschaftliche Kommunikation spezialisiertes Unternehmen« namens **infobüro**.[252]

Das Leistungsangebot der Firma mit Sitz in Wiehl umfasst nicht nur alle Instrumente der klassischen PR, wie das Erstellen von Pressetexten, Website-Gestaltung und Mailing-Aktionen. Kunczik organisiert auch »Treffen mit Politikern in Berlin« und bietet seinen Kunden alles, was ein Verein so braucht: Adressenbewirtschaftung, Spendenverwaltung, Beitragsfakturierung. Selbst ein Büro ist dank Kuncziks »Domizil-Service« in manchen Fällen überflüssig: Wer nur im Internet und in öffentlichen Aktionen präsent sein will, aber keine Besucher brauchen kann, dem verschafft Kunczik eine Art virtuelle Heimat bei sich in Wiehl. Er liefert ihnen eine Geschäftsadresse, die nur aus einem Briefkasten besteht, inklusive weiterer Leistungen wie Telefon-, E-Mail-, Fax-Service, Postein- und -ausgang.

Mit dem Thema Alzheimer hat Thomas Kunczik ein breites Betätigungsfeld für sich entdeckt. Er ist nicht nur seit Jahren Geschäftsführer und Ansprechpartner der Hirnliga. In gleicher Funktion ist er auch tätig für die DGGPP. Beide Organisationen haben – wie auch die AktionAlzheimer – ihre Geschäftsadresse bei Kunczik in Wiehl. Auch die Texte auf den Webseiten der Hirnliga und der DGGPP stammen von ihm.

Die Hirnliga nutzt offenbar auch Kuncziks gute Kontakte nach Berlin. Seit seiner Gründung macht der Verein »die zuständigen Politiker – sei es in persönlichen Gesprächen, Briefen, parlamentarischen Abenden oder Anhörungen im Deutschen Bundestag« auf Defizite in der Diagnostik und Therapie von Demenzkranken aufmerksam.[253]

Anrührende Worte an Ulla Schmidt

Mit einem anrührenden Schreiben an die ehemalige Gesundheitsministerin Ulla Schmidt versuchte der in Kuncziks damaligem Wohnort Nümbrecht ansässige »Arbeitskreis Gesundheit im Alter« beispielsweise 2003 zu verhindern, dass Schmidts Ministerium im Rahmen der damaligen Gesundheitsreform auch die Ausgaben im Bereich Alzheimer-Diagnostik und -Therapie auf ihren Nutzen prüft – und ineffektive Verfahren womöglich aus dem Leistungskatalog streicht.

Die Ministerin möge doch dafür sorgen, heißt es in dem öffentlichen Brief, »dass die Alzheimer-Kranken nicht als Sparpotenzial für die finanziellen Probleme des Gesundheitswesens benutzt werden können«. Die Betroffenen seien schließlich »jene Menschen, die nach dem Krieg unser Land aufgebaut und den Grundstein für unseren Wohlstand gelegt haben«.[254] Als ob es drauf ankäme, was ein Mensch »geleistet«

hat, damit er – wenn er krank wird – die nötige medizinische und soziale Hilfe bekommt.[255]

Doch solche Briefe und direkte Kontakte zur Politik, findet man bei der Hirnliga, reichen ohnehin nicht aus. »Um mehr politischen Druck zu erzeugen«, habe man daher die AlzheimerAktion initiiert und organisiert. Um möglichst auch viele Laien zu erreichen, hat der PR-Mann das Ganze professionell verpackt: Er sammelte die Namen von angeblich »mehr als 180 Prominenten aus Fernsehen, Sport, Kunst und Kultur« als Unterstützer, ließ Autogrammkarten der Stars drucken und Plakate mit der Botschaft »Prominente fordern: Alzheimer-Kranken jetzt helfen« erstellen. Dazu verwies die Hirnliga als beeindruckende Story auf das Schicksal des an Demenz erkrankten, 2002 verstorbenen »Zaubergeigers« Helmut Zacharias.

Das Prinzip wird von jeder Illustrierten und jeder Werbeagentur genutzt: Botschaften rund um das Thema Gesundheit verkaufen sich am besten, wenn man sie anschaulich im Stil des »People-Journalismus« bringt. Denn mit Prominenten als Identifikationsfiguren und Vorbilder bewirkt man beim Bürger mehr als mit echten Betroffenen und komplexen Fakten.

Das Deutsche Grüne Kreuz: Gemeinnütziger Verein – oder verlängerter Arm des Pharmamarketings?

Derlei Kooperationen zwischen PR-Agenturen, Pharmafirmen und Medizinprofessoren sind in der Gesundheitsbranche keine Seltenheit. Das zeigt auch das Geschäftsmodell des Deutschen Grünen Kreuzes (DGK). Das DGK bietet neutral wirkende Informationen zu einer Vielzahl von medizinischen Fragen und hat eine eigene Website zum Thema Demenz (www.altern-in-würde.de). Die Mitteilungen des DGK erreichen nach Eigenangaben mehr als eine Milliarde Exemplare Tageszeitungen im Jahr sowie bis zu 1500 Radiosendungen und etwa 200 TV-Beiträge, die in Zusammenarbeit mit dem DGK produziert würden.

Branchenkenner wie Wolfgang Becker-Brüser, Herausgeber des *arznei-telegramms*, äußerten 2009 jedoch große Zweifel an der Unabhängigkeit und Neutralität des DGK.[256] Mit seinen Tochter-GmbHs schöpfe der Verein »wesentliche Einnahme-möglichkeiten im Pharmabereich ab«, lasse sich von Firmen bezahlen und verschleiere die Sponsoren. Die medialog GmbH zum Beispiel organisierte Symposien und Pressekonferenzen, um Ansichten von Meinungsbildnern »einem breiten Publikum bekannt« zu machen. Der *Verlag im Kilian GmbH* bot »in enger Kooperation mit dem DGK« Kongressberichte und Ratgeber an. »Dadurch wird das DGK zum verlängerten Arm des Pharmamarketings«, urteilte das *arznei-telegramm*. Unter dem Deckmantel der Prävention propagiere der DGK-Verbund Produkte, »deren Nutzen nicht durch aussagekräftige Studien belegt ist«. Die kommerziellen Ziele seien »derart dominant, dass die Gemeinnützigkeit des DGK fraglich erscheint«.

In der Tat hatte der Vorstand und Geschäftsführer des Deutschen Grünen Kreuzes (DGK) Hans von Stackelberg den Verein mit der Gründung zahlreicher Ableger zu einer Familienunternehmung aufgebaut, die nach eigenen Angaben jährlich sieben bis acht Millionen Euro Umsatz macht. Mit seiner Frau Barbara und seinem Sohn Daniel kontrollierte von Stackelberg praktisch das ganze Konstrukt.

Branchen-Insider verrieten damals der *Frankfurter Rundschau*, wie dabei gearbeitet wird.[257] Mit bestimmten Gesundheitsthemen gehe man auf Sponsorensuche und schließe Verträge. Wenn Pharmaunternehmen Geld bereitstellen, werde eine Kampagne geplant. Am Ende stünden etwa Aktionen, Broschüren, Plakate und vor allem Texte für die Presse. Meist zahlten dabei nicht nur ein Hersteller, sondern alle Hersteller einer Substanzgruppe.

Vielleicht zeigte die Aufklärungsaktion des *arznei-telegramms* inzwischen Wirkung. Jedenfalls hat von Stackelberg im Mai 2010 für alle vier Tochterunternehmen Insolvenz angemeldet.

Nach wie vor ist das DGK aber auf dem Gebiet Alzheimer aktiv. Neben bundesweiten Aktionswochen, Pressemitteilungen und Projekten für Schüler betreibt der Verein unter www.altern-in-wuerde.de sogar eine eigene Website zum Thema. Natürlich widmet er sich dort auch der medikamentösen Therapie. »Bei der Demenzerkrankung handelt es sich um eine Stoffwechselstörung des Gehirns«, behauptet das DGK, ohne zwischen den vielen verschiedenen Formen des Leidens zu unterscheiden.[258] Zudem finden sich dort Versprechungen, die wissenschaftlich nicht haltbar sind. Demenzerkrankungen seien bisher nicht heilbar, heißt es dort zwar. Der Verlauf der Erkrankung könne jedoch verzögert werden. Die »Basistherapie« besteht laut DGK in der Verabreichung eines Cholinesterase-Hemmers, »z. B. Galantamin«, wie der Leser unter der Rubrik Alzheimer-Demenz erfährt.[259] Gegen die Verhaltensauffälligkeiten würden »vorzugsweise atypische Neuroleptika, z. B. Risperidon« eingesetzt. Sie gälten unter Experten »als Mittel der Wahl«. Risperidon sei bislang als einziges Medikament für die Behandlung von schweren Aggressionen (Schreien, Kratzen, Beißen, Schlagen), Wahnvorstellungen (z. B. unbegründete Beschuldigungen) und Halluzinationen (z. B. das Sehen und Hören von nicht vorhandenen Personen oder Stimmen) bei alten Menschen mit Demenz zugelassen. Es helfe auch »sehr gut bei Unruhe, Misstrauen und Feindseligkeit«.

Was der User nicht erfährt, sind die massiven Nebenwirkungen, die begründeten Zweifel vieler Experten am Nutzen der Therapien – und die guten Kontakte des DGK zur Industrie. Sowohl Galantamin als auch Risperidon sind Produkte des Pharmakonzerns Janssen-Cilag, der das Deutsche Grüne Kreuz seit Jahren bei zahlreichen Projekten »freundlich unterstützt«. Vor allem dann, wenn es – wie zum Beispiel mit der DGK-Aktion »Infobus Alzheimer« – auch um Propaganda für die eigenen Medikamente geht.[260]

Warum, fragt sich da der Bürger, werden solche »Vereine« über Jahre auch noch durch Steuervergünstigungen, Spendengelder und staatliche Zuschüsse unterstützt?

Schleichwerbung für Arzneimittel in redaktionellen Texten von Zeitschriften und TV

Eine gute Zusammenarbeit mit Publikumsmedien ist sowohl für Pharmafirmen als auch für ehrgeizige Forscher extrem nützlich. Ein willfähriger Zeitungsartikel, ein positiver Fernsehbericht sind die beste Werbung. Redaktionelle Beiträge sichern höhere Glaubwürdigkeit als Reklamespots und Anzeigenseiten.

Zudem gelingt es Arzneimittelherstellern nur mithilfe von Verlagen und Rundfunksendern, ein für sie äußerst ärgerliches Hindernis zu umgehen: das in Deutschland geltende öffentliche Werbeverbot für rezeptpflichtige Medikamente.

Das Verbot hat aus Sicht vieler Experten gute Gründe. Schließlich sind Medikamente keine Lutschbonbons, sondern enthalten hochpotente Wirkstoffe, die zum Teil lebensgefährliche Nebenwirkungen haben. Durch die eindringlichen Heilsversprechungen in Fernsehspots oder in Zeitungsanzeigen aber, warnten Fachleute wie der ehemalige Vorsitzende des Gesundheitsausschusses des Bundestags Klaus Kirschner schon vor Jahren, würden diese Risiken heruntergespielt und die Ärzte schließlich von den Verbrauchern zum Verschreiben von Präparaten gedrängt werden, die ihnen mehr schaden als nützen.

Pharmafirmen haben jedoch Wege gefunden, das Verbot geschickt zu unterlaufen. So betreibt die Firma Merz die scheinbar allgemein informierende Website www.alzheimerinfo.de, auf der sie ausführlich die Vorzüge ihres verschreibungspflichtigen Demenzpräparats Memantin beschreibt. Ähnliche Seiten betreiben die Hersteller der anderen in Deutschland zugelassenen, rezeptpflichtigen Alzheimer-Mittel, wie Novartis (www.alzheimer.de) und Pfizer/Eisai (www.alois.de).

Arzneimittelhersteller beschäftigen zudem Hunderte von Journalisten, die praktisch alle wichtigen Gesundheitsinternetseiten mit unausgewogenen und zum Teil irreführenden

Meldungen versorgen. Besonders eifrig auf diesem Gebiet ist zum Beispiel der Online-Dienst *pressetext*. Die Firma, die sich selbst als Nachrichtenagentur bezeichnet, beliefert nach eigenen Angaben täglich »über 100 000 Journalisten, Multiplikatoren und Entscheider in Deutschland, Österreich und der Schweiz mit redaktionellen Nachrichten und Pressemitteilungen, Fotos und Multimedia-Inhalten«.

Was viele der Empfänger nicht ahnen: *pressetext* ist keine normale Nachrichtenagentur wie dpa, AFP oder Reuters. Es handelt sich vielmehr um eine Plattform, über die Unternehmen ihre Botschaften als unabhängige Information getarnt verbreiten können. Der Trick dabei: Dadurch, dass die Meldungen über den scheinbar unabhängigen Pressedienst laufen, ist für den Leser nicht zu erkennen, wer und was hinter den einzelnen Meldungen steckt.

Munter und ungestraft konnte der Online-Nachrichtendienst daher zum Beispiel im Juli 2008 melden, dass Wissenschaftler ein Medikament namens Rember entwickelt hätten, welches das Fortschreiten von Alzheimer und damit den geistigen Verfall stoppt. Wenig später war über *pressetext* auch zu erfahren, dass italienische Forscher »eine nutzbringende Wirkung von Östrogenen bei der Vorbeugung und Heilung von Alzheimer-Erkrankungen« nachgewiesen hätten. Beide Aussagen sind wissenschaftlich nicht haltbar. Aber: Wo kein Kläger, da kein Richter.

Beliebt sind zudem Anzeigen, die alles enthalten, was ein Leser braucht, um auf ein bestimmtes Medikament gestupst zu werden: zum Beispiel das Stichwort »Demenz«, den Hinweis auf einen Link im Internet und vor allem ein Foto und eine Botschaft, die das Herz des Betrachters berühren. Nur eines darf dort nicht stehen: der Handelsname des Produkts. Sonst verstößt der Hersteller eindeutig gegen bestehendes Recht.

An der Grenze der Legalität:
Wie Pharmafirmen das Werbeverbot
für rezeptpflichtige Medikamente
unterlaufen

Die Firma Merz etwa macht das in einer ganzseitigen Anzeige auf der Rückseite einer populärwissenschaftlichen Zeitschrift über Demenz mustergültig vor.[261] Liebevoll betrachtet eine ältere Dame auf einer Nahaufnahme ihren Mann. Er hat seinen Arm um sie gelegt und blickt den Betrachter Hilfe suchend, aber voller Hoffnung an. »Länger ich. Länger miteinander«, steht darunter in großen Lettern. Offenbar, mag es dem Leser unweigerlich in den Kopf schießen, gibt es eine Pille gegen den geistigen Verfall! Um welches Präparat es geht, steht dort freilich nicht. Dafür ein deutlicher Hinweis auf die Website www.alzheimerinfo.de. Und wer dort in der Rubrik »Therapie« auf den Button »Medikamentös« klickt, landet umgehend bei Memantine, dem Alzheimer-Medikament der Firma Merz.

Die Trickkiste der PR-Profis und Anzeigenabteilungen enthält aber noch mehr. Bei sogenannten Koppel-Geschäften zum Beispiel zahlt eine Pharmafirma zum Beispiel 60 000 oder 80 000 Euro an einen Verlag und erhält dafür die Zusage, dass das jeweilige Medikament im redaktionellen Teil eines seiner Magazine erwähnt wird.

Schon vor Jahren wies der langjährige Chefredakteur der *Thüringer Allgemeinen* Sergej Lochthofen in seiner Funktion als Mitglied im Deutschen Presserat auf eine zunehmende Vermischung von Journalismus und Werbung hin. Allzu häufig, so Lochthofen, gebe es Gefälligkeitsschleichwerbung durch Journalisten, die unkritisch bestimmte Produkte loben, sowie geschickt lancierte PR-Texte, die nahezu unredigiert ins Blatt gelangen.

Diese Allianz zwischen PR-Firmen und Medien, stellte der langjährige Medienjournalist und heutige Leiter der Wirtschaftsredaktion der *Süddeutschen Zeitung* Hans-Jürgen Jakobs einmal in einem Artikel für den *Spiegel* fest, mache das gut-

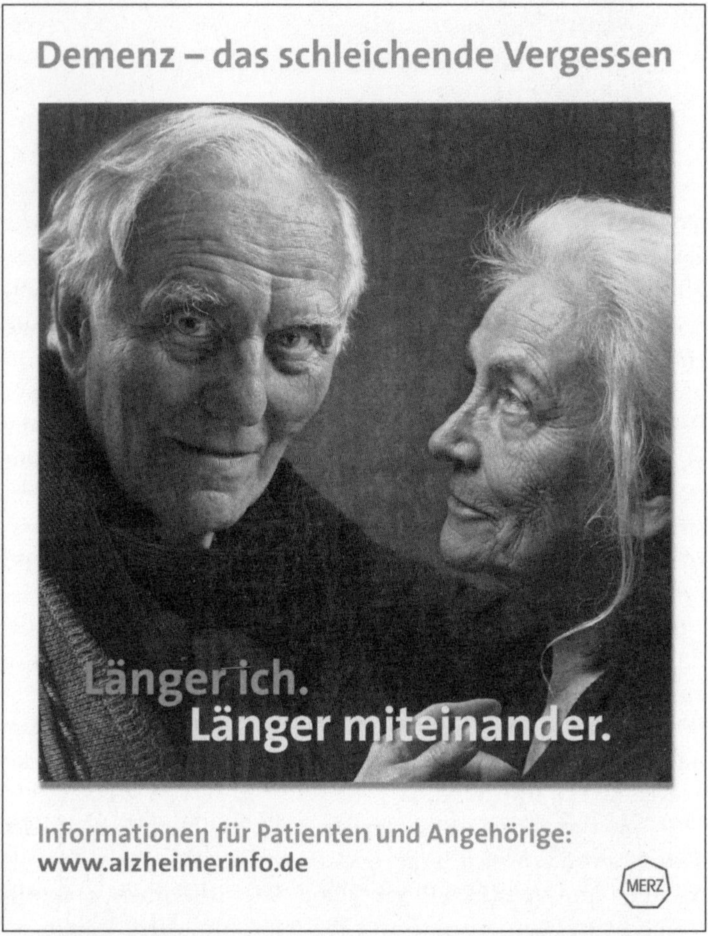

Demenz – das schleichende Vergessen

Länger ich.
Länger miteinander.

Informationen für Patienten und Angehörige:
www.alzheimerinfo.de

Juristisches Schlupfloch: Öffentliche Werbung für rezeptpflichtige Medikamente ist hierzulande illegal. Pharmafirmen finden jedoch Wege, das Verbot geschickt zu umgehen (Rückseite des Magazins *Spiegel Wissen* 1/2010)

gläubige Publikum zum Opfer einer Inszenierung[262]: Leser und Zuschauer stufen manipulierte Informationen als objektiv recherchierte Redaktionsarbeit ein.

Ghostwriter und renommierte Pseudo-Autoren: Gezielte Desinformation in Fachzeitschriften

Auch renommierte Fachzeitschriften sind vor den Einflüssen der Industrie auf die Inhalte ihrer Magazine nicht gefeit. Das geht aus rund 1500 Dokumenten hervor, die der Hersteller Wyeth, jetzt Pfizer, 2010 auf Druck der *New York Times* und der Zeitschrift *Public Library of Science (PLoS)* offenlegen musste. Hintergrund waren Klagen Tausender Antragsteller gegen die Firma Wyeth wegen Brustkrebs nach Einnahme von Hormonpräparaten in den Wechseljahren.

Eine erste Auswertung der Daten durch die Wissenschaftlerin Adriane Fugh-Berman von der Georgetown-Universität in Washington ergab, dass viele wissenschaftliche Beiträge in Wirklichkeit von Mitarbeitern von Agenturen wie »DesignWrite« aus Princeton (New Jersey) verfasst worden waren.[263] Ziel dabei war es, in den Artikeln gezielt Risiken und Nebenwirkungen eines Arzneimittels herunterzuspielen und den Nutzen des Präparats besser darzustellen, als es tatsächlich ist.

Und das funktioniert so: Das Marketing bringt in den Texten gewünschte Schlüsselbotschaften unter und veröffentlicht sie dann mit dem Namen eines scheinbar firmenunabhängigen Autors. Der bescheinigt darin zum Beispiel die überragenden Eigenschaften einer Therapie. Dabei haben die »Autoren« solcher Fertigartikel mitunter nicht einmal Zugang zu den wissenschaftlichen Daten, die für die Veröffentlichung relevant sind.[264]

»DesignWrite« hat den Recherchen von Fugh-Berman zufolge zwischen 1997 und 2003 über 50 als hochwertig geltende wissenschaftliche Artikel, sogenannte Peer-review-Publikationen, verfasst. Darüber hinaus erstellte die Agentur mehr als 50 Kurzzusammenfassungen (Abstracts) sowie Poster und Zeitschriftensupplemente.

Unter anderem sind mithilfe von DesignWrite für Wyeth auch zahlreiche Übersichten und Kommentare zu den angeblich positiven Einflüssen von Hormonen wie Östrogen zur Vorbeugung von »Alzheimer« entstanden.

Die Strategie dahinter ist klar[265]: Beiträge in Fachzeitschriften und Vorträge auf Kongressen sind für die Hersteller ein wichtiges Forum, um Marketing-Botschaften zu präsentieren, ohne dabei an die strengen Regeln der Pharmawerbung gebunden zu sein. So ist es Arzneimittelherstellern in den USA zum Beispiel verboten, in Werbebroschüren auf eine nicht zugelassene Anwendung eines Medikaments (im Fachjargon Off-Label-Gebrauch genannt) hinzuweisen.[266] Auf Kongressen und in Fachartikeln dagegen ist das erlaubt. Vorausgesetzt, die Idee wird von unabhängigen Forschern vorgebracht und durch Studienergebnisse untermauert.

Irreführende Werbung lohnt sich – selbst wenn man hohe Strafen zahlt

Doch gerade die Unabhängigkeit vieler akademischer »Meinungsführer« wird durch die vorgestellte Analyse erneut infrage gestellt. Schon zuvor hatten mehrere Gerichtsverfahren in den USA gezeigt, dass irreführende Werbung mithilfe bezahlter Ärzte als Fürsprecher in der Branche weitverbreitet ist.

Der Pharmakonzern AstraZeneca zum Beispiel musste 2010 in einem gerichtlichen Vergleich wegen irreführender Werbung ein Bußgeld von 520 Millionen US-Dollar zahlen. Der Arzneimittelhersteller wurde in den USA beschuldigt, Ärzten Schmiergelder dafür zu bezahlen, dass sie sein ausschließlich für die Behandlung von Schizophrenie und manischer Depression zugelassenes Medikament Seroquel (Wirkstoff: Quetiapin) auch für die Therapie von Angststörungen, Demenz und posttraumatischer Stress-Störung anpreisen. Ein klarer Fall von Off-Label-Verschreibung, der nur in Ausnahmefällen und bei Versagen der zugelassenen Therapien erlaubt ist. Zudem, so die Anklage, habe AstraZeneca Ärzte dafür bezahlt, ihre Namen für hauseigene Veröffentlichungen bereitzustellen, ohne sich in irgendeiner Form an der Veröffentlichung beteiligt zu haben.

Ähnliche Deals für Psychopharmaka flogen 2007 und 2009 auch bei den Arzneimittelherstellern Bristol-Myers Squibb und Eli Lilly auf. Beide Unternehmen willigten daraufhin in Vergleichszahlungen von 515 Millionen beziehungsweise 1,4 Milliarden US-Dollar ein, damit die Strafbehörden ihre Ermittlungen einstellten.

Für die Unternehmen geht die Rechnung trotzdem auf. Zum einen werden sie nur selten erwischt. Zum anderen bleibt unterm Strich trotz Strafzahlung genug übrig. Für AstraZenaca zum Beispiel erwies sich das illegale Marketing für Seroquel als höchst erfolgreich. Allein 2009 betrug der Umsatz mit dem Mittel 4,9 Milliarden Dollar.

Das Erstaunliche: Offensichtlich gibt es keine besonderen Probleme, Forscher und Mediziner zu finden, die ihren Namen für Veröffentlichungen von Studien hergeben, an denen sie nicht im Geringsten beteiligt waren. Das liegt zum einen daran, dass solche Absprachen selten auffliegen. Zum anderen ist jeder zusätzliche Artikel ein weiterer Beitrag zur eigenen Publikationsliste – und damit zum Marktwert des Forschers.

Für die Herausgeber des Ärzte-Newsletters *arznei-telegramm* sind solche Deals jedoch keineswegs ein Kavaliersdelikt. Das sei vielmehr »Betrug an der medizinischen Fachwelt«. Immerhin werde mithilfe gekaufter »Autoren« oft regelrechte Desinformation zu Nutzen und Schaden von Arzneimitteln verbreitet.

Und häufig dauert es dann Jahre, bis die Fachwelt die hochgelobte Therapie mangels Wirkung für nutzlos erklärt und fallen lässt. Das geschieht vor allem dann, wenn eine neue Welle der Euphorie die alte ablöst.

»Keimende Hoffnung«: Vorschusslorbeeren für die Hormontherapie

Immer wieder lassen sich auch Publikumsmedien als Botschafter für die jüngsten Moden der Medizin einspannen. Denn: Themen wie Demenz, Brustkrebs oder Schmerz verkaufen sich gut – und erhöhen die Auflage und die Einschaltquote. Vor allem dann, wenn ein Artikel oder TV-Beitrag Hoffnung auf Heilung bislang schlecht behandelbarer Leiden verspricht.

Aufschlussreich ist zum Beispiel ein Blick in das Archiv des Magazins *Focus*. In einem 1997 veröffentlichten Artikel etwa findet sich eine regelrechte Lobeshymne auf die positive Wirkung von Östrogen auf die Alzheimer-Krankheit. Der Mediziner Richard Mayeux vom Presbyterian Medical Center der Columbia University, war darin zu lesen, habe den Nachweis geliefert, dass das weibliche Sexualhormon Östrogen vor dem Leiden schützen kann. »Eine Sensation«, schwärmte der Autor. Denn Östrogen werde von Millionen Frauen eingenommen.

Mehr oder weniger zufällig habe Mayeux entdeckt, dass diejenigen Frauen, die zehn Jahre oder länger eine Hormonersatzbehandlung mit Östrogen erhalten hatten, »um bis zu 40 Prozent seltener an Alzheimer erkrankt« waren als jene, die die Mittel nicht geschluckt hatten.

Späte Entzauberung: Statt zu schützen, erhöhen Östrogene das Risiko für Demenz

»Mayeux' Forderung, dieser Spur nachzugehen, wurde prompt erfüllt«, heißt es in dem Artikel weiter. Der Hirnforscher Sanjy Asthana vom Veterans Medical Center in Tacoma habe bereits die erste Studie zum Nutzen von Östrogenpflastern bei älteren Frauen gemacht, die schon an Alzheimer erkrankt waren. Zwar hätten nur zwölf Patientinnen an der Untersuchung teilgenommen. Die Ergebnisse seien jedoch »eindeutig« gewe-

sen: Je mehr Östrogen, desto besser seien die Werte für Gedächtnis, Aufmerksamkeit und Konzentrationsfähigkeit gewesen.

Längst ist die Theorie von den »schützenden« Östrogenen
entzaubert. Mehr noch. Inzwischen hat sich gezeigt, dass
Frauen über 65 Jahren, die über längere Zeit Östrogene als
Hormonersatztherapie einnehmen, nicht nur häufiger einen
Herzinfarkt bekommen, einen Schlaganfall erleiden und
Brustkrebs bekommen. Die Mittel *erhöhen* auch das Risiko
einer Demenz, statt es zu senken.[267]

Maulkorb für Journalisten, die unangenehme Fragen stellen

Weder dem *Focus* noch den in dem Artikel »Keimende
Hoffnung« zitierten Experten haben die falschen Medizin-Ver-
sprechen der Vergangenheit groß geschadet. Denn: Wer fragt
heute noch nach, ob die Aussagen in mehrere Jahre alten Artikeln richtig oder übertrieben waren?

Viel unangenehmer für Arzneimittelhersteller und ihre Ver-
bündeten in Forschung und Medizin ist etwas anderes: dass
ein enthüllender Skandalartikel die langfristige Verkaufs- und
Karriereplanung zunichtemacht. Kein Wunder, dass sich
manch einer von ihnen vehement zur Wehr setzt, sobald ihm
ein Journalist allzu genau in die Karten schaut.

Zum Beispiel der Alzheimer-Forscher Harald Hampel, der
heute an der Universität Frankfurt lehrt. Lange Zeit war der
Mediziner offensichtlich nur wohlmeinende Berichte über
seine eigene Arbeit gewohnt.

Noch im Frühjahr 2007 jedenfalls war der Alzheimer-Forscher in seinem Eifer, die eigenen Arbeiten in der Öffentlichkeit publik zu machen, kaum zu bremsen. Damals arbeitete
Hampel noch unter seinem Mentor Hans-Jürgen Möller an der
Klinik für Psychiatrie der Universität München und leitete
dort das Alzheimer-Gedächtniszentrum. Wer als Journalist bei
Hampel anrief, wurde überschwänglich begrüßt: »Vielen Dank

für Ihr Interesse«, erwiderte der Mediziner auf die Anfrage nach einem Interview und fügte hinzu: »Es freut mich immer, wenn sich Reporter für unsere Forschung interessieren.«[268]

Mit der Freude über Nachfragen zu den Arbeiten in der Münchner Klinik war es jedoch bald darauf vorbei. Der Grund: Kurz nach dem Interview mussten die Mediziner in einem Artikel von mir im *P. M. Magazin* lesen, dass Hampel nicht nur seine Arbeit als Arzt mit finanziellen Interessen verquickt.[269] Seit dem Jahr 2000 zum Beispiel stand der Forscher in den Diensten einer Biotech-Firma namens Applied NeuroSolutions (APNS) in Illinois und belieferte sie mit Hunderten von Nervenwasserproben.

Welche Art von Kompensation der Mediziner dafür erhalten hat und welche Summen dabei geflossen sind, ist unklar. Denn »Details der Kooperation darf ich nicht offenlegen«, sagte damals die Geschäftsführerin des Unternehmens Ellen Hoffing auf Nachfrage.[270] Sicher ist nur, dass Hampel unter anderem als Berater für APNS tätig war. In einer seiner Veröffentlichungen findet sich nämlich der Vermerk, dass Hampel eine »persönliche Entschädigung« von weniger als 10 000 US-Dollar pro Jahr erhielt.[271]

Noch kurz zuvor hatte Hampel eine Verquickung seiner Arbeit als Arzt mit kommerziellen Interessen vehement bestritten. Er bekomme keine Beraterhonorare. Er schließe auch keine Verträge mit Firmen ab. Und Proben, die an seiner Klinik entnommen werden, würden »grundsätzlich nicht kommerziell genutzt«.

Dass auch Patente auf Verfahren zur Früherkennung von Demenzen, von denen Hampel zu dieser Zeit schon mehrere hatte, zur gewerblichen Nutzung bestimmt sind, ahnt er offenbar nicht.

Drohung mit dem Rechtsanwalt –
selbst wenn die Fakten stimmen

Dass das alles wenige Tage später auch in einem Artikel von mir in der *Süddeutschen Zeitung* stand, war für Hampel und seinen Chef Hans-Jürgen Möller zu viel.[272] Zwei Tage nach Erscheinen des Artikels trudelte bei mir bereits ein Schreiben von Hampels Münchner Rechtsanwalt Dr. Walter Offinger ein.[273] »Sie haben nachweislich falsche Behauptungen aufgestellt und veröffentlicht, welche nachweislich unwahr sind und meinen Mandanten aufs Schwerste beleidigen, ihn in seinem Ansehen und seinem Ruf als Wissenschaftler herabsetzen und verächtlich machen«, hieß es darin.

Falls es zur »Aufklärung des Sachverhalts noch ergänzende Fragen« gebe, so der Anwalt, biete er deren Beantwortung namens seines Mandanten an. Allerdings nur unter der Bedingung, »dass Sie direkt mit meinem Mandanten keinen Kontakt aufnehmen«.

Ein Hochschulprofessor, der sich nicht mehr traut, auf Journalistenfragen selbst zu antworten?

»Wenn Sie mein Bemühen zur sachlichen Aufklärung aufgreifen und sich entsprechend verhalten«, heißt es jedenfalls am Ende des Schreibens, »würden mein Mandant und der Unterfertigte dies als Ihre Distanzierung von der bisherigen, meinen Mandanten betreffenden Berichterstattung werten und als beigelegt ansehen können.«

Andernfalls, droht er, »müssten Sie sich auf eine rechtliche Auseinandersetzung mit allen Konsequenzen einstellen«.

Den Beweis dafür, dass in den Artikeln auch nur irgendein Fehler stand, sind Hampel und sein Anwalt bis heute schuldig geblieben.

Kommerzielle Verflechtungen: führende Alzheimer-Forscher und ihre Interessenkonflikte

An entscheidenden Schaltstellen der Medizin – Universitäten, Fachgremien, medizinische Gesellschaften, Fachzeitschriften und wissenschaftliche Forschung – sitzen zahlreiche Ärzte und Naturwissenschaftler, deren Unabhängigkeit durch unterschiedlichste Verbindungen zur Industrie infrage steht. Das gilt auch und gerade für jene Fachleute, die hierzulande als Wortführer der Alzheimer-Forschung auftreten.

Die folgende Übersicht listet einige dieser Experten auf. Sie zeigt, wie deren Arbeit mit kommerziellen Interessen verflochten ist und in welchen Lobbygruppen sie als Meinungsbildner tätig sind.

- Einige von ihnen haben zum Beispiel an der Erstellung der **S3-Leitlinie Demenzen** mitgewirkt[274]. Die darin formulierten Empfehlungen haben maßgeblichen Einfluss darauf, wie häufig spezielle Diagnose-Verfahren eingesetzt und bestimmte Medikamente verschrieben werden. Alle genannten Leitlinie-Autoren (Tabelle 1) wurden daher explizit aufgefordert, mögliche Interessenkonflikte offenzulegen. Keiner von ihnen hat das getan.
- Andere Ärzte und Forscher (Tabelle 2) üben ihren Einfluss vor allem über die Öffentlichkeit aus – durch politische Arbeit, intensive PR und starke Präsenz in den Medien.

Die folgenden Listen erheben freilich keinen Anspruch auf Vollständigkeit – im Gegenteil. Die Informationen stammen größtenteils aus medizinischen Fachpublikationen, aus der Datenbank des Europäischen Patentamts oder beruhen auf Eigenangaben der Forscher bzw. Ärzte.

Tabelle 1
Autoren der S3-Leitlinie Demenzen

Arzt / Forscher	Amt / Funktionär in	Verbindungen zur Industrie / Patente / Beteiligungen*
Prof. Dr. **Pasquale Calabrese** 1995–2008 Leiter der Abt. für Neuropsychologie und Verhaltensneurologie sowie Leiter der »Memory Clinic«, Klinikum der Ruhr-Universität Bochum (heute: Universität Basel)	MAGDA[275]	Eisai, Janssen-Cilag, Lundbeck, Merz, Novartis, Pfizer
Prof. Dr. **Günther Deuschl**, Neurologische Klinik, Universitätsklinikum Kiel	DGN[276]	Orion, Pfizer, Medtronic, Novartis
Prof. Dr. **Hans-Christoph Diener**, Direktor der Universitätsklinik für Neurologie in Essen	BDN[277]	Abbott, Allergan, Almirall, Asta Medica, AstraZeneca, BASF, Bayer Vital, Berlin Chemie, Boehringer Ingelheim, BMS, D-Pharm, Eisai, Eli Lilly, Fresenius, GlaxoSmithKline, Grünenthal, Janssen-Cilag, Johnson & Johnson, La Roche, 3M Medica, MSD, Novartis, Novo Nordisk, Paion, Parke-Da-

* Von den hier genannten Arzneimittelfirmen hat der Forscher für eine oder mehrere der im Folgenden genannten Leistungen Honorare bzw. persönliche Entschädigungen erhalten: Beteiligung an bzw. Leitung von klinischen Studien, Mitglied von Beratergremien (Advisory Boards) der jeweiligen Firma, Leitung von firmengesponserten Symposien, Tätigkeit als bezahlter Vortragender auf Fortbildungs- oder Presseveranstaltungen, Projektunterstützung.

Arzt / Forscher	Amt / Funktionär in	Verbindungen zur Industrie / Patente / Beteiligungen
		vis, Pfizer, Pharmacia & Upjohn, Pierre Fabre, Sanofi-Aventis, Sankyo, Schaper & Brümmer, Schering, Servier, Solvay, Weber & Weber, Wyeth, Yamaguchi
Prof. Dr. **Richard Dodel**, Co-Direktor der Klinik für Neurologie, Universität Marburg (Direktor: Wolfgang Oertel, s. u.)	DGN	Merz
Prof. Dr. **Klaus Fassbender,** Klinik für Neurologie, Universitätsklinikum des Saarlandes	DGN	Eisai, Pfizer
Prof. Dr. **Jürgen Fritze**, Leitender Arzt des Verbandes der privaten Krankenversicherung	DGPPN[278]	Boehringer Ingelheim / Eli Lilly
Prof. Dr. **Lutz Frölich** Leiter der Abteilung Gerontopsychiatrie am Zentralinstitut für Seelische Gesundheit	– DGPPN – Hirnliga[279] – Alzheimer-Gesellschaft[280] – Kompetenznetz Demenzen	Merz, Eisai, Pfizer, AstraZeneca, Janssen-Cilag, Novartis, Wyeth, Schwabe

Arzt/Forscher	Amt/ Funktionär in	Verbindungen zur Industrie/Patente/ Beteiligungen
Prof. Dr. **Hermann-Josef Gertz**, Stellvertretender Direktor der Klinik und Poliklinik für Psychiatrie und Psychotherapie, Universität Leipzig	DGPPN	Merz
Prof. Dr. **Elmar Gräßel**, Leiter Med. Psychologie/Med. Soziologie, Psychiatrische und Psychotherapeutische Klinik der Universität Erlangen (Direktor: J. Kornhuber, s.u.)	DGPPN	Eisai, Pfizer
Prof. Dr. **Hans Gutzmann**, Ärztlicher Direktor, Krankenhaus Hedwigshöhe	– DGPPN – DGGPP[281] – Alzheimer- Gesell- schaft – Hirnliga	Merz, Eisai, Pfizer
Prof. Dr. **Gerhard Hamann**, Direktor der Neurologischen Klinik der Dr. Horst Schmidt Klinik GmbH, Wiesbaden	DGN	Bristol Myers Squibb, Boehringer Ingelheim, Eisai, Sanofi Synthelabo

Arzt / Forscher	Amt / Funktionär in	Verbindungen zur Industrie / Patente / Beteiligungen
Prof. Dr. **Harald Hampel,** Direktor der Klinik für Psychiatrie, Psychosomatik und Psychotherapie, Universitätsklinikum Frankfurt am Main	– DGPPN – Hirnliga	Eisai, Pfizer, APNS[282] H. Hampel hält **mehrere Patente** für Verfahren zur Diagnose der Alzheimer-Krankheit bzw. zum Nachweis entsprechender Biomarker. H. Hampel unterhält zudem eine Geschäftsbeziehung zur US-**Biotechfirma** APNS. Das zeigt unter anderem ein gemeinsames **Patent** für eine Methode, mit der sich vorhersagen lassen soll, welche Personen die Alzheimer-Krankheit bekommen werden. APNS arbeitet seit 2006 mit der Pharmafirma **Eli Lilly** zusammen. Ziel der Kooperation ist die Entwicklung neuer Medikamente gegen Alzheimer. H. Hampel hat auch eine langjährige Geschäftsbeziehung zur Diagnostika-Firma **Brahms** AG. Mit ihr hält der Mediziner mehrere **Patente** für Verfahren zur Diagnose neurodegenerativer Erkrankungen. 2006 meldete H. Hampel auch mit der belgischen Firma **Diamed Eurogen N V** ein **Patent** an (Titel: »Neurodegenerative Marker für psychiatrische Leiden«).

Arzt / Forscher	Amt / Funktionär in	Verbindungen zur Industrie / Patente / Beteiligungen
Prof. Dr. **Michael Heneka,** Leiter der Klinik und Poliklinik für Neurologie, Universitätsklinikum Bonn	DGN	Wyeth
Prof. Dr. **Michael Hüll,** Ärztlicher Leiter des Zentrums für Geriatrie und Gerontologie, Universität Freiburg	DGPPN	Merz
Prof. Dr. **Ralf Ihl,** Chefarzt Maria-Hilf Krankenhaus, Krefeld	– DGPPN – Hirnliga – Alzheimer Gesellschaft	Schwabe
Sabine Jansen, Geschäftsführerin der Deutschen Alzheimer Gesellschaft e. V.	Alzheimer Gesellschaft e. V.	Merz
Prof. Dr. **Johannes Kornhuber,** Direktor der Psychiatrischen und Psychotherapeutischen Klinik der Universität Erlangen-/Nürnberg	– DGPPN – Hirnliga – Kompetenznetz Demenzen	Merz, Lundbeck, Sanofi, AstraZeneca, Novartis, Hormosan Kwiszda, Schwabe, Eisai J. Kornhuber hat zudem gemeinsam mit seinem Kollegen J. **Wiltfang mehrere Patente** für Verfahren zur Diagnose der Alzheimer-Krankheit bzw. zum Nachweis entsprechender Biomarker.J. Kornhuber hat mit seinen Forschungsarbeiten da-

Arzt / Forscher	Amt / Funktionär in	Verbindungen zur Industrie / Patente / Beteiligungen
		rüber hinaus maßgeblich **zur weltweiten Zulassung des Alzheimer-Medikaments Memantin beigetragen.**[283]
Prof. Dr. **Alexander Kurz,** Oberarzt, Psychiatrische Klinik, Technische Universität München (Direktor: Hans Förstl, s. u.)	DGPPN	Novartis, Lundbeck, Eisai, Pfizer
Prof. Dr. **Wolfgang Maier,** Chefarzt der Klinik und Poliklinik für Psychiatrie und Psychotherapie am Universitätsklinikum Bonn	– DGPPN – Kompetenznetz Demenzen	Bristol Myers-Squibb, AstraZeneca, Cyberonics, Eli Lilly, Janssen-Cilag, Lundbeck, Pfizer, Otsuka
PD Dr. med. **Brit Mollenhauer,** Paracelsus-Elena-Klinik, Kassel	DGKN[284]	TEVA-Pharma[285], Boehringer-Ingelheim, Novartis, GlaxoSmithKline, Bayer Schering Pharma AG. B. Mollenhauer hält gemeinsam mit J. **Kornhuber** und J. **Wiltfang** ein **Patent** für ein Verfahren zur Differenzialdiagnose von Demenzen sowie ein **weiteres** zur Diagnose einer akuten zerebralen Ischämie.

Arzt / Forscher	Amt / Funktionär in	Verbindungen zur Industrie / Patente / Beteiligungen
Prof. Dr. **Hans-Georg Nehen,** Direktor der Klinik für Geriatrie, Elisabeth-Kranken-haus, Essen		Janssen-Cilag
Prof. Dr. med. **Wolf-gang Oertel,** Philipps-Universität Marburg, Klinik für Neurologie	DGN	Boehringer Ingelheim, Cephalon, Desitin, Eisai, GE Health Care, Glaxo-SmithKline, Meda, Merck-Serono, Neurosearch, Novartis, Orion Pharma, Pfizer, Schering-Plough, Solvay, TEVA/Lundbeck, Schwarz/UCB Pharma
Prof. Dr. **Johannes Pantel,** Professor für Gerontopsychiatrie, Klinik für Psychiatrie, Psychosomatik und Psychotherapie, Uni-versitätsklinikum Frankfurt am Main (Direktor: H. **Ham-pel,** s.o.)	DGPPN	Merz
Prof. Dr. **Heinz Reichmann,** Direktor der Klinik und Poliklinik für Neurologie, Universi-tät Dresden	DGN	Boehringer Ingelheim, Schwarz Pharma, Pfizer, GlaxoSmithKline

Arzt / Forscher	Amt / Funktionär in	Verbindungen zur Industrie / Patente / Beteiligungen
Prof. Dr. **Matthias Riepe**, Professor für Gerontopsychiatrie, Universität Ulm	DGPPN	AstraZeneca, Janssen-Cilag, Eisai, Pfizer, Lundbeck, Merz[286]
Prof. Dr. **Klaus Schmidtke,** Leiter der Abt. Neurogeriatrie und Leiter des Zentrums für Altersmedizin, Ortenau Klinikum Offenburg-Gengenbach	DGN	Merz, Janssen-Cilag
Prof. Dr. **Jörg Schulz,** Direktor der Neurologischen Klinik, Universitätsklinikum Aachen	DGN	Merz, Pohl-Boskamp
Prof. Dr. **Claus-W. Wallesch,** Direktor der Klinik für Neurologie, Universität Magdeburg	DGN	Merz
Prof. Dr. **Jens Wiltfang,** Leiter der Klinik für Psychiatrie und Psychotherapie, Universität Duisburg-Essen	– DGPPN – DGLN[287] – Kompetenznetz Demenzen	Eisai, Pfizer J. Wiltfang hat **mehrere Patente** für Verfahren zur Diagnose der Alzheimer-Krankheit und anderer Formen von Demenz bzw. Methoden zum Nachweis entsprechender Biomarker. Einige dieser Patente hält Wiltfang gemeinsam mit seinen Kollegen J. **Kornhuber** bzw. B. **Mollenhauer.**

Arzt/Forscher	Amt/ Funktionär in	Verbindungen zur Industrie/Patente/ Beteiligungen
		J. Wiltfang unterhält zudem eine **Geschäftsbeziehung** zur Biotech-Firma **Protagen** AG, Dortmund. Das zeigt unter anderem ein gemeinsames **Patent** über Biomarker für die Alzheimer-Krankheit.

Tabelle 2
Weitere führende Forscher / Mediziner im Bereich
Alzheimer / Demenzen

Arzt / Forscher	Amt / Funktionär in	Verbindungen zur Industrie / Patente / Beteiligungen
Prof. Dr. **Konrad Beyreuther**, Gründungsdirektor des Netzwerks Alternsforschung (NAR), Universität Heidelberg	– Fachlicher Beirat der Alzheimer Gesellschaft	K. Beyreuther hält mehrere **Patente** für Verfahren zur Diagnose, Prävention oder Behandlung der Alzheimer-Krankheit. Dabei kooperierte er mit mehreren Unternehmen, die als Anmelder der Patente fungierten, darunter **SmithKline Beecham**, **Prana Biotechnology** und die **Eppendorf** AG. K. Beyreuther gründete zudem im Dezember 2000 die Heidelberger Biotech-Firma **Abeta GmbH**. Mit 60 Prozent der Anteile war er Haupteigner des Unternehmens. Als Geschäftsführerin setzte er seine Frau Ursula ein, die im Hauptberuf Bibliothekarin an der Universität Heidelberg ist. 2002 kündigte K. Beyreuther an, dass er mit seiner Firma Abeta bald einen **marktreifen Alzheimer-Test** zur Früherkennung der Krankheit auf den Markt bringen werde. Eine frühe Diagnose mithilfe des Tests, versprach er damals, »schenkt dem Patienten zusätzliche fünf bis zehn Jahre mit hoher Le-

Arzt/Forscher	Amt/ Funktionär in	Verbindungen zur Industrie/Patente/ Beteiligungen
		bensqualität«.[288] Belege dafür fehlen bis heute. 2003 erwarb die Schweizer Biotech-Firma **The Genetics Company** »für Barmittel und eigene Aktien Abetas proprietäre Technologien zum Nachweis von Beta-Amyloid-Peptiden bei Alzheimer-Patienten«[289]. Zudem schloss das Züricher Unternehmen einen **Kooperationsvertrag** mit den Gründern der Abeta GmbH, darunter K. Beyreuther, Gerd Multhaup und Tobias Hartmann. Parallel (2001–2006) beriet K. Beyreuther als **Staatsrat** das Kabinett der Landesregierung von Baden-Württemberg auf dem Gebiet der Lebenswissenschaften. In dieser Funktion hatte er unter anderem Einfluss auf die Vergabe von öffentlichen Forschungsmitteln. Die damit verbundenen Interessenkollisionen schadeten K. Beyreuthers Ansehen keineswegs. 2004 wurde ihm das **Bundesverdienstkreuz am Bande** verliehen. »Die konsequent betriebene Grundlagenforschung von Herrn Professor Beyreuther«, hieß es in der Begründung, sei »unverzichtbare

Arzt/Forscher	Amt/Funktionärin	Verbindungen zur Industrie/Patente/Beteiligungen
		Voraussetzung für die Entwicklung von Methoden zur Heilung menschlicher Leiden«. Tatsächlich gibt es bis heute keine erfolgreiche Therapie, die auf Beyreuthers Arbeiten zurückgeht. Vor mehreren Jahren riet K. Beyreuther bereits seinen klinischen Kollegen, ihre Alzheimer-Patienten mit **Cholesterin-Senkern** (Statine) zu versorgen[290]. Dabei gibt es weder Studien, die einen Nutzen dieser Medikamente für Demenzkranke belegen, noch eine entsprechende Zulassung der Arzneimittelbehörden. Inzwischen ist K. Beyreuther mit seinen Empfehlungen auf andere Produkte umgeschwenkt. In TV-Beiträgen und Vorträgen wirbt er für die Einnahme von **Omega-3-Fettsäure-Kapseln**, »um die Alzheimer-Krankheit zu verlangsamen«. Auch dieser Rat ist nicht durch klinische Studien untermauert. Wiederholt widerspricht sich K. Beyreuther zudem selbst. »Wir würden alle Alzheimer kriegen, wenn wir nur alt genug werden«, zitierte ihn 2010 der Spiegel.[291] In einem anderen Interview

Arzt / Forscher	Amt / Funktionär in	Verbindungen zur Industrie / Patente / Beteiligungen
		behauptete Beyreuther 2007: Die Zeit des Sich-Dreinfügens sei vorbei. »Mit einer bestimmten Lebensführung können wir uns vor Alzheimer im Alter schützen.«[292]
Prof. Dr. med. **Hans Förstl**, Klinik und Poliklinik für Psychiatrie und Psychotherapie, Technische Universität München	– DGGPP – Hirnliga – Deutsche Alzheimer Gesellschaft	AstraZeneca, Bayer, Janssen-Cilag, Eisai, Eli Lilly, Lundbeck, Merz, Novartis, Pfizer, Schwabe.
Prof. Dr. **Hans-Jürgen Möller**, Direktor der Psychiatrischen Klinik, Ludwig-Maximilians-Universität München	– Hirnliga – DGGPP – Deutsche Alzheimer Gesellschaft	AstraZeneca, Bristol-Myers Squibb, Eli Lilly, Eisai, GlaxoSmithKline, Janssen Cilag, Lundbeck, Merck, Novartis, Organon, Pfizer, Sanofi Aventis, Schering-Plough, Schwabe, Sepracor, Servier, Wyeth.[293] H.-J. Möller macht sich immer wieder öffentlich für **umstrittene Medikamente** stark. Im Fachblatt British Medical Journal beschrieb Möller 2003 zum Beispiel das Abmagerungsmittel **Acomplia** als Medikament »mit günstigem Nutzen-Risiko-Profil«. Obwohl die US-Gesundheitsbehörde dem Mittel im Sommer 2007 wegen schwerwiegender Nebenwirkungen

Arzt/Forscher	Amt/Funk- tionär in	Verbindungen zur Industrie/Patente/ Beteiligungen
		die Zulassung verweigerte, trat Möller kurz darauf bei einer Werbeveranstaltung des Acomplia-Herstellers Sanofi-Aventis auf, um erneut Stimmung für das Medikament zu machen. Möller stellte sich auch vehement hinter das Antidepressivum **Valdoxan** und pries es in Veranstaltungen der Herstellerfirma Servier an. Die europäische Zulassungsbehörde hat diesem Antidepressivum jedoch wegen fehlender Wirksamkeit die Zulassung verweigert.[294]

8 Strategien gegen das Vergessen: Was dem Hirn hilft – und was ihm schadet

Die Nachricht, die Martha Daviglus im April 2010 überbrachte, klang schlecht. »Die Alzheimer-Krankheit ist eine gefürchtete Krankheit, die einem das Herz bricht«, sagte die Professorin für präventive Medizin von der Northwestern University in Chicago. Gemeinsam mit 14 anderen hochrangigen Experten hatte Daviglus im Auftrag der Nationalen Gesundheitsinstitute der USA (NIH) 250 wissenschaftliche Einzelstudien und 25 Übersichtsarbeiten, sogenannte Metastudien, ausgewertet, in denen verschiedene Strategien zur Vorbeugung gegen Alzheimer getestet worden waren.[295] »Ich wünschte, wir könnten den Leuten sagen: Nehmt eine Pille und legt jeden Tag ein Puzzle, und ihr seid vor diesem schrecklichen Leiden geschützt.« Doch ob Gehirntraining, Vitamine, Bewegung oder Medikamente – für keinen der in den vergangenen Jahren als wirksam gepriesenen Ratschläge gebe es stichhaltige Belege, dass er die Krankheit tatsächlich verhindert oder zumindest verlangsamt.

Eine niederschmetternde Aussage? Nur auf den ersten Blick.

Denn Daviglus' Fazit ist in erster Linie ein vernichtendes Urteil über den aktuellen Stand der »Alzheimer«-Forschung. Alle vorhandenen Studien, stellten die NIH-Experten fest, wiesen grundlegende Mängel auf. So gebe es bislang zum Beispiel keine einheitliche Definition dafür, was die Krankheit genau ausmache und was konkret unter dem Stichwort »geistiger Verfall« zu verstehen sei. In allen Untersuchungen galten unterschiedliche Maßstäbe für die Bewertung von »geistig gesund« oder »krank«.

Auch wisse man viel zu wenig über den natürlichen Verlauf der Alzheimer-Krankheit auf der einen Seite und über normalen Alterungsprozess auf der anderen Seite, bemängelten die Gutachter. Um verlässliche Aussagen über Präventionsmaßnahmen machen zu können, müssten deshalb zunächst einmal grundlegende geistige Fähigkeiten definiert und ein einheitliches Maß für Veränderungen dieser Fähigkeiten gefunden werden, forderten die Wissenschaftler. Zudem brauche man Langzeitstudien und eine systematische Sammlung aller Krankheitsfälle nach dem Vorbild der heutigen Krebsregister. Nur so ließen sich Verschlechterungen oder Verbesserungen über die Zeit feststellen und ein besseres Bild von den Erscheinungsformen und Verläufen des Phänomens Demenz gewinnen.

Angst vor »Alzheimer«?
Lassen Sie sich nicht verrückt machen!

Tatsächlich steckt hinter dem Report der NIH-Experten eine gute Botschaft: »Alzheimer« ist keine Krankheit, sondern ein Schreckgespenst, von dem nicht einmal Alzheimer-Forscher sagen können, wie es genau aussehen soll. Und es gibt keinen Grund, sich von Medizinern, Pharmafirmen oder Medien mit der Angst vor einem Phantom verrückt machen zu lassen.

Keine Frage: Viele Männer und Frauen bauen im Alter ab – nicht nur körperlich, sondern oft auch geistig. Fakt ist auch, dass etliche Menschen hierzulande mit 80, 90 oder 100 Jahren mitunter verwirrt oder desorientiert sind. Sie haben Probleme, sich an Dinge zu erinnern, die erst vor Kurzem passiert sind. Ihnen fällt die Telefonnummer eines engen Freundes nicht mehr ein. Oder aber sie wissen plötzlich nicht mehr, wo der Laden ist, zu dem sie seit 30 Jahren gegangen sind. Manch einer von ihnen wird auf Dauer auch apathisch oder unruhig, kindlich oder aggressiv. Und nicht wenige sind aufgrund ihrer geistigen Einschränkungen für die letzten Jahre ihres Lebens auf die Hilfe und Unterstützung anderer Menschen angewiesen.

Doch Beeinträchtigungen im Denken, Fühlen und Handeln sind nicht immer die Folge einer Krankheit, sondern ein Zustand, der zahlreiche Ursachen haben und sich immer wieder ändern kann. Viele dieser Ursachen sind vermeidbar. Und gegen etliche andere lässt sich sehr erfolgreich etwas machen.

Strategie Nummer 1:
Vorsicht vor Fehldiagnosen

Oft steckt hinter einer Demenz nämlich eine Erkrankung, die sich – vor allem bei älteren Menschen – auch auf die geistigen Fähigkeiten auswirkt und scheinbar »klassische Alzheimer-Symptome« hervorruft. Die Palette reicht von Durchblutungsstörungen über krankhafte Nervenwasseransammlungen im Gehirn und starken Schwankungen des Blutzuckerspiegels bei Diabetes bis hin zu Depressionen und Entzugserscheinungen bei einer (oft verheimlichten, aber weitverbreiteten) Abhängigkeit von Alkohol oder Medikamenten.

Die erste Frage, die sich bei einem Verdacht auf Demenz stellt, ist deshalb: Leidet der Betroffene möglicherweise an einer Erkrankung, die bisher entweder nicht erkannt oder aber nicht richtig behandelt wurde? Tatsächlich kommt es immer wieder vor, dass Ärzte die wahren Ursachen von körperlichen oder psychischen Störungen bei Senioren übersehen, weil sie deren Gebrechen auf »das Alter« zurückführen.

Dagegen hilft nur eines: Lassen Sie sich oder Ihren Angehörigen bei Verdacht auf Demenz gründlich untersuchen. Und holen Sie sicherheitshalber lieber die Meinung von zwei oder drei verschiedenen Medizinern ein. Vor allem dann, wenn sich der Zustand trotz der von einem Arzt vorgeschlagenen Maßnahmen oder Therapien nicht bessert. Von Vorteil ist es dabei, wenn sich einer dieser Ärzte mit typischen Problemen und Phänomenen des Älterwerdens auskennt. Solche Fachärzte nennt man Geriater. Ihre Schwerpunkte liegen in der Inneren Medizin, der Orthopädie, der Neurologie und der Psychiatrie.

Strategie Nummer 2: Weniger ist oft mehr – vor allem, wenn es um Medikamente geht

Bei der Suche nach den Ursachen einer Demenz empfiehlt sich zudem ein gründlicher Check aller Medikamente, die eingenommen werden. Etliche Arzneimittel können nämlich Sprechstörungen, Orientierungslosigkeit, Gedächtnisprobleme oder Wahnvorstellungen hervorrufen – Symptome also, die als klassische Hinweise auf Altersdemenz gelten. Oft ahnen weder der Arzt noch der Betroffene selbst etwas von dem Zusammenhang. Unter anderem deshalb, weil viele Arzneimittel bei älteren Menschen andere oder stärkere Nebenwirkungen hervorrufen als bei jungen. Zahlreiche Schmerzmittel und Psychopharmaka, aber auch bestimmte Antibiotika, Herz- und Magenmedikamente gelten aus diesen Gründen für Senioren als ungeeignet. Trotzdem werden solche Mittel häufig verordnet.

Auch eine falsche Dosierung von Insulin zur Behandlung von Diabetes kann bereits fatale Folgen haben. Zu hohe Mengen des Bauchspeicheldrüsenhormons führen zu einer Unterzuckerung, die schwerste Folgen nach sich ziehen kann. Die akuten Symptome reichen von Unruhe und Heißhungerattacken über Sprechstörungen, Benommenheit, Torkeln und verminderter Denkleistung bis hin zu einer Veränderung des Wesens, zu Aggressivität und epileptischen Krampfanfällen. Seit Langem weiß man, dass all diese Reaktionen im Alltag häufig fehlinterpretiert werden. Bei jüngeren Patienten tippen viele Menschen auf Alkoholisierung, Drogeneinfluss oder Epilepsie, bei älteren Personen sieht man darin oft typische Anzeichen einer »unheilbaren Altersdemenz«.

Was die Fahndung nach den Ursachen einer Demenz erschwert: Gerade ältere Menschen nehmen häufig nicht nur ein Medikament ein, sondern gleich mehrere verschiedene. Das führt zu unberechenbaren Wechselwirkungen – und zwar nicht nur bei rezeptpflichtigen Mitteln, sondern mitunter auch bei Präparaten wie etwa Johanniskraut-Extrakt, die frei in der Apotheke erhältlich sind. Selbst Mediziner können die Folgen einer solchen sogenannten Polymedikation nicht abschätzen. Denn kaum ein Medikament wird jemals in Kombination mit anderen Mitteln getestet, bevor es auf den Markt kommt.

Der Medizinjournalist Hans Weiss bringt das Problem in seinem mit Koautoren verfassten bekannten Nachschlagewerk »Bittere Pillen« auf den Punkt. Längst wisse man, dass es etliche Medikamente gebe, die, wenn man sie *weglässt*, die Hirntätigkeit steigern: zum Beispiel Beruhigungsmittel und Psychopharmaka. Beide, betonen die Autoren, würden vor allem alten Menschen viel zu häufig verordnet.[296]

Zu einem ähnlichen Schluss kommt eine Studie, die ein britisches Forscherteam um Clive Ballard vom Kings College in London 2008 veröffentlicht hat. Die Wissenschaftler hatten darin die Nebenwirkungen sogenannter Neuroleptika auf Demenzpatienten untersucht.[297] Dazu ließ Ballard bei der Hälfte von 165 Patienten in Pflegeheimen die Mittel einfach weg.[298] Das heißt, sie erhielten als Ersatz ein wirkstofffreies Scheinpräparat (Placebo).

Und siehe da – kaum ein Patient reagierte auf den Entzug mit einer Verschlechterung seines Verhaltens. Stattdessen schnitten die Probanden der Placebo-Gruppe nach zwölf Monaten ohne Neuroleptika in Sprachtests sogar deutlich besser ab als jene Patienten, welche die Mittel weiterhin bekommen hatten.

Eine Grundregel von Pharmakologen lautet daher: Weniger ist bei der Einnahme von Medikamenten oft mehr. Welche Mittel der einzelne Patient aus seiner Liste streichen kann und welche nicht, sollte er jedoch nicht alleine entscheiden, sondern auf jeden Fall mit einem kompetenten Arzt seines Vertrauens besprechen.

Strategie Nummer 3: Was gut fürs Herz ist, ist auch gut fürs Gehirn

Vieles deutet darauf hin, dass hinter der Diagnose »Alzheimer« in Wirklichkeit oft eine andere Form von Demenz steckt, die sogenannte vaskuläre Demenz. Ursache dafür sind Mini-Infarkte oder -Schlaganfälle, die das umgebende Gewebe von der Versorgung mit Sauerstoff und Nährstoffen abschneiden. Meistens werden solche Kleinst-Infarkte im Gehirn nicht sofort wahrgenommen. Häufen sie sich jedoch über längere Zeit, können sie die geistigen Fähigkeiten des Betroffenen wie Denken und Gedächtnis immer mehr einschränken.

Solche Mini-Schlaganfälle kommen in der Regel nicht aus heiterem Himmel. Sie sind meist die Folge einer jahrelangen Schädigung der Blutgefäße. Und die hat nicht zuletzt mit dem eigenen Lebensstil zu tun. Das zumindest lassen zahlreiche Studien vermuten, in denen der Zusammenhang zwischen Faktoren wie Ernährung, Bewegung, Rauchen oder Übergewicht auf der einen und Gesundheit auf der anderen Seite untersucht worden ist. Zwar seien auch die meisten dieser Untersuchungen keineswegs so aussagekräftig, wie es oftmals scheine, warnt die Medizinprofessorin Ingrid Mühlhauser von der Universität Hamburg. Denn »diese Studien zeigen fast immer nur Assoziationen, keine Kausalität«. In der Regel fehle eine eindeutige Beweisführung dafür, dass ein bestimmter Faktor die Ursache für ein bestimmtes gesundheitliches Problem sei.

Doch warum sollte man nicht einfach versuchen, etwas für den eigenen Körper – und damit vielleicht auch etwas für den Erhalt der geistigen Gesundheit zu tun? Schaden wird es höchstwahrscheinlich nicht.

Finger weg vom Glimmstängel

Erster Rat: für immer die Finger vom Glimmstängel lassen. Selbst wenn die meisten den blauen Dunst eher mit Lungenkrebs in Verbindung bringen – Rauchen setzt auch den Blutgefäßen und damit sowohl dem Herzen als auch unserem Denkorgan zu. Zigarettengifte verengen die kleinsten Schlagaderäste, die Arteriolen, sie erhöhen den Blutdruck und die Gerinnungsneigung des Blutes. Zudem wird die Innenauskleidung der Arterien geschädigt und Arteriosklerose gefördert. Rauchen scheint zudem deutlich das Risiko für Diabetes mellitus Typ 2 sowie für mehrere Folgekrankheiten dieser Stoffwechselstörung zu erhöhen.[299]

Nikotinabhängige, die mehr als eine Schachtel am Tag verbrauchen, haben Studien zufolge ein fast doppelt so hohes Risiko, an Herzinfarkt oder Schlaganfall zu sterben, wie Nichtraucher.

Raucher laufen möglicherweise auch aus einem anderen Grund Gefahr, schneller als andere die Diagnose »Alzheimer« gestellt zu bekommen. Denn Qualmen scheint die Großhirnrinde zum Schrumpfen zu bringen – und eine Verkleinerung bestimmter Hirnareale gilt als eines der Anzeichen der (vermeintlichen) Krankheit. Auf den Zusammenhang zwischen Rauchen und Hirnstruktur stießen Forscher der Berliner Charité und der Physikalisch-Technischen Bundesanstalt (PTB) in einer 2010 veröffentlichten Untersuchung. Darin hatten die Wissenschaftler die Gehirne von 22 Rauchern und 21 Personen, die noch nie in ihrem Leben geraucht hatten, mithilfe eines Magnetresonanztomografen untersucht.

Beim Vergleich beider Versuchsgruppen zeigte sich, dass die Dicke einer Hirnregion namens medialer orbitofrontaler Kortex bei Rauchern geringer war als bei den Nichtrauchern. Die Schicht war umso dünner, je höher der tägliche Zigarettenkonsum war und je länger die Versuchsteilnehmer in ihrem Leben geraucht hatten.[300] Ein direkter Nachweis dafür, dass Rauchen zum Absterben von Hirnzellen führt, ist das noch nicht. Aus Tierversuchen ist jedoch bekannt, dass Nikotin die Entwicklung des Gehirns verändert und zu einer Schädigung von Nervenzellen führt.

Mehr bewegen schützt gleich auf mehrfache Weise vor Demenz

Wer etwas für Hirn und Gefäße tun will, sollte zudem in Bewegung bleiben. Mit regelmäßiger körperlicher Aktivität lassen sich nämlich viele schädliche Nebenwirkungen des Lebens in der Wohlstands- und Überflussgesellschaft wirksam korrigieren. Pulstreibende Anstrengung, zum Beispiel durch zügiges Radeln, Schwimmen oder Wandern, trainiert die Muskulatur der Blutgefäße. Das verhindert unter anderem Bluthochdruck (Hypertonie) – einen der Hauptrisikofaktoren für Schlaganfall.

Immer wieder bestätigt sich dabei: Der menschliche Körper ist nicht nur ein System, das Bewegung ermöglicht, er benötigt sie auch. Doch die Deutschen sind längst ein Volk von Bewegungsmuffeln. Noch vor etwa hundert, ja fünfzig Jahren legte ein Mensch hierzulande täglich rund 20 km zu Fuß zurück.[301] Heute sind es bei vielen von uns nur noch ein paar Hundert Meter pro Tag. Stattdessen schaut der durchschnittliche Deutsche fast vier Stunden Fernsehen am Tag.

Warum Hypertonie entsteht, ist in den meisten Fällen unklar. Bei etwa 95 Prozent aller Betroffenen ist sie keine Folge einer erkennbaren Krankheit. Die Wurzel des Übels scheint woanders zu liegen. Bei übermäßigem Essen, Rauchen, Alkohol sowie ständigem Stress durch Ängste oder Zorn.

Vieles spricht allerdings dafür, dass Bluthochdruck das Schlaganfallrisiko steigert, weil er die Entstehung von Arteriosklerose fördert. Denn bei Hypertonie sind die Arteriolen dauerhaft eng gestellt. Das Herz wird dadurch gezwungen, ständig gegen einen erhöhten Widerstand anzupumpen. Zunehmend werden dabei die Arterien steif und brüchig. Durch ein Blutgerinnsel kann es dann zum Verschluss (ischämischer Schlaganfall) oder aber zum Platzen eines kleinen Hirngefäßes (Schlaganfall durch Hirnblutung) kommen.

Das Tückische daran: Wer an Bluthochdruck leidet, fühlt sich oft jahrelang völlig gesund und tatkräftig, bevor die Krankheit Probleme macht. Viele Betroffene wissen daher entweder nichts von ihrem Leiden – oder ignorieren es und behalten ihre ungesunde Lebensweise bei.

Allzu viel schweißtreibende Aktivität muss dabei gar nicht sein, so der Mediziner Hans-Georg Predel von der Sporthochschule Köln. »Wer knapp 2000 Kilokalorien pro Woche verbraucht, erzielt den optimalen Effekt.« Das entspricht einer halben Stunde Radeln am Tag, auf die Woche gerechnet also dreieinhalb Stunden Zeitaufwand. Eine gute Investition, wenn man bedenkt, dass sich dadurch sowohl das Herzinfarkt- als auch das Schlaganfall-Risiko fast halbieren lassen. Freilich gibt es auch andere Möglichkeiten, den Körper in Schwung zu bringen, zum Beispiel durch Haus- oder Gartenarbeit.

Selbst in höherem Alter lohnt es sich offensichtlich noch – wenn irgendwie möglich –, mit regelmäßiger Bewegung oder Sport anzufangen. Das geht inzwischen aus mehreren Studien hervor. In einer Langzeitstudie der Jacobs University Bremen wiesen der Neurowissenschaftler Ben Godde und die Psychologin Ursula Staudinger 2008 nach, dass sowohl regelmäßiger Ausdauersport als auch Gymnastik die Leistungsfähigkeit älterer Menschen deutlich steigert. Der positive Effekt war allerdings je nach Sportart unterschiedlich. Die Probanden, die am Nordic-Walking-Programm teilgenommen hatten, konnten die Testaufgaben schneller lösen. Die Teilnehmer des Koordinationstrainings dagegen erzielten qualitativ bessere, also genauere Testergebnisse.

Wer abspeckt, kann oft ganz auf Blutdruckpillen verzichten

Wem es gelingt, den inneren Schweinehund zu bezwingen, scheint auch noch auf andere Weise belohnt zu werden. Schon ein Kilogramm weniger auf den Hüften senkt den Blutdruck im Durchschnitt um zwei Millimeter auf der Quecksilbersäule. Hochdruckpatienten, die gleich mehrere überflüssige Pfunde abspecken, können deshalb oft ganz auf ihre Blutdruckpillen verzichten.

Zudem scheint Bewegung auch direkt vor Demenz zu schützen. In einer Untersuchung an 2257 Männern im Alter zwischen 71 und 93 Jahren stellten Forscher fest, dass tägliches Spazierengehen über 2 Meilen (3,2 Kilometer) das Risiko einer Demenzerkrankung halbierte – verglichen mit einer täglichen Gehstrecke von einer Viertelmeile (400 Meter).[302]

Offenbar geht Bewegungsmangel sogar mit einer Abnahme des Hirnvolumens einher. Zu diesem Befund kamen US-Forscher, als sie die Hirngröße von 94 gesunden älteren Frauen und Männern per Kernspintomografie ermittelten und mit deren Körpergewicht abglichen. Unter den Probanden waren sowohl schlanke als auch fettleibige Personen. Und siehe da: Bestimmte Schlüsselareale des Gehirns waren bei den Übergewichtigen im Vergleich zu den dünneren um vier Prozent verkleinert. Bei den extrem Fettleibigen war der Schwund sogar doppelt so groß. Der Effekt lag jedoch nicht am Körpergewicht, betonten die Forscher, sondern an mangelnder Bewegung.[303]

Mit den Pfunden wächst das Risiko für Diabetes – und damit für Demenz

Körperliche Aktivität und eine schlanke Taille schützen vermutlich auch vor einem weiteren Risikofaktor für Demenz: dem Diabetes, im Volksmund Zuckerkrankheit genannt.

Fast 60 Prozent der deutschen Bevölkerung haben Experten zufolge inzwischen zu viel auf den Hüften. 17 Prozent tragen sogar so viele Kilos mit sich herum, dass sie als krankhaft übergewichtig gelten. Dieser Zustand aber geht mit einem erhöhten Risiko für Diabetes mellitus Typ 2 einher. Denn Fettleibigkeit wirkt sich auch auf den Stoffwechsel aus. Wer dauerhaft zu viele Kalorien zu sich nimmt, setzt seinen Körper einem ständigen Überangebot von Glukose aus und schadet damit sowohl seinen Nervenzellen als auch den Blutgefäßen.

Die Bauchspeicheldrüse kann einen Überschuss an Glukose zwar vorübergehend durch eine erhöhte Produktion und Ausschüttung von Insulin ausgleichen. Das Hormon ist hauptsächlich für die Regulation des Blutzuckerspiegels verantwortlich und sorgt dafür, dass die Zellen des Körpers die vorhandene Glukose aus dem Blut aufnehmen können. Bei Menschen, die dauerhaft zu viel essen und sich zu wenig bewegen, verliert das Insulin jedoch seine Wirkung. Nach und nach reagieren die Zellen im Körper immer schlechter auf den Botenstoff. Es entwickelt sich eine Insulinresistenz, die zum Typ-2-Diabetes voranschreiten kann. Schon heute leben in Deutschland fünf bis sechs Millionen Menschen, bei denen das Leiden diagnostiziert wurde.[304] Hinzu kommen etliche Betroffene, die von ihrer Erkrankung (noch) nichts wissen. Denn Typ-2-Diabetes wird häufig erst spät erkannt.

Wie eng der Zusammenhang zwischen Übergewicht und Diabetes möglicherweise ist, legt unter anderem eine Studie nahe, in der Forscher mehr als 100 000 Frauen über einen Zeitraum von fast eineinhalb Jahrzehnten untersucht haben. Darin zeigte sich: Wenn eine Frau 1,70 Meter groß ist und 95 Kilogramm wiegt, liegt ihr Risiko, in den nächsten 14 Jahren Diabetikerin zu werden, bei etwa 40 Prozent. Wiegt sie gut 100 Kilogramm, steigt das Risiko schon auf 50 Prozent. Und ab einem Körpergewicht von deutlich mehr als 102 Kilogramm rauscht das Risiko ruck, zuck auf 90 Prozent hoch.

Zwar lässt sich Diabetes heute vergleichsweise gut mit Medikamenten behandeln. Doch damit, dass man eine Tablette einnimmt oder »sein Insulin spritzt«, ist keineswegs alles im Lot. Jährlich erblinden rund 4000 Menschen in Deutschland, weil sie Diabetiker sind. Mehr als 5000 erleiden ein Nierenversagen und müssen an die Dialyse. Und jedes Jahr verlieren mehr als 30 000 Deutsche einen Teil ihres Körpers aufgrund von Diabetes mellitus durch Amputation: manchmal eine Zehe, manchmal den Fuß und manchmal den ganzen Unterschenkel.

Hirnschäden durch Unterzuckerung

Zudem setzen sowohl die Krankheit selbst als auch deren Therapie dem Gehirn auf Dauer zu. Ein Mechanismus, der dabei eine maßgebliche Rolle zu spielen scheint, ist die sogenannte Unterzuckerung (Hypoglykämie). Davon spricht man, wenn der Blutzuckerspiegel unter den Wert von 40 Milligramm pro Deziliter fällt. Das kann immer dann passieren, wenn der Patient entweder zu viel Insulin spritzt, wenn er zu wenig oder zu unregelmäßig oder falsch isst, oder aber wenn seine Bauchspeicheldrüse vorübergehend mehr von dem Hormon ausschüttet als sonst.

Seit Längerem weiß man, dass Hypoglykämien je nach Ausmaß und bei wiederholtem Auftreten zu Schäden am Gehirn bis hin zum Tode führen. Und einiges spricht dafür, dass die heutigen Diabetes-Therapien und ihre Nebenwirkungen eine der Ursachen für solche Anfälle sind.

Vor wenigen Jahren konnte ein Team von Forschern in Kalifornien zudem erstmals zeigen, dass schwere Anfälle von Unterzuckerung bei älteren Patienten das Risiko für eine Demenz erhöhen. Dazu untersuchten die Wissenschaftler eine Gruppe von mehr als 16 600 älteren Diabetes-Typ-2-Patienten,[305] die im Schnitt 65 Jahre alt waren und zu Beginn der Untersuchung im Januar 2003 keinerlei Gedächtnisstörungen oder andere Demenzsymptome aufwiesen.

Mithilfe der Krankenakten der Probanden ermittelten die Forscher, wer von den Testpersonen in den Jahren 1980 bis 2002 eine schwere Unterzuckerung erlitten hatte. Dabei werteten die Wissenschaftler nur jene Fälle von Hypoglykämien, die schwer genug waren, um zu einer Krankenhauseinweisung zu führen. Und siehe da: Bei einer schweren Hypoglykämie erhöhte sich die Demenzrate bei den beobachteten Patienten um 26 Prozent. Bei zwei Episoden stieg sie um 80 Prozent. Nach drei Hypoglykämien war die Demenzrate fast doppelt so hoch wie bei Diabetikern, die keine schwere Unterzuckerung erlitten hatten.

Unklar ist noch, wie stark auch geringere Schwankungen des Blutzuckerspiegels das Gehirn schädigen. Fest steht aber, dass heute viele Menschen gefährdet sind, aufgrund ihrer Zuckerkrankheit eine Demenz zu entwickeln: Allein in Deutschland gibt es inzwischen sechs Millionen Typ-2-Diabetiker – so viele wie die Schweiz Einwohner hat. Und wenn nur ein Prozent von ihnen durch Hypoglykämien dement wird, sind das bereits 60 000 Menschen.

Strategie Nummer 4: Gemeinsam statt einsam – Geselligkeit schützt vor Demenz

Der rüstige Senior, der noch weit jenseits der 80 körperlich und fit ist, kommt zwar in der Werbung oft vor. Die Realität sieht aber häufig anders aus. Viele ältere Menschen fühlen sich allein – und das wirkt sich offenbar auch auf ihre Gesundheit aus. Studien aus Schweden und den USA haben gezeigt: Wer sich im Alter einsam fühlt, hat ein doppelt so hohes Risiko, an Demenz zu erkranken.

Schon lange ist bekannt, dass es einen Zusammenhang zwischen sozialer Isolation und Demenz gibt. In einer 2007 veröffentlichten Untersuchung hatten sich Wissenschaftler der Rush University in Chicago jedoch erstmals darauf konzentriert, wie die Probanden sich fühlten.[306] Das Team begleitete dazu vier Jahre lang mehr als 800 Senioren mit einem Durchschnittsalter von 80 Jahren.

Die Teilnehmer mussten dabei jährlich einen Fragebogen ausfüllen, in dem sie auf einer Skala von eins bis fünf angeben sollten, wie einsam sie sich fühlten. Zu den Aussagen gehörten unter anderem »Ich empfinde ein allgemeines Gefühl der Leere« oder »Ich fühle mich oft verlassen«. Nach den Ergebnissen der Forscher stieg die Gefahr, an Demenz zu erkranken, mit jedem Punkt auf der Einsamkeitsskala um rund 50 Prozent: Senioren, die sich mit einem Skalawert von durchschnittlich 3,2 offensichtlich besonders allein fühlten, hatten ein doppelt so hohes Risiko für Demenz wie Probanden mit einem Wert von durchschnittlich 1,4.

Eine 2009 veröffentlichte Untersuchung von Forschern des schwedischen Karolinska-Instituts bestätigt diesen Zusammenhang.[307] Danach hatten sozial aktive, aber ruhige Menschen im Vergleich zu sozial isolierten und leicht zu stressenden Personen ein um 50 Prozent verringertes Risiko, an einer Demenz zu erkranken. Geselligkeit hat dabei offenbar einen Mehrfacheffekt. Je öfter Menschen zusammenkommen, desto mehr bewegen sie sich auch und bleiben damit auch länger geistig rege.

Hinzu kommt aber noch etwas anderes: Wer viel allein ist, um den kümmert sich auch keiner. Sei es, dass jemand auf regelmäßige Mahlzeiten, ausreichende Flüssigkeitszufuhr oder die tägliche Körperpflege achtet. Oder aber, dass jemand da ist, wenn es zu einem Sturz, zu einer Verletzung oder einer kurzen Ohnmacht kommt, und schnell Hilfe holen kann. Das könnte erklären, warum selbst ein Trauschein vor Verwirrtheit im Alter bewahren kann: Rein statistisch schützt nämlich auch Verheiratetsein vor Demenz.

Strategie Nummer 5: Weniger Alkohol – vor allem im Alter

Für die meisten Menschen ist er der Inbegriff von Genuss und Lebensfreude. Alkohol ist in unserer Gesellschaft zu vielen Gelegenheiten akzeptiert. Doch das in Bier, Wein und Schnaps enthaltene Ethanol ist gleichzeitig ein Gift. Geschädigt werden dadurch alle Zellen des Körpers. Am meisten aber leiden das Nervensystem, das Gehirn und die Leber. Vor allem dann, wenn man regelmäßig und zudem größere Mengen davon trinkt.

Was viele Menschen nicht wissen (oder nicht wahrhaben wollen): Rund 10 Millionen Personen in Deutschland trinken so viel, dass sie ihre Gesundheit gefährden. Etwa 1,6 Millionen sind wegen einer Alkoholabhängigkeit dringend behandlungsbedürftig.[308] Und zwar keineswegs nur junge Menschen oder Männer. Unter den Betroffenen finden sich auch etliche Frauen und viele Personen, die längst in Rente sind.

Gerade im Alter aber verträgt der Körper Alkohol immer schlechter. Denn mit den Jahren sinkt der Wasseranteil im Körper. Die gleiche Menge Alkohol verteilt sich bei älteren Menschen deshalb auf weniger Körperflüssigkeit und führt zu einem höheren Alkoholpegel. Zudem setzt das Gift dem Organismus stärker zu. Zum einen braucht die Leber länger für den Abbau von Ethanol. Zum anderen leiden die Nervenzellen länger. Denn zum Abbau des Alkohols brauchen sie rund 80 Prozent des Zellsauerstoffes.[309] Und die Fähigkeit des Körpers, Sauerstoff aufzunehmen, geht im Alter zurück. Und nicht zuletzt nehmen ältere Menschen im Schnitt mehr Medikamente ein als junge – was zusätzlich die Gefahr von Wechselwirkungen mit sich bringt.

Oft kommen die Schäden, die ein langjähriger und regelmäßiger Alkoholkonsum im Gehirn verursacht, erst im Alter zum Tragen und zeigen dann die typischen Symptome einer Demenz: Die Betroffenen bekommen Probleme mit dem Gedächtnis, sie können sich nur noch schlecht konzentrieren. Nach und nach lassen auch der eigene Antrieb, die Aufmerksamkeit, die Lernfähigkeit, das räumliche Vorstellungsvermögen, die Zeitwahrnehmung und die Fähigkeit, Probleme zu lösen, nach. Etliche der Betroffenen werden zudem mit der Zeit aggressiver und gewaltbereiter, als sie es früher waren. Manch einer von ihnen entwickelt auch psychotische Störungen oder epileptische Anfälle.

Gedächtnislücken und erfundene Geschichten – das Korsakow-Syndrom

Eine klassische Spätfolge von übermäßigem Alkoholkonsum ist das sogenannte Korsakow-Syndrom. Das auffälligste Merkmal sind Gedächtnisstörungen, vor allem die Unfähigkeit, sich neu Erlebtes zu merken. Sie kann so ausgeprägt sein, dass sich die Betroffenen Sachverhalte nicht einmal für Sekunden einprägen können. Dabei verdecken die Patienten oft unbewusst ihre Erinnerungslücken an jetzige Ereignisse mit alten Erinnerungen. Oder aber sie füllen die Lücken mit selbst erfundenen Details auf. Im Fachjargon werden solche selbst gebastelten Geschichten, die der Betroffene selbst für wahr hält, als Konfabulationen bezeichnet.

Die Symptome ähneln den Folgen schwerer Hirnschädigungen, wie sie zum Beispiel nach einem schweren Schädel-Hirn-Trauma oder Hirnblutungen in einem bestimmten Teil der Großhirnrinde, dem präfrontalen Kortex, auftreten. Er gilt als oberste Steuerzentrale für situationsgerechte Handlungen und für die Regulation emotionaler Vorgänge. Wird dieses Hirnareal beschädigt, ändert sich häufig die Persönlichkeit der Betroffenen: Sie verlieren ihr Kurzzeitgedächtnis. Sie haben auf einmal Probleme mit der Langzeitplanung. Sie neigen dazu, krankhaft auf eigenen Vorstellungen zu beharren, werden in ihrem Verhalten unflexibel und ihr Gefühlsleben verflacht.

Zwar wurden all diese Phänomene von dem russischen Neurologen Sergej Korsakow erstmals bei chronischen Alkoholikern beschrieben. Später zeigte sich jedoch, dass das Syndrom auch nach den beschriebenen Verletzungen sowie nach Vergiftungen (zum Beispiel durch Psycho-Drogen oder Medikamente) und nach Infektionen wie Hirnentzündung (Enzephalitis), Fleckfieber oder Typhus auftreten kann.

Trinken und schwere Kopfverletzungen – die Folgen sind ähnlich

Inzwischen haben Studien gezeigt, dass schwere Kopfverletzungen mit einem doppelten oder gar vierfachen Demenzrisiko einhergehen – und zwar selbst dann, wenn die Schädigungen Jahre zurückliegen. Zu diesem Schluss kam unter anderem ein Team von US-Forschern, die mehr als 1770 Veteranen des Zweiten Weltkriegs untersucht hatten. Fast 550 von ihnen hatten als Soldaten Kopfverletzungen erlitten. In dieser Gruppe hatten doppelt so viele Menschen Anzeichen von Demenz wie in der Vergleichsgruppe.

Um Genaueres über den Zusammenhang zwischen Kopfverletzungen und der späteren Erkrankung an Demenz zu erfahren, teilten die Wissenschaftler die ehemaligen Soldaten in drei Gruppen ein: leichte Verletzungen, die Bewusstlosigkeit oder Gedächtnisverlust bis zu 30 Minuten einschließen, mittelschwere Verletzungen, bei denen sich die Beschwerden bis zu 24 Stunden hinzogen, und schwere Kopfverletzungen mit einem Koma oder einer Amnesie, die länger als einen Tag andauerte.

Während das Demenzrisiko bei den als leicht eingestuften Schädigungen nicht erkennbar erhöht war, waren die Soldaten mit mittelschweren Verletzungen doppelt so oft von einer Demenz betroffen wie Testpersonen in einer Vergleichsgruppe. Bei den Veteranen, die schweren Hirnschädigungen erlitten hatten, war das Risiko sogar vervierfacht.

Angst, Halluzinationen, Orientierungsstörungen: Demenz oder Alkoholentzug?

Wer lange Zeit alkoholabhängig ist, dem droht zudem eine potenziell lebensbedrohliche Komplikation namens Delirium tremens. Dabei handelt es sich um eine Störung der Hirnfunktionen, die in der Regel im Zusammenhang mit Alkoholentzug auftritt. Sie kann aber auch durch einen Rausch selbst ausgelöst werden. Typische Symptome sind Angst, Orientierungsstörungen und Halluzinationen. Die Betroffenen sind zudem verwirrt, bekommen Krämpfe oder Zitteranfälle und haben schwere Kreislaufprobleme.

Für Außenstehende ist häufig kaum zu erkennen, dass die Symptome vom Trinken kommen. Denn oft spielen die Patienten später die Krankheitsanzeichen gegenüber Ärzten und anderen Menschen herunter. Unter anderem, um zu vertuschen, dass sie Alkoholiker sind. Selbst wenn sich Mediziner oder Pfleger die Mühe machen, die Angehörigen zu befragen, hilft das bei der Suche nach der Wahrheit nicht immer weiter. Sei es, weil die Verwandten oder Freunde des Betroffenen aus Scham über die »Schande« der Sucht schwindeln. Oder aber, weil sie nicht einmal ahnen, dass der Vater, die Oma oder der Onkel trinkt.

Tatsächlich wird das Thema Sucht im Alter insgesamt noch kaum in der Öffentlichkeit wahrgenommen. Das liegt nicht zuletzt daran, dass die Altersgruppe der über 60-Jährigen bislang häufig explizit aus Bevölkerungsstudien zum Alkohol- oder Medikamentenmissbrauch ausgeschlossen wurde.[310]

Die Deutsche Hauptstelle für Suchtfragen geht jedoch davon aus, dass hierzulande rund 400 000 Menschen über 60 Jahren alkoholabhängig sind oder Alkohol missbrauchen.[311]

Strategie Nummer 5: Süchte erkennen, behandeln und – noch besser – verhindern

Experten sprechen bereits von einer »stillen Epidemie«. Denn vieles deutet darauf hin, dass in Wirklichkeit schon heute wesentlich mehr ältere Menschen alkohol- oder medikamentenabhängig sind als geahnt. Studien aus den USA zufolge sind bis zu 26 Prozent aller Bewohner von stationären Pflegeeinrichtungen alkoholsüchtig. Und ihre Zahl wird sich künftig wohl noch erhöhen. Hochrechnungen zufolge wird die Zahl älterer Menschen mit Suchterkrankungen durch den demografischen Wandel bis 2020 um 70 Prozent steigen.

Für Deutschland liegen bisher nur wenige Daten vor. Eine repräsentative Umfrage in Mannheimer Pflegeheimen ergab 2006, dass rund 10 Prozent aller Bewohner (ca. 25 Prozent der Männer und 5 Prozent der Frauen) von den Ärzten als alkoholkrank diagnostiziert wurden. Fachleute gehen jedoch davon aus, dass von den Medizinern nur schwere Fälle erkannt wurden und dass die Dunkelziffer deutlich höher liegt. Sowohl die schleichende Vergiftung als auch der bei älteren Menschen deutlich länger dauernde Prozess des Entzugs würden häufig übersehen.

Darauf, dass das Problem deutlich größer ist als bekannt, deutet auch ein weiteres Ergebnis der Mannheimer Umfrage: Das Heimeintrittsalter lag bei den alkoholkranken Bewohnern im Schnitt bei 62 Jahren, das der nicht alkoholkranken Bewohner bei etwa 78 Jahren.[312]

Noch immer gibt es in Sachen Sucht einen auffälligen Unterschied zwischen den Geschlechtern. Unter den Alkoholabhängigen finden sich erheblich mehr Männer als Frauen, beim Missbrauch von Medikamenten ist das Zahlenverhältnis genau umgekehrt. Nach dem aktuellen Suchtsurvey, einer vom Bundesgesundheitsministerium geförderten, regelmäßigen Repräsentativerhebung zum Gebrauch und Missbrauch psychoaktiver Substanzen, betreiben 4,7 Prozent der Deutschen zwischen 18 und 64 Jahren einen problematischen Gebrauch von Medikamenten.[313] (5,6 Prozent sind es bei den Frauen, 4,0 Prozent bei den Männern.) Insgesamt schlucken damit fast 3,8 Millionen Menschen in Deutschland gefährlich viele Pillen. Rund 2 Millionen gelten als regelrecht medikamentenabhängig.

Schleichende Vergiftung durch Medikamente

In der Regel handelt es sich dabei um Beruhigungsmittel (Benzodiazepine), Schmerzmittel, Schlafmittel, codeinhaltige Medikamente oder auch Psychostimulanzien. Schätzungen zufolge wird ein Drittel dieser Mittel nicht wegen akuter Probleme verschrieben, sondern um Entzugserscheinungen und Suchtverlangen zu kaschieren, die durch eine andauernde Einnahme entstanden sind.

In der sogenannten Berliner Altersstudie zeigte sich zum Beispiel, dass fast 25 Prozent der über 69-Jährigen mit Psychopharmaka behandelt wurden. Mit einem Anteil von 13,2 Prozent entfielen dabei über die Hälfte auf Benzodiazepine.[314] Diese Mittel werden zur Behandlung von Angstzuständen und Schlafstörungen verschrieben. Nach Ansicht von Experten dürfen die Mittel nur vorübergehend eingesetzt werden. Denn sie können schon nach wenigen Wochen süchtig machen – und so genau die Symptome verstärkt hervorrufen, gegen die sie wirken. Tatsächlich nahmen jedoch rund 90 Prozent der mit Benzodiazepinen Behandelten diese Mittel als Dauermedikation (länger als sechs Monate) ein.

Doch häufig, so die Wissenschaftler Silke Kuhn und Christian Haasen vom Zentrum für Interdisziplinäre Suchtforschung (ZIS) der Universität Hamburg, verschreiben Ärzte diese Medikamente immer weiter – ohne genauen medizinischen Grund (Indikation) oder sogar mit falscher Indikation.[315] Zudem hat sich gezeigt, dass Dosierungen nicht an das Alter der Patienten angepasst (also reduziert) und Wechselwirkungen mit anderen verschriebenen Medikamenten nicht beachtet werden. Die Folge ist eine schleichende Vergiftung auf Rezept.

Die Zahl der abhängigen Senioren wächst – die Medizin ist darauf nicht vorbereitet

Die Medizin ist auf die steigende Zahl von suchtkranken Senioren und die damit verbundenen Herausforderungen kaum vorbereitet. Die heute verfügbaren diagnostischen Verfahren und Therapien wurden in der Regel an jüngeren Patienten erprobt und lassen sich nicht ohne Weiteres auf ältere Suchtkranke übertragen. Denn im Alter reagiert der menschliche Körper anders auf Alkohol oder Medikamente als in jungen Jahren. Zudem leiden Senioren stärker unter den negativen Auswirkungen der Sucht, und Symptome wie Zittern, Schwindel, Konzentrationsprobleme, Ängste, Schlaf- und Gangstörungen und Stürze werden leicht als typische Alterssymptome diagnostiziert.

Tatsächlich haben Studien gezeigt, dass Ärzte bei älteren Patienten häufig zwei Probleme verkennen oder übersehen: Das sind – erstens – die Symptome einer schleichenden Vergiftung durch Medikamente und – zweitens – die Anzeichen eines bei Senioren in der Regel deutlich länger dauernden Entzugs, wenn das jeweilige Mittel abgesetzt wird.

Eine einfache Rechnung zeigt die Dimension des Problems. Wenn nur ein Prozent all der Menschen in Deutschland, die entweder dauerhaft zu viel Alkohol trinken (10 Millionen) oder gefährlich viele Pillen (3,8 Millionen) einnehmen, durch ihre Sucht später dement werden, wären das bereits weitere 138.000 Patienten. Würde hierzulande nur jeder Zehnte von ihnen an Demenz erkranken, dann läge die Zahl der Betroffenen bei 1,38 Millionen Menschen. Das Rechenbeispiel ist keineswegs abwegig. Immerhin waren psychische oder verhaltensbezogene Störungen durch Alkohol mit 339 100 Behandlungsfällen die dritthäufigste Einzeldiagnose aller Hauptdiagnosen der Krankenhausstatistik des Jahres 2009.[316]

Strategie Nummer 6: Das System kurieren, damit sich Gesundheit lohnt – und nicht Krankheit

Ob und wann sich die Politik und die Gesellschaft auf die neuen Herausforderungen einstellen werden, ist fraglich. Denn für einen gesunden Lebensstil gibt es keine Lobby. Zumindest keine, die so gut organisiert oder finanzkräftig wäre wie die der Pharmaindustrie, der Ärzte, der Krankenhausbetreiber und der Medizingerätehersteller.

Zudem ist die Struktur unseres derzeitigen Gesundheitssystems für echte Prävention eher hinderlich: Damit, dass wir *nicht* zum Arzt gehen und *keine* Pillen schlucken müssen, lässt sich kein Geld verdienen. Im Gegenteil. All die vielen Anbieter von Früherkennungsprogrammen, Diagnoseverfahren und Therapien müssen Umsatz machen, um zu existieren und zu expandieren.

Schon jetzt ist das Gesundheitswesen in vielen Industrieländern einer der vitalsten Wirtschaftszweige, eine der wenigen Wachstumsbranchen – und eine der wichtigsten Job-Maschinen. 4,3 Millionen Menschen in Deutschland arbeiten in diesem Bereich. Das sind rund 11 Prozent aller Beschäftigten – mehr als zehnmal so viele wie etwa in der chemischen Industrie.[317] Sie alle profitieren bislang davon, wenn es *mehr* Kranke und *mehr* besorgte Gesunde in unserer Gesellschaft gibt.

Strategie Nummer 7: Von denen lernen, die gesund 100 werden

Dabei gibt es Hinweise dafür, wie man die Chancen erhöhen kann, das Menschen 100 Jahre alt werden und bis zum Schluss gesund und munter bleiben können – zum Beispiel in der sogenannten Okinawa Centenarian Study. Seit 1976 untersuchen amerikanische und japanische Forscher auf der japanischen Insel Okinawa, welche Faktoren die Menschen dort vitaler und zäher machen als den Rest der Menschheit.

Nirgendwo sonst auf der Welt leben so viele Hundertjährige wie auf dem Eiland im Pazifik. Fast 600 seiner 1,3 Millionen Bewohner haben bereits ihr zweites Lebensjahrhundert erreicht. Im Verhältnis zur Einwohnerzahl sind das mehr als sechsmal so viele Hundertjährige wie in den USA. Viele von ihnen sind rüstig und sehen etliche Jahre jünger aus, als sie sind. Herzattacken sowie Brust-, Eierstock- und Prostatakrebs treten nur ein Viertel so häufig auf wie in anderen Industriestaaten. Sogar das Risiko, sich die Hüfte zu brechen, ist dort nur halb so groß.

Möglicherweise haben die Menschen von Okinawa nicht nur einfach mehr Glück oder besonders gute Gene. Forscher vermuten, dass die Langlebigkeit auch mit dem Lebensstil zu tun hat. Aufgrund jahrhundertealter Traditionen leben insbesondere die älteren Einwohner Okinawas noch heute nach Regeln, die Zellforscher, Gerontologen, Genetiker und Psychologen inzwischen übereinstimmend als beste Rezepte gegen

Vergreisung und Verwirrung ausgemacht haben: Viele der Senioren halten sich mit regelmäßiger Bewegung sowohl körperlich als auch geistig fit. Okinawaner sind begeisterte Hobbygärtner, gehen gerne zu Fuß und pflegen von Kindesbeinen an einen religiösen Tanz, der dem Tai-Chi ähnelt.

Zudem ernähren sich die Einwohner Okinawas vorbildlich. Ihr Essen ist fett- und salzarm sowie reich an Früchten und Gemüsen, deren hoher Gehalt an Ballaststoffen und antioxidativen Substanzen vor Krebs, Herzkrankheiten und Schlaganfall schützt. Vor allem aber folgen die meisten von ihnen einer alten japanischen Weisheit namens »hara hachi bu«: Statt sich bei jeder Mahlzeit den Bauch voll zu schlagen, essen sie nur bis zu dem Punkt, an dem sie zu etwa 80 Prozent satt sind. Im Schnitt nehmen sie auf diese Weise täglich nicht mehr als 1800 Kalorien zu sich – rund ein Viertel weniger, als ein deutscher Mann im Durchschnitt verschlingt.

Die Freude am Leben lassen sich die älteren Herrschaften auf der japanischen Insel deswegen jedoch nicht nehmen. Wie die Okinawa Centenarian Study zeigt, sind viele der Neunzig- und Hundertjährigen mit ihrem Dasein ausgesprochen zufrieden – ganz im Gegensatz zu vielen Senioren in westlichen Gesellschaften, wo etliche ältere Menschen an Depressionen leiden.

Mindestens ebenso wichtig wie Ernährung und Bewegung für das lange Leben der Okinawaner ist nämlich offenbar etwas anderes: das Gefühl, von ihren Mitmenschen geachtet und gebraucht zu werden. Bis heute haben sie einen ausgeprägten Gemeinschaftssinn und sorgen dafür, dass jedes Mitglied – vom jüngsten bis zum ältesten – mit Respekt und gleicher Wertschätzung behandelt wird.

Ein starkes, überdauerndes soziales Netzwerk, bestehend aus einer großen Familie und vielen guten Freunden, mit denen man Freud und Leid teilen kann, kennen übrigens nicht nur die Hundertjährigen auf Okinawa. Auch auf Sardinien oder in Neuschottland, den beiden anderen Hochburgen der Langlebigkeit, haben sich kleine Oasen der Gemeinschaft erhalten, in der alte Menschen nach wie vor Ansprache, Hilfe und Unterstützung bei jüngeren Leuten finden.

Ob und wie gut das funktioniert, ist freilich nicht nur eine Frage von Glück oder persönlicher Lebensgestaltung. Es ist vielmehr die Aufgabe der Politik – ja, der gesamten Gesellschaft – sich zu überlegen, wie sie ihr Zusammenleben auf Dauer und in Zukunft gestalten möchte.

Tausende von Menschen in Deutschland leiden an einer Demenz. Und das Leid der Betroffenen und ihrer Familien ist groß. So groß, dass die Pflegenden häufig am Ende ihrer Kräfte sind. Denn viele Demenzkranke sind nicht nur verwirrt, vergesslich oder desorientiert. Manche von ihnen erkennen selbst die nächsten Angehörigen nicht mehr, werden infantil, aggressiv und unberechenbar.

Fakt ist aber auch: Führende Mediziner, Forscher und Arzneimittelfirmen schlagen aus der Not dieser Menschen Kapital. Um Geschäfte zu machen, führen sie die Öffentlichkeit seit Jahren in die Irre. Sie schüren Ängste und setzen falsche Versprechen von Fortschritt und Heilung in die Welt. Wohl wissend, dass »Alzheimer« weder als Krankheit klar definiert noch von anderen Demenzen zu unterscheiden ist.

»Vergiss Alzheimer!« hat erstmals offengelegt, wer diese Ärzte und Wissenschaftler sind, wie sie mit der Pharma- und Biotech-Industrie verstrickt sind und wie sie – oftmals subtil – erheblich politischen Einfluss nehmen. Mit (nicht nur freundlichen) Reaktionen war also zu rechnen.

Tatsächlich ist seit dem Erscheinen von »Vergiss Alzheimer!« einiges in Bewegung geraten. Zahlreiche Zeitungen, Zeitschriften, TV- und Hörfunk-Redaktionen haben über die in diesem Buch aufgedeckten Missstände bei der Diagnostik und Behandlung von Demenzen berichtet.

Viele Angehörige von Betroffenen, Sozialarbeiter, Psychologen, Pfleger, Betreuer und Ärzte, die tagtäglich mit Demenzkranken zu tun haben, erkennen darin eigene Erfahrungen wieder. Das zeigt eine Vielzahl von Leserbriefen und E-Mails, die in den vergangenen Monaten eingegangen sind. »Endlich ein aufklärerisches Werk zu Alzheimer, das sich wunderbar ergänzt mit meinen Erfahrungen als Untersucher im Kompetenznetz Degenerative Demenzen«, schreibt etwa der Psychologe Thomas

Zimmermann vom Uniklinikum Hamburg-Eppendorf. »Ich wünsche mir, es öffnet vielen Leuten die Augen.«

Der Druck auf die Verantwortlichen, die Missstände zu beheben, ist damit gewachsen – und zeigt Wirkung. Manch einer der genannten Forscher und Mediziner ist mittlerweile nicht mehr in dem genannten Amt.

Das betrifft unter anderem den Mediziner Harald Hampel. Jahrelang galt der Psychiater als Star der deutschen Alzheimerforschung. Immer wieder schmückte sich auch die Universität Frankfurt, an der Hampel Anfang 2010 als Leiter der Klinik für Klinik für Psychiatrie, Psychotherapie und Psychosomatik tätig war, mit dessen »bahnbrechenden Forschungsergebnissen« und seinem »internationalen Rang«.

Doch am 22. März 2012 wurde Harald Hampel fristlos entlassen. Der Vorstand der Klinik zog damit nicht nur einen Schlussstrich unter eine Krise, die monatelang an der von Hampel geleiteten Klinik geschwelt hatte. Zahlreiche frühere Mitarbeiter hatten dem Psychiater Mobbing vorgeworfen. Er habe ihnen unter anderem Räume und Arbeitsmittel entzogen und gedroht, Verträge nicht zu verlängern. Unliebsame Kollegen habe er systematisch schikaniert.

Mit der Entlassung des damals 47-Jährigen trennte sich der Klinikvorstand auch von einem Mediziner, der sich mit Hilfe enger Kontakte zur Industrie an die Spitze der Alzheimerforschung vorgearbeitet hatte, obwohl seine wissenschaftliche Arbeit im Zwielicht steht (s. Kapitel 6).

Dass mit der eigenen Zunft auch sonst noch manches im Argen liegt, haben jetzt auch Hampels Kollegen erkannt. Zum Beispiel die Herausgeber der S3-Leitlinie Demenzen, die von führenden Experten verfasste Handlungsanleitung für alle Ärzte in Deutschland, die Demenzkranke betreuen. Wie man heute weiß, sind die darin gemachten Therapieempfehlungen an vielen Stellen mehr als fragwürdig (siehe Kapitel 6). Außerdem verschwiegen die Autoren ihre engen Verbindungen zur Industrie – und gaukeln dem Leser Unabhängigkeit vor (Kapitel 7).

Inzwischen arbeiten die Herausgeber der Leitlinie, die Deutsche Gesellschaft für Neurologie (DGN) und die Deutsche Gesellschaft für Psychotherapie, Psychotherapie und Neurologie (DGPPN), an einer korrigierten Fassung des Papiers. Dieses Mal, so versprechen sie, werde man mit den Interessenkonflikten anders umgehen.

Auch innerhalb der DGN wächst das Problembewusstsein. Das zeigt eine kürzlich gegründete Initiative namens »Neurology-First«. Mehrere Hundert Mitglieder der DGN rufen ihre Fachgesellschaft darin zu grundlegenden Reformen auf. Um die »professionelle Autonomie« der Ärzte zu stärken, müsse das wissenschaftliche Fortbildungsprogramm der DGN von der pharmazeutischen Industrie entkoppelt werden. Zudem brauche man innerhalb der DGN eine »Gewaltenteilung zwischen Ärzten, die mit der Industrie kooperieren und solchen, die die Leitlinien verantworten«. Sprich: Wer Interessenkonflikte habe, könne nicht Autor einer DGN-Leitlinie sein. Es gehe schließlich darum, »unsere Patienten vor Fehlbehandlung zu schützen und den Verdacht finanziell motivierter Empfehlungen gar nicht erst aufkommen zu lassen«.

Interessant ist auch: Bis heute hat keiner der in »Vergiss Alzheimer!« genannten Forscher, Mediziner oder Arzneimittelhersteller die Irreführung, die falschen Versprechen oder die Tricks der Geschäftemacher in Sachen Alzheimer bestritten. Rechtliche Schritte gegen die Inhalte dieses Buchs blieben aus.

Mehr über das Buch sowie Rezensionen und Leserbriefe finden Sie auf der Website www.corneliastolze.de/buch/ sowie auf dem Blog zum Buch www.vergiss-alzheimer.de

Cornelia Stolze
Hamburg, Januar 2013

Dank

Manchmal braucht es den richtigen Menschen zur richtigen Zeit mit dem richtigen Vorschlag, um sich an ein großes Projekt zu wagen. Auch dieses Buch wäre vermutlich nie entstanden, hätte mir nicht ein von mir sehr geschätzter Kollege und Freund eines Tages Mut gemacht, das Thema Alzheimer in der hier vorgestellten Weise aufzugreifen.

Nun ist das Buch fertig – und eines steht fest: Viele Menschen haben mich maßgeblich auf dem Weg zu diesem Ziel unterstützt. Ihnen allen möchte ich an dieser Stelle herzlich danken, dass sie mich – zum Teil schon seit vielen Jahren – mit ihrem Wissen, ihren Überlegungen und wichtigen Hinweisen bei meiner Arbeit inspiriert, ermuntert und bereichert haben.

Besonders erwähnen möchte ich dabei: meine Sachbuch-Agentin Heike Wilhelmi aus Hamburg sowie meine Lektoren Lutz Dursthoff und Dr. Stephanie Kratz vom Verlag Kiepenheuer & Witsch in Köln.

Für ihren fachlichen Rat danke ich unter anderem dem Medizinstatistikexperten PD Dr. Hans-Hermann Dubben, der Gesundheitswissenschaftlerin Prof. Dr. Ingrid Mühlhauser, den Allgemeinmedizinern Prof. Dr. Hendrik van den Bussche und PD Dr. Hanna Kaduszkiewicz (alle: Universität Hamburg), dem Professor für Anatomie Dr. Heiko Braak (Universität Ulm), der Chefärztin für Geriatrie Dr. Anja Kwetkat (Uniklinikum Jena) sowie dem Pharmakologen Prof. Dr. Peter Schönhöfer (arzneitelegramm, Berlin) und dem Experten für Arzneitherapiesicherheit Prof. Dr. Daniel Grandt (Klinikum Saarbrücken).

Fruchtbare Diskussionen zum Thema verdanke ich vor allem den Journalisten Jens Dohmes aus Hamburg und Jörg Schaaber (BUKO Pharmakampagne, Bielefeld) sowie den Tübinger Hirnforschern Prof. Dr. Nils Birbaumer und Prof. Dr. Richard Meyermann, dem Onkologen Prof. Dr. Wolf-Dieter Ludwig (Arzneimittelkommission der deutschen Ärzteschaft Berlin) und dem Bremer Allgemeinmediziner Dr. Günther Egidi (Deutsche Gesellschaft für Allgemeinmedizin).

Mein Dank gilt zudem dem Rechtsanwalt Armin Golzem (Frankfurt am Main) sowie dem Wissenschaftsjournalisten Thomas Vasek (München), dessen Recherche-Auftrag mich vor Jahren auf die Fährte der Widersprüche in der Alzheimer-Forschung gebracht hat.

Besonders erwähnen möchte ich zudem den noch jungen Berufsverband *Freischreiber*, der die Arbeit freier Journalisten hierzulande auf hervorragende Weise unterstützt und der mir durch eine seiner Veranstaltungen den Weg von der ersten Buch-Idee bis zur Veröffentlichung aufgezeigt hat.

Literatur

I. Jens (2009), Unvollständige Erinnerungen. Rowohlt Verlag, Reinbek bei Hamburg

T. Jens (2009), Demenz. Abschied von meinem Vater. Gütersloher Verlagshaus

K. Langbein, H-P. Martin, H. Weiss (2008), Bittere Pillen. Nutzen und Risiken der Arzneimittel. Überarbeitete Neuausgabe 2008–2010, Verlag Kiepenheuer & Witsch, Köln

S3-Leitlinie Demenzen (2009), Langfassung, Hrsg.: Deutsche Gesellschaft für Psychiatrie, Psychotherapie und Nervenheilkunde (DGPPN) und Deutsche Gesellschaft für Neurologie (DGN)

S3-Leitlinie Demenzen (2009), Methodenreport, Hrsg.: Deutsche Gesellschaft für Psychiatrie, Psychotherapie und Nervenheilkunde (DGPPN) und Deutsche Gesellschaft für Neurologie (DGN)

C. Stolze, Zellen im Angebot, in: Süddeutsche Zeitung/Wissen, 03. 04. 2007

C. Stolze, Das Geschäft mit Ihrem Körper hat begonnen, P. M. Magazin 4/2007

P. J. Whitehouse, D. George (2009), Mythos Alzheimer. Was Sie schon immer über Alzheimer wissen wollten, Ihnen aber nicht gesagt wurde. Verlag Hans Huber, Bern

U. Schwabe, D. Paffrath (2009), Arzneiverordnungsreport 2009, Springer Medizin Verlag Heidelberg

U. Schwabe, D. Paffrath (2010), Arzneiverordnungsreport 2010, Springer Medizin Verlag Heidelberg

Spiegel Wissen 1/2010, Die Reise ins Vergessen

H. Weiss (2008), Korrupte Medizin. Ärzte als Komplizen der Konzerne. Verlag Kiepenheuer & Witsch, Köln

Quellennachweise

1 Universitätsklinik Franfurt am Main, Pressemitteilung, 10.09.2009; Medizinisches PräventionsCentrum Hamburg, Anzeige in *Welt am Sonntag*, 05.09.2010

2 Die Anführungsstriche sollen deutlich machen, dass »Alzheimer« keine klar definierte Krankheit ist, sondern ein Konstrukt. Um jedoch den Lesefluss nicht zu stören, wird an den meisten Stellen im Buch auf diese Markierung verzichtet.

3 Repräsentative Forsa-Studie für die DAK, Oktober 2010

4 *Hamburger Abendblatt*, 09.05.2011

5 I. Griese, *Die Welt*, 08.05.2011

6 P. Schnitt, *Stern*, 20/2011

7 *Der Spiegel*, 25/1989: »Das Hirn wird brüchig wie ein alter Stiefel«

8 *Spiegel Wissen* 1/2010, S.11

9 *Zeit Wissen* Zukunftswerkstatt/in Kooperation mit dem Verband Forschender Arzneimittelhersteller, Berlin, 14.10.2008

10 B. Geisler, *Hamburger Abendblatt*, 05.10.2010

11 ZDF, Pressemitteilung, 28.01.2011

12 T. Jens, Demenz. Abschied von meinem Vater

13 M. Schuster, M. Paul, *Planet Interview,* 21.07.2009

14 Nach Angaben von T. Jens waren dies die Präparate Saroten, Tavor, Lexotanil, Valium und Adumbran.

15 V. Hage, M. Schreiber, *Der Spiegel*, 16.02.1998

16 I. Jens, Unvollständige Erinnerungen, S. 265

17 T. Jens, Demenz. Abschied von meinem Vater

18 K. Langbein, H-P. Martin, H. Weiss, Bittere Pillen, S. 317

19 K. Langbein, H-P. Martin, H. Weiss, Bittere Pillen, S. 104

20 2. Alois-Symposium, Universitätsklinik Frankfurt am Main, 08.–09.10.2010

21 P. J. Whitehouse, D. George (2009), Mythos Alzheimer

22 A. Sorensen, *Journal of Alzheimer's Disease*, 16 (2009), S. 451–465

23 P. J. Whitehouse, D. George (2009), Mythos Alzheimer, S. 119

24 Die historischen Angaben zum Aufstieg der Alzheimer-Krankheit basieren größtenteils auf Angaben in P. J. Whitehouse (2009), Mythos Alzheimer; P. Fox, *Milbank Quarterly*, 1989, 67(1):58–102, und J. Ballenger, *Journal of Alzheimer's Disease*. 2006; 9(3 Suppl):5–13.

25 P. J. Whitehouse, D. George, Mythos Alzheimer, S. 128

26 P. J. Whitehouse, D. George, Mythos Alzheimer, S. 129

27 Alzheimer's Association, www.alz.org/research/science/major_milestones_in_alzheimers.asp

28 Persönliches Gespräch mit H. Hampel, 22.02.2007.

29 Alzheimer's Association, www.alz.org/about_us_about_us_.asp#history

238 Quellennachweise

30 D. Fallik, *Neurology Today*, 16.12.10; Vol. 10(24); S. 11–12
31 P. Lindstrom, *New York Times*, 23. 02. 1997
32 B. Dubois et al., *The Lancet Neurology*, Vol. 9, Issue 11, S. 1118–1127, November 2010
33 www.kompetenznetz-demenzen.de
34 www.gesundheitsforschung-bmbf.de/de/712.php, im Archiv 2005 unter www.gesundheitsforschung-bmbf.de/de/929.php
35 www.kompetenznetz-demenzen.de/ueber-das-netz/knd-projekte/module1/
36 www.kompetenznetz-demenzen.de/ueber-das-netz/ueber-uns/
37 P. J. Whitehouse/D. George, Mythos Alzheimer, S. 107
38 www.nar.uni-heidelberg.de/service/int_beyreuther2.html
39 S3-Leitlinie Demenzen, Langfassung, S. 11
40 S3-Leitlinie Demenzen, Langfassung, S. 12
41 www.aerzteblatt.de/v4/archiv/artikel.asp?src=heft&id=78529
42 www.kompetenznetz-demenzen.de/betroffene/wissenswertes/#c135
43 W. Pirker/P. Fischer, *Journal für Neurologie, Neurochirurgie und Psychiatrie*, 2003; 4 (3), 6–10
44 S3-Leitlinie Demenzen, S. 17
45 S3-Leitlinie Demenzen, S. 19
46 BMBF, Aktuelle Ergebnisse der Gesundheitsforschung, Newsletter 50, März 2011
47 www.alz.org/professionals_and_researchers_diagnosing_alzheimers.asp; Persönliches Gespräch mit H. Braak, Neuroanatom an der Universität Ulm, 5. 5. 2011: »Endgültige Sicherheit der Diagnose gibt es nur durch eine Autopsie.«
48 Michael Tsokos, Leiter des rechtsmedizinischen Instituts der Charité, Interview im DeutschlandRadio, 20. 04. 2010, sowie persönliches Gespräch mit H. Braak, 5. 5. 2011
49 Statistisches Bundesamt/Sterbefälle 2009
50 *Deutsches Ärzteblatt* 2003, 100: A 2802–2808 (Heft 43)
51 *Deutsches Ärzteblatt* 2003, 100: A 2802–2808 (Heft 43)
52 Pressemitteilung der Universität Frankfurt am Main, 2. 7. 2010. Seit Anfang 2010 war Harald Hampel Chefarzt der Psychiatrie am Universitätsklinikum Frankfurt. Schon bald jedoch klagten Mitarbeiter über Mobbing und Schikane. Kurz nach Erscheinen von »Vergiss Alzheimer!« erhoben sie auch öffentlich schwere Vorwürfe gegen den Mediziner: Hampel verbreite ein »Klima der Angst und des Misstrauens«. Der Klinikvorstand warf ihm zudem vor, die Patientenversorgung vernachlässigt zu haben. Am 22. März 2012 wurde Hampel mit sofortiger Wirkung entlassen. Abgeschlossen ist der Fall jedoch nicht. Noch kämpft Hampel vor dem Arbeitsgericht. (Stand: Mai 2012) Fest steht nur: Auch Hampels Ruf als Alzheimer-Forscher hat erhebliche Kratzer abbekommen. Immer mehr Patienten und Kollegen

erkennen, dass er die Öffentlichkeit seit Jahren mit falschen Versprechen in Sachen Alzheimer in die Irre geführt – und daran prächtig
verdient hat. Zahlreiche Belege dafür finden sich in den Kapiteln 4, 6
und 7 dieses Buches.

53 *Deutsches Ärzteblatt* 2005; 102(45): A-3057/B-2585/C-2429

54 S. J. Teipel/H. Hampel, *Bayerisches Ärzteblatt*, 9/2005

55 Heiko Braak hat 1991 die nach ihm benannten Braak-Stadien entwickelt. Mit diesem international verwendeten Klassifikations-
schema wurden bestimmte Veränderungen des Gehirns als charakteristische Phasen der Alzheimer-Krankheit eingeteilt.

56 Telefonisches Gespräch mit H. Braak, 20.11.2008, sowie persönliches
Gespräch, 5.5.2011

57 Querfurth et al., *New England Journal of Medicine*, 362;4, 2010

58 Persönliches Gespräch mit D. Thal anlässlich eines Pressegesprächs
am Zentrum für klinische Forschung, Universität Ulm, 5.5.2011

59 Knopman et al., 2004, *Journal of Neuropathology and Experimental
Neurology* 62, S. 1087–95

60 Neuropathology Group. *Lancet* 2001; 357 (9251): 169–75

61 S. Klöppel, *Gehirn & Geist* 5–2010, S. 52

62 www.hirnliga.de/Hirnliga-Preise/HL_preise/hlp_05_w2.htm

63 Patienteninformation Medizinisch-radiologisches Institut, Zürich

64 Pressemitteilung Forschungszentrum Jülich, 29.4.2008

65 Alle Angaben zur Krankengeschichte des hier geschilderten Patienten
basieren auf einem Fall aus: C. U. Iwuagwu et al., *Clinical Geriatrics*,
Vol 19, Nr. 8, August 2008. Der Name Michael Weller und sein Beruf
sind fiktiv.

66 www.test.de/themen/gesundheit-kosmetik/special/Demenz-
Den-Alltag-meistern-1767472–1767473/

67 *Medtropole*, Ausgabe 13, April 2008

68 T. Jens, Demenz. Abschied von meinem Vater

69 M. Pentzek et al., *American Journal of Geriatric Psychiatry*,
17(11):965–975, November 2009

70 Telefonisches Gespräch mit H. van den Bussche, 08.07.2010

71 Fachzeitschrift der Direktoren der amerikanischen Ärztevereinigung
JAMDA, Mai 2008, S. 271–274

72 Telefonisches Gespräch mit A. Kwetkat, 03.09.2010

73 Telefonisches Gespräch mit A. Kwetkat, 03.09.2010

74 Telefonisches Gespräch mit H. van den Bussche, 08.07.2010

75 Telefonisches Gespräch mit A. Kwetkat, 03.09.2010

76 M. Geerlings et al., Neurology, 2008 Apr 8;70(15):1258-64

77 M. Geerlings et al., Neurology, 2008 Apr 8;70(15):1258-64

78 www.bayer-internisten.de/abstracts-geri/AbstractKurz.pdf

79 www.worstpills.org/includes/page.cfm?op_id=459

80 Persönliches Gespräch mit H. van den Bussche, 09.09.2009

81 Pressemitteilung Universitätsklinikum Jena, 04. 06. 2010

82 Barmer GEK, *Gesundheit konkret*, 4/2010

83 Persönliches Gespräch mit H. van den Bussche, 09. 09. 2009

84 D. Grandt, Bundesgesundheitsblatt, 12/2009

85 H. M. Leal et al. (2004), *Aten Primaria* 8(33):451–456

86 W. Bartens, *Süddeutsche Zeitung*, 10. 09. 2007

87 Deutsche Hauptstelle für Suchtfragen, www.dhs.de/datenfakten/medikamente.html

88 H. Weiss et al., Bittere Pillen, S. 104

89 S. Deutsche Hauptstelle für Suchtfragen

90 H. Tost et al., *Nature Neurosci.*:doi:10.1038/nn.2572 (2010)

91 Nijk et al, *International Psychogeriatrics* (2009), 21: 485–493, und B. Meißnest, *Soziale Psychiatrie* 03/2009

92 Statist. Bundesamt/Pflegestatistik, April 2011: 2009 lebten rund 717 000 Menschen hierzulande vollstationär in einem Pflegeheim.

93 B. Meißnest, *Soziale Psychiatrie*, 03/2009

94 D. C. Henderson et al, *Arch Gen Psychiatry*. 2005;62:19–28; B. Meißnest, *Soziale Psychiatrie*, 3/2009

95 B. Meißnest, *Soziale Psychiatrie*, 03/2009

96 *New England Journal for Medicine*, Vol 360 (3), 15. 01. 2009, S. 225–235

97 M. Haensch, *taz.die tageszeitung*, 15. 10. 2009

98 Nähere Informationen zu den gängigsten anticholinergen Wirkstoffen finden sich auf der Website von Public Citizen: www.worstpills.org/member/newsletter.cfm?n_id=630

99 Public-Citizen-Website www.worstpills.org/member/newsletter.cfm?n_id=635

100 Die meisten der hier genannten Beispiele stammen aus der Leitlinie Nr. 12: Demenz, 2008, herausgegeben von der Deutschen Gesellschaft für Allgemeinmedizin (DEGAM), der ich an dieser Stelle herzlich danke.

101 www.diabeteszentrum-wiesbaden.de/pages/pages/hypoglykaemie.html

102 Deutsche Gesellschaft für Anästhesiologie und Intensivmedizin (DGAI), Pressemitteilung, 30. 09. 2008

103 http://docserv.uni-duesseldorf.de/servlets/DerivateServlet/Derivate-2468/468.pdf

104 Beitrag für die Friedrich-Ebert-Stiftung 1999: www.fes.de/fulltext/asfo/00234003.htm

105 Telefonisches Gespräch mit K. Beyreuther, 05. 10. 2010

106 Interview auf der Website des Netzwerks Alternsforschung (NAR): www.nar.uni-heidelberg.de/service/int_beyreuther2.html

107 *Welt online*, 13. 08. 2010: »Alzheimer ist auf lange Sicht vorhersehbar«

108 D. P. Devanand et al., *Am J Psychiatry* (2000) 157: 1399–1405
109 Pressemitteilung des UKE, 21. 09. 2007: »Medizinisches Präventions-Centrum Hamburg zertifiziert«
110 Telefonisches Gespräch mit Chr. Blumenthal, Pressestelle Deutsche Bank, 22. 06. 2011.
111 Anzeige in *Welt am Sonntag,* 05. 09. 2010
112 www.mpch.de
113 Anzeige in *Welt am Sonntag,* 05. 09. 2010, persönliches Gespräch mit Chr. Bamberger, 22.10 2010
114 Anzeige in *Welt am Sonntag,* 05. 09. 2010, und Leistungskatalog des MPCH, Stand: Januar 2009
115 Pressemitteilung des MPCH, März 2010
116 www.mpch.de, Rubrik Kundeninfo
117 Leistungskatalog des MPCH, Stand: Januar 2009
118 Persönliches Gespräch mit Chr. Bamberger, 22. 10. 2010
119 Pressemitteilung des UKE, 21. 09. 2007: »Medizinisches Präventions-Centrum Hamburg zertifiziert«
120 Siehe S3-Leitlinie Demenzen
121 Pressemitteilung vom 26. April 2006: »Gesundheit neu denken«
122 Gesundheitsberichterstattung des Bundes, Heft 28: *Altersdemenz,* November 2005
123 www.zoominfo.com/company/MR-Innovation+GmbH-64635941
124 *Handelsblatt,* 08. 03. 2004
125 Pressemitteilung zur Eröffnung der Privatpraxis 2009
126 UKE news, Juni 2006: »Informationen für Mitarbeiterinnen und Mitarbeiter des Universitätsklinikums Hamburg-Eppendorf«, S. 11
127 UKE news Oktober 2009, S. 7
128 Pressemitteilung von Philips und UKE Consult und Management GmbH, 27. 01. 2009
129 Zeitungsanzeige *Welt am Sonntag,* 5. Sept. 2010/Anzeigen-Sonder-veröffentlichung
130 G. Gigerenzer, Einmaleins der Skepsis
131 BMBF Website/0/Aktuelles/Aus der Forschung
132 Telefonisches Gespräch mit K. Hurrelmann im Jahr 2003, s. C. Stolze, *Technology Review,* 11/2003
133 H. Albrecht, *Die Zeit,* 32/2002; Pressemitteilung Universität Heidelberg, 19. 07. 2002: »Prof. K. Beyreuther mit Henry M. Wisniewski-Preis ausgezeichnet«
134 Persönliches Gespräch mit H. Hampel am 22. 02. 2007 für *P. M. Magazin,* 4/2007
135 *P. M. Magazin,* 4/2007
136 Pressemitteilung der Uniklinik Frankfurt am Main vom 10. 09. 2009: »Neue Risikogene für Alzheimer-Krankheit entdeckt – Alzheimer-

Experten sind einen epochalen Schritt weiter in der Erforschung der Krankheit«

137 Persönliches Gespräch mit H. Hampel, 22.02.2007

138 www.drneidhardt.de/igel.html

139 Eisai Pressmitteilung, 27.05.2010: »Eisai blickt auf ein erfolgreiches Geschäftsjahr 2009/2010 zurück«

140 Arzneiverordnungsreport 2010

141 S3-Leitlinie Demenzen, Langfassung, S. 48

142 S3-Leitlinie Demenzen, Langfassung, S. 45

143 S3-Leitlinie Demenzen, Langfassung, S. 46/52

144 S3-Leitlinie Demenzen, Langfassung, S. 46

145 *Deutsches Ärzteblatt* 1996; 93(7): A-419/B-340/C-318

146 M. Berger, Psychische Erkrankungen, Klinik und Therapie, 2009
    H.-J. Möller et al., Psychiatrie und Psychotherapie, 2005

147 Eisai und Pfizer, Alzheimer Hilfe, Flyer »Wie wirkt was?«

148 Neben Memantin ist auch die Schreibweise »Memantine« gebräuchlich. Wie in der Roten Liste wird hier Memantin verwendet, es sei denn, es handelt sich z.B. um Originalzitate des Herstellers.

149 www.alzheimerinfo.de/therapie/medikamentoes/

150 S3-Leitlinie Demenzen, Langfassung, S. 48

151 K. Amon, *Brand eins* 2/2009

152 *a-t* 2002; 33: 86

153 Merz Pharmaceuticals GmbH (Rundschreiben, Aug. 2002)

154 Reuters, 12.04.2011

155 *a-t* 2007; 38: 59

156 T. Kendall, L. McGoey, *Biosocieties* 2007; 2: 129–40

157 IQWiG-Pressemitteilung, 26.04.2011

158 www.patentstorm.us/patents/5382601.html

159 *Ärzte-Zeitung*, 25.11.2010: »Merz plant für die Zeit nach Memantine«

160 Ohio State University, News, 30.07.2010: »Study Uses Alzheimer's Drug To Treat Children With Autism«

161 National Institutes of Health, Clinical Trials, NCT00586573

162 http://en.wikipedia.org/wiki/Memantine

163 Arzneiverordnungsreport 2010, S. 334

164 Arzneiverordnungsreport 2010, S. 337

165 Pressetext austria im Januar 2004

166 *a-t* 2003; 34: 64

167 *a-t* 2002; 33: 81-3

168 S3-Leitlinie Demenzen, Langfassung, S. 55

169 H. Kaduszkiewicz et al., *British Medical Journal*, 2005 August 6; 331(7512): 321–327

170 F. Molnar et al., *Open Medicine*, Vol 3, No 2 (2009)

171 http://pharma-kritik.org/bdn.php?bdnid=7

172 H. Bas, *Ars Medici*, 12/2005, S. 560

173 S. Gill Sudeep et al., *Arch. Intern. Medicine* 2005, 165:808–813

174 C. Berndt, *Süddeutsche Zeitung*, 13. 10. 2006

175 *a-t* 2005; 36: 24

176 Worst Pills, Best Pills, Newsletter, Juli 2011

177 S3-Leitlinie Demenz, Methodenreport, S. 112. Hinweis: Neben der
     neuropsychiatrischen S3-Leitlinie gibt es eine weitere, 2008 von der
     Deutschen Gesellschaft für Allgemeinmedizin und Familienmedizin
     (DEGAM) veröffentlichte Leitlinie zum Thema Demenz. Die S3-Leit-
     linie ist in einigen wichtigen Punkten sehr viel industriefreundlicher.
     Sie empfiehlt zum Beispiel, allen an Demenzkranken Antidementiva
     zu verordnen, unabhängig davon, ob sie auf diese Therapie anspre-
     chen. Die hausärztliche Leitlinie dagegen rät zu einem zeitlich be-
     fristeten Behandlungsversuch und zur Beendigung der Therapie bei
     Verschlechterung. Nach Ansicht der DEGAM fehlt für mehrere Emp-
     fehlungen der S3-Leitlinie der Nachweis, dass sie etwas nützen.

178 Die Angaben zu Paul Lewis basieren auf einem Bericht von David
     Willman, *Los Angeles Times*, 23. 12. 2006 (http://articles.latimes.com/
     2006/dec/23/nation/na-nih23), sowie einem telefonischen Ge-
     spräch mit D. Willman im Februar 2007.

179 Leitlinien der Deutschen Gesellschaft für Neurologie, Diagnostische
     Liquorpunktion, 4. überarbeitete Aufl. 2008, S. 654 ff.

180 U. S. House Committee on Energy and Commerce, Pressemitteilung
     14. 06. 2006, http://republicans.energycommerce.house.gov/108/
     News/06142006_1946.htm

181 Telefonisches Gespräch mit R. Charlton, CEO bei Asterand, 20. 02. 2007

182 U. S. House Committee on Energy and Commerce, Pressemitteilung
     14. 06. 2006, sowie vorbereitender Bericht des Committee zur Anhö-
     rung von Sunderland 13.–14. Juni 2006, S. 17

183 D. Willman, *Los Angeles Times*, 14. 06. 2006

184 www.whoownsyourbody.org/sunderland.html

185 United States Application US20070015217

186 D. Willman, *Los Angeles Times*, 23. 12. 2006: »NIH researcher is
     ordered to forfeit Pfizer payments«

187 D. Willman, *Los Angeles Times*, 23. 12. 2006: »Researcher spared jail,
     must repay $300,000«; http://articles.sun-sentinel.com/2006–
     12–23/news/0612220652_1_government-pfizer-sunderland-futu-
     re-such-conduct

188 C. Stolze, *P. M. Magazin,* 4/2007

189 Die RAND-Corporation ist eine Non-Profit-Organisation, die die
     US-Regierung mit Analysen sozial und/oder wirtschaftlich wichtiger
     Entwicklungen unterstützt. RAND steht für Research ANd Develop-
     ment (engl. für: Forschung und Entwicklung).

190 C. Stolze, *P. M. Magazin,* 4/2007

191   Stephan Rapp, Geschäftsführer des Blutspendedienstes des Bayeri-
      schen Roten Kreuzes in transkript, Nr. 8-9, 12. Jahrgang 2006
192   D. Willman, *Los AngelesTimes*, 09. 05. 2007: »Penalized researcher
      retires«
193   Th. Lindner, Unerwünschte Einflussnahme – wie die Pharma-Indus-
      trie die ärztlichen Verordnungen steuert und wie man sich dagegen
      wehren kann, Vortrag in Wien am 25. 10. 2008
194   Telefonisches Gespräch mit H. Hampel, 06. 02. 2007
195   *Spiegel Wissen* 1/2010, Die Reise ins Vergessen, S. 32
196   Mitteilungen der TUM, 4 (97/98)
197   Dissertation von A.-K. Sulimma, Universität Nürnberg-Erlangen
      2010: »Vergleich der Therapietreue von zwei regional benachbarten
      Gedächtnissprechstunden mit unterschiedlicher Struktur«
198   Persönliches Gespräch mit H. Hampel, 22. 02. 2007
199   C. Stolze, *Süddeutsche Zeitung*, 03. 04. 2007
200   *Ärzte-Zeitung*, 06. 10. 1999: »Demenz-Diagnostik wird oft zu lange
      hinausgeschoben«
201   Deutsche Gesellschaft für Neurologie, Pressemitteilung 10. 08. 2009
202   *Ärzte-Zeitung*, 06. 10. 1999: »Demenz-Diagnostik wird oft zu lange
      hinausgeschoben«
203   *Stern.de*, 19. 09. 2003: »Hiobsbotschaft Alzheimer«, siehe auch *Ärzte-
      Zeitung*, 22. 09. 2003: »Effektive Alzheimer-Mittel noch zu wenig ge-
      nutzt«
204   A.-K. Sulimma, 2010: »Vergleich der Therapietreue von zwei regio-
      nal benachbarten Gedächtnissprechstunden mit unterschiedlicher
      Struktur«
205   National Center for Biotechnology Information, www.ncbi.nlm.
      nih.gov/pubmed?term=Hampel%20Sunderland
206   Persönliches Gespräch mit H. Hampel, 22. 02. 2007
207   Telefonisches Gesärch mit E. Hoffing, 13. 03. 2007
208   *Arch Gen Psychiatry.* 2004;61:95–102 und *Neurology* 65; November
      2005, 1502–1503
209   *Am J. Psychiatry* 160:10, Oktober 2003
210   Telefonisches Gespräch mit H. Hampel, 06. 02. 2007, siehe auch
      C. Stolze, *P. M. Magazin,* 4/2007
211   Pressemitteilung, Uniklinik Frankfurt am Main, 02. 07. 2010:
      »Frankfurt gewinnt mit Prof. Dr. Harald Hampel internationalen
      Rang in der Alzheimerforschung«
212   Pressemitteilung Uniklinik Frankfurt am Main, 02. 07. 2010
213   Krankheitsmodifizierend heißt: eine Therapie, die das Krankheits-
      bild verändert
214   *Ärzte-Zeitung*, 22. 09. 2003: »Effektive Alzheimer-Mittel noch zu
      wenig genutzt«
215   Persönliches Gespräch mit H. Hampel, 22. 02. 2007

216 *Süddeutsche Zeitung/Wissen*, 03.04.2007
217 Berufsordnung für die deutschen Ärztinnen und Ärzte/Gelöbnis
218 www.bundesaerztekammer.de/page.asp?his=1100
219 Nach Angaben des Vereins MEZIS, einer »Initiative unbestechlicher Ärztinnen und Ärzte«: www.mezis.de/arztinnen/warum-es-uns-gibt.html.
220 W. H. Sorrell, Report of Vermont Attorney, 8.7.2008. www.atg. state.vt.us/assets/files/2008%20Pharmaceutical%20Marketing%20Disclosures%20Report.pdf
221 Vortrag von Th. Lindner auf einer Tagung des Vereins MEZIS, Wien 25.10.2008
222 www.aktion-demenz.de/besser-leben-mit-demenz/schwerpunkte/demenzfreundliche-kommune/183-eine-kommune-auf-dem-weg-rheinland-pfalz.html sowie www.alzheimer-forschung.de/ueber/probono.htm
223 www.ogilvy.de/Ogilvy-Deutschland/Ogilvy-Healthworld-Frankfurt/Work/Merz/Axura/Axura-ES
224 S3-Leitlinie Demenzen, Methodenreport, Anhang II, S.112
225 S3-Leitlinie Demenzen, Methodenreport, S.8
226 S3-Leitlinie Demenzen, Methodenreport, Anhang II, S.112
227 http://gesundheit.blogger.de/stories/1714551/
228 Telefonisches Gespräch mit G. Deuschl, 18.01.2011
229 Telefonisches Gespräch mit G. Deuschl, 18.01.2011
230 E-Mail an Deuschl, 18.01.2011, 19:29 h
231 E-Mail von Deuschl, 18.01.2011, 19:44 h
232 W. Maier, *Biological Psychiatry* 2008, 64(9):766–773
233 www.hirnliga.de/Die_Hirnliga/Vor_WB/cv_moe.pdf
234 H. J. Möller, *Der Nervenarzt*, 5/2009, S.514,: »Unipolare depressive Erkrankungen«
235 *Pharmazeutische Zeitung*, 03/2011
236 *Ärzte-Zeitung*, 12.01.2011: »Hirnliga fordert bessere Behandlung von Demenzkranken«
237 *Pharmazeutische Zeitung*, 03/2011
238 www.hirnliga.de/Die_Hirnliga/die_hirnliga.html
239 www.hirnliga.de/Die_Hirnliga/korp_mitglieder.html
240 L. Courtney, *Lancet*, 2004; Jun 26; 363(9427); 2102–15
241 Stellungnahme der Hirnliga zur Therapie von Demenzen unter besonderer Berücksichtigung der AD 2000
242 www.klinikum.uni-muenchen.de/Klinik-und-Poliklinik-fuer-Psychiatrie-und-Psychotherapie/de/forschung/alzheimergz/erkrankungsbilder/alzheimer.html
243 www.deutsche-alzheimer.de/index.php?id=23
244 Alzheimer Gesellschaft München, Informationskampagne 2006; Finanzbericht 2009 der Deutschen Alzheimer Gesellschaft;

6. Kongress der Deutschen Alzheimer Gesellschaft, Braunschweig, 7.–9. Oktober 2010 etc.

245 www.deutsche-alzheimer.de/index.php?id=13

246 www.deutsche-alzheimer.de/index.php?id=123 www.deutsche-alzheimer.de/fileadmin/alz/pdf/factsheets/FactSheet05_10.pdf

247 Öffentlicher Brief der Hirnliga und des Arbeitskreises Gesundheit im Alter an Ulla Schmidt vom 12. 8. 2003

248 www.gesundheit-im-alter.de

249 S3-Leitlinie Demenzen, Langfassung, S. 54

250 Symposium des Arbeitskreis Gesundheit im Alter, Berlin, 11. 06. 2002

251 www.alzheimeraktion.de/Fakten/4ab_Forderungen/4ab_forderungen.html

252 www.infobuero.de/leistungsangebot.php

253 www.hirnliga.de/Hilfe_fur_Angehorige/hilfe_fur_angehorige.html

254 Brief der Hirnliga und des Arbeitskreises Gesundheit im Alter an Ulla Schmidt vom 12. 08. 2003

255 Die Anschrift des Absenders: eine Postfach-Adresse in Nümbrecht, dem früheren Sitz von Kuncziks Firma, die sich damals noch »Public Relations Nümbrecht« nannte

256 *a-t* 6/09

257 www.fr-online.de/politik/die-pharma-fluesterer/-/1472596/3266708/-/index.html

258 www.dgk.de/aiw/altern-in-wuerde/behandlung/medikamentoese-therapie.html

259 www.dgk.de/aiw/altern-in-wuerde/alzheimer-demenz.html

260 2004, 2005 und 2006 tourte der DGK-Infobus »Alzheimer früh erkennen« durch ganz Deutschland.

261 s. Rückseite Spiegel WISSEN 1/2010; »Die Reise ins Vergessen«

262 H. J. Jakobs, Der gekaufte Journalist, *Spiegel Special* 1/1995

263 AJ. Fugh-Berman; *PLoS Med* 7(9): September 2010

264 *a-t* 2010; 41: 1–3

265 www.aerzteblatt.de/v4/news/news.asp?id=42643

266 Mediziner dürfen also zum Beispiel nicht ein Schizophrenie-Mittel zur Behandlung von Demenzkranken empfehlen.

267 *a-t* 2009; 40: 21

268 Telefonisches Gespräch mit H. Hampel, 06. 02. 2007

269 *P. M. Magazin,* 4/2007

270 Telefonisches Gespräch mit E. Hoffing, 13. 03. 2007

271 C. Buerger et al., *Neurology,* 2005; 65: 1502–1503

272 C. Stolze, »Zellen im Angebot«, *Süddeutsche Zeitung,* 03. 04. 2007

273 Brief der Rechtsanwaltskanzlei Offinger Stürzer & Partner vom 05. 04. 2007

274 Leitlinien sind systematisch entwickelte Handlungsempfehlungen für Diagnostik und Therapie einer bestimmten Krankheit. Sie entstehen dadurch, dass sich Experten mehrerer Fachrichtungen in einem Konsensus-Verfahren auf bestimmte Vorgehensweisen bei der medizinischen Versorgung der betroffenen Patienten einigen. Diesen Empfehlungen, so die Idee, sollen möglichst alle Ärzte hierzulande folgen.

275 Multiprofessionelle ArbeitsGruppe Demenz-Ambulanzen e. V.

276 Deutsche Gesellschaft für Neurologie

277 Berufsverband deutscher Neurologen (BDN)

278 Deutsche Gesellschaft für Psychiatrie, Psychotherapie und Nervenheilkunde

279 Die Hirnliga wird unterstützt von Schwabe, Eisai, Janssen-Cilag, Lundbeck, Merz.

280 Die Alzheimer-Gesellschaft erhält seit Jahren Geld von Pfizer, Merz, Janssen-Cilag, Glaxo-SmithKline.

281 Deutsche Gesellschaft für Gerontopsychiatrie und -psychotherapie

282 Applied Neurosolutions, Vernon Hills, Illinois

283 P. Riederer: Endbericht zum Projekt Medikamentenentwicklung für Demenzen in Deutschland.

284 Deutsche Gesellschaft für klinische Neurophysiologie

285 Teva kooperiert eng mit Lundbeck, dem Hersteller des Alzheimer-Medikaments Ebixa (Memantin).

286 J. Blech, *Spiegel 20/2011:* »Im Gegenzug hat Riepe die Firmen beraten oder für sie Vorträge gehalten. So hat er ein umstrittenes Alzheimer-Mittel (Donezepil) öffentlich gepriesen – auf einer Veranstaltung, welche just der Herstellerfirma sponserte. Dass die Demenz-Leitlinie die besagte Substanz ebenfalls positiv erwähnt, verwundert nicht.«

287 Deutsche Gesellschaft für Liquordiagnostik und klinische Neurochemie

288 M. Mühleisen, *Handelsblatt*, 03. 02. 2002

289 The Genetics Company, Pressemitteilung, 16. 06. 2003

290 H. Albrecht, *Die Zeit*, 32/2002

291 *Spiegel Wissen* 1/2010, S. 13

292 D. Klink, *Badisches Tagblatt*, 18. 07. 2007

293 H. Weiss, Korrupte Medizin, S. 148

294 H. Weiss, Korrupte Medizin, S. 148

295 www.nih.gov

296 H. Weiss, Bittere Pillen, S. 837

297 www.plosmedicine.org/article/info:doi/10.1371/journal.pmed.0050076

298 Haloperidol, Chlorpromazin, Thioridazin, Trifluoperazin und Risperidon

299 Pressemitteilung Deutsche Krebsgesellschaft anlässlich des Welt-
     nichtrauchertags 2011, http://idw-online.de/de/news425108
300 Siehe Kühn et al., *Biological Psychiatry*, 2010 Sept 25: »Reduced thick-
     ness in medial orbitofrontal cortex in smokers«
301 Barmer, *Gesundheit konkret,* 02/2006
302 Barmer, *Gesundheit konkret,* 2/2006
303 *Spiegel Wissen,* Reise ins Vergessen, S. 23
304 Gesundheitsberichterstattung des Bundes, GBE Kompakt 3/2001
305 *JAMA.* 2009;301(15):1565–1572
306 *Arch. Gen. Psychiatry,* 2007;64(2):234–240
307 *Neurology,* 20 January 2009, Vol. 72/3, 253–259
308 www.dhs.de/datenfakten/alkohol.html
309 www.unabhaengig-im-alter.de
310 www.zis-hamburg.de/uploads/tx_userzis/Kuhn_Haasen_2009_
     Abschlussbericht_Sucht_im_Alter.pdf
311 www.dhs.de/fileadmin/user_upload/pdf/Factsheets/Alkohol_
     im_Alter_2008.pdf
312 Weyerer et al. 2006, *Zeitschrift für Gerontopsychologie & -psychiatrie,*
     Vol. 19/4, 229–235;
313 Rösner et al., *SUCHT – Zeitschrift für Wissenschaft und Praxis*
314 www.base-berlin.mpg.de/ und www.unabhaengig-im-alter.de/
     fileadmin/user_upload/dhs/pdf/JB06_189_199.pdf
315 www.zis-hamburg.de/uploads/tx_userzis/Kuhn_Haasen_2009_
     Abschlussbericht_Sucht_im_Alter.pdf
316 Statistisches Bundesamt, Diagnosedaten der Patienten und
     Patientinnen in Krankenhäusern 2009, Fachserie 12 Reihe 6.2.1
317 Statistisches Bundesamt: Statistisches Jahrbuch 2008

Sachregister

Abeta GmbH 102, 202f.
AgeCoDe(-Kohorte)/-Studien-
    gruppe 48f., 52f.
Aggressiv/Aggressivität 51, 67f.,
    110, 208, 210, 221
Akatinol 112ff.
Alkohol(-missbrauch, -exzesse)
    23, 77, 209, 214, 220–227
Alzheimer Aktion 175
Alzheimer's Disease International
    (ADI) 23
Alzheimer Gesellschaft 15, 126,
    145, 172f., 175f., 195, 197, 202,
    205
Alzheimer-Demenz 30, 33, 37, 41,
    106–109, 112–115, 120f., 131,
    152, 171, 180
Alzheimer-Gene 103
Amyloid-beta-Peptid 102
Amyloid-Plaques/Amyloid-Abla-
    gerungen, Amyloid-beta-Peptid
    18, 34, 42, 102, 203
Angst(zustände) 8, 14, 62, 67, 72,
    82, 99f., 105, 126f., 143, 146,
    208, 223, 226
Applied NeuroSolutions (APNS)
    104, 149f., 190, 196
Arbeitskreis Gesundheit im Alter
    174, 177
Aricept 15, 106f., 136, 146, 150,
    158, 170f.
arznei-telegramm 116, 122, 126,
    179, 187
Ausschluss-Diagnose/Ausschluss-
    Prinzip 8, 26
Austrocknung (s. Exsikkose)
Autopsie (s. a. Obduktion)
Axura 106f., 111, 113f., 116f., 158

Benzodiazepin(e) 13f., 51, 57,
    62f., 72f., 225ff.

Beruhigungsmittel 59, 63, 71, 73,
    211, 225
Beta-Amyloid 102, 203
Biomarker 25, 37f., 44, 101f.,
    134f., 150f., 196f., 200f.
BrainCheck Precision Plus 82f.,
    85, 87, 89ff., 92, 98ff.
Bundesverdienstkreuz 102, 203

Cholesterinsenker 45
Cholinesterase-Hemmer 69,
    106–111, 118, 123–127, 129ff.,
    147
Computertomografie (CT) 34, 37,
    44, 46

Dehydrierung (s. Exsikkose)
Demenz/Dementia 8, 10f.,
    27–33, 36f., 41
Demenz bei Parkinson-Krankheit
    31
Depression(en) 9f., 13, 32f., 36,
    45, 47, 49, 52–56, 59, 71, 76, 83,
    91f., 110, 118, 168, 186, 209, 229
Deutsche Gesellschaft für Geronto-
    psychiatrie und -psychothera-
    pie (DGGPP) 173–177, 205
Deutsche Gesellschaft für Neuro-
    logie (DGN) 30, 38, 68, 146,
    194f., 197, 199f.
Deutsche Gesellschaft für Psychia-
    trie, Psychotherapie und Ner-
    venheilkunde (DGPPN) 30,
    194–200
Deutsches Zentrum für Neurode-
    generative Erkrankungen
    (DZNE) 27, 100
Diabetes 7, 39, 51, 55, 66, 75f., 97,
    112, 141, 209f., 213, 216ff.
Donepezil 106f., 109f., 118,
    123f., 128, 132, 170

Ebixa 106f., 113f.
Eisai 15, 104, 106, 109f., 131f.,
    146f., 150, 158, 166, 168, 170f.,
    181, 193–200, 205
Eli Lilly 112, 168f., 187, 193f.,
    196, 198, 205
Exelon 106
Exsikkose 33, 47, 50f., 68, 76,
    220

Fehldiagnosen 12, 43, 46ff., 53,
    56, 69, 105, 209
Flüssigkeitsmangel (s. a. Exsikkose)
    50f., 76, 220
Forest Laboratories 114
frontotemporale Demenz 32
Früherkennung/Frühdiagnostik
    7, 26ff., 79–85, 87, 91, 93, 95,
    97f., 100f., 132, 134, 141, 143,
    145f., 148, 150, 166, 175, 190,
    202, 227

Galantamin 106, 109f., 125, 132,
    180
gemischte Demenz 32
Gene 7, 83, 103f., 135, 153,
    228
Ghostwriter/gekaufte Autoren
    185–187
Ginkgo 119, 130, 169f., 174ff.

Halluzinationen 31f., 65, 67, 69,
    76, 126, 180, 223
Haloperidol 64f.
Hippocampus 35, 37, 57, 92, 109,
    122
Hirnatrophie/Hirnvolumen/
    Hirnschrumpfung 37, 41, 43,
    64, 65, 92, 122, 216, 213,
Hirnleistungsstörung (s. kognitive
    Störung)
Hirnliga 169ff., 174–178, 194ff.,
    205
Hormonersatztherapie 121ff., 189

ICD-10 29, 32
Inkontinenz 8, 47, 57, 76, 128f.
Institut für Qualität und Wirt-
    schaftlichkeit im Gesundheits-
    wesen (IQWIG) 114–117, 125,
    129ff., 170
Interessenkonflikte 25, 104, 131f.,
    138, 156f., 159ff., 163–167,
    192

Janssen-Cilag/Janssen-Pharma-
    ceuticals 106, 125, 132, 141,
    166, 168–171, 173f., 180, 193f.,
    198ff., 205

Kernspintomografie (MRT) 28, 34,
    37, 42ff., 82f., 93–96, 99f., 122,
    216
Klinik für Psychiatrie 103, 144,
    189, 196, 199f.
kognitive Störung (Definition
    u. a.) 24, 29, 43, 50, 53, 57, 75,
    97, 112, 118, 120ff., 125, 131,
    150
Kompetenznetz Demenzen 26f.,
    31, 131, 194, 197f., 200
Korsakow-Syndrom 77, 221f.

Lewy-Körperchen-/Lewy-Body-
    Demenz 31, 41
Liquor/Liquor cerebrospinalis
    101f., 133, 136, 148f., 150, 153
Lundbeck 106, 114, 132, 166,
    168–171, 193, 197–200, 205

Medizinisches Präventions-
    Centrum Hamburg (MPCH)
    82–87, 89f., 92f., 95ff., 99
Memantin(e) 106f., 111–118,
    123f., 126f., 130, 132, 147, 169,
    174, 181, 183, 198
Merz 106, 111–117, 132, 158,
    166, 170, 173f., 181, 183,
    193ff., 197, 199f., 205

Mild Cognitive Impairment (MCI) 24
Minimentalstatus-Test (MMST) 105

Namenda 107, 114
Nervenwasser (s. a. Liquor)
Neuroleptikum / Neuroleptika 64–68, 180, 211
Novartis 106, 125, 161, 169, 171, 181, 193 f., 197 ff., 205

Obduktion (s. a. Autopsie)
off-label-Einsatz von Medikamenten 68, 186
Omega-3-Fettsäure-Kapseln 204
Östrogene 121 f., 182, 188 f.

Patente 38, 81, 104, 117, 132, 135, 137, 141, 150, 156, 160, 162, 166, 190, 193–206
Pfizer 15, 104, 106, 109 f., 123, 131 f., 135–138, 141, 146–150, 158, 166, 168 f., 171, 173, 181, 185, 193–196, 198 ff., 205
Pick-Krankheit 32
Piracetam 118 f.
Positronen-Emmissions-Tomografie (PET) 43
postoperatives Delir 47, 76
Preventicum GmbH 95
Psychopharmaka 13 f., 47, 65, 187, 210 f., 225

Reminyl 106
Risikogene 7, 103 f.
Risperdal / Risperidon 68, 180
Rivastigmin 45 f., 106, 110, 125, 161
Rückenmarksflüssigkeit (s. a. Liquor) 80, 101, 133

S3-Leitlinie Demenzen 85, 102, 107, 110 f., 119 f., 131, 159, 161, 166 f., 192 f.

Schlafmittel 13, 57, 59, 62, 72, 225
Schlaganfall 15, 31, 41, 43, 66, 77, 122, 126, 189, 212 ff., 229
Schleichwerbung 181–184
Schmerzmittel 55, 57, 63, 69, 71, 74, 210, 225
Schwabe 166, 170, 174, 176, 194, 197, 205
Statin(e) (s. a. Cholesterin-Senker) 45, 101, 204

Tangles / Tau-Fibrillen / Tau-Bündel 18, 34 f., 41, 38, 41 f.

Universität München / Psychiatrische Klinik der LMU 103, 144, 148, 154, 168, 171 f., 189
Universitätsklinik Frankfurt / Psychiatrie 15, 102 ff., 142, 147, 151, 166, 169, 189, 199
Universitätsklinikum Hamburg-Eppendorf (UKE) 58, 81 f., 86, 90, 93, 95 ff.
Unruhe / Unruhezustände 54, 59, 65, 67, 69, 72 f., 126 f., 180, 208, 210
Unterzuckerung (Hypoglykämie) 75, 210, 218 f.

vaskuläre Demenz 31 f., 41, 212
Verschreibungskaskade 48, 129
Vorsorgetests (s. a. Früherkennung) 80 f., 85 f., 95 ff., 105

Wahrnehmung / Wahrnehmungsstörungen) 45, 62 f., 69, 221
Wechselwirkung(en) 58, 67, 129, 210, 221, 226
Werbung / Werbeverbot 90, 114, 147, 150, 155, 158, 171 f., 181, 183 ff.

Namensregister

Albrecht, Ernst 14
Alzheimer, Alois 17 ff., 25, 34, 38

Bamberger, Christoph 82, 85 ff., 90, 97, 100
Beyreuther, Konrad 10, 80, 101 f., 202–205
Braak, Heiko 40, 44, 231
Butler, Robert 20

Calabrese, Pasquale 163, 193
Claus, Hugo 9

Debatin, Jörg 81, 86, 93–97
Deter, Auguste 17 f., 34
Deuschl, Günther 38, 146, 161, 163, 166 ff., 193
Diener, Hans-Christoph 163, 193
Dodel, Richard 163, 194

Fassbender, Klaus 163, 194
Förstl, Hans 198, 205
Fritze, Jürgen 163, 194
Frölich, Lutz 147, 163, 169, 194

Geiger, Arno 11
Gertz, Hermann-Josef 164, 195
Gräßel, Elmar 164, 195
Gutzmann, Hans 164, 169, 176, 195

Hamann, Gerhard 164, 195
Hampel, Harald 21, 37 f., 102–105, 142, 144 f., 146–154, 164, 166, 169, 189 ff.
Hartmann, Tobias 102, 203
Hayworth, Rita 22 f.
Heneka, Michael 164, 197
Holsboer, Florian 10
Hüll, Michael 164, 197

Ihl, Ralf 164, 169, 197
Jansen, Sabine 164, 197
Jens, Inge 13 f.
Jens, Tilman 11–15
Jens, Walter 12–15, 47, 62

Kaduszkiewicz, Hanna 124, 131
Kornhuber, Johannes 27, 164, 169, 195, 197 f., 200
Kraepelin, Emil 18 f.
Kunczik, Thomas 176 f.
Kurz, Alexander 54, 165, 198
Kwetkat, Anja 49, 51, 60, 231

Maier, Wolfgang 165–168, 198
Mollenhauer, Brit 165, 198, 200
Möller, Hans-Jürgen 148, 168 f., 171–176, 189, 191, 205 f.
Multhaup, Gerd 102, 203

Nehen, Hans-Georg 165, 199

Oertel, Wolfgang 165, 194, 199

Pantel, Johannes 143, 165, 199

Reichmann, Heinz 165, 199
Riepe, Matthias 165, 200

Sachs, Gunter 8 ff.
Schmidtke, Klaus 165, 200
Schulz, Jörg 165, 200
Sunderland, Trey 133–139, 141 ff., 148 f.

van den Bussche, Hendrik 49 f., 58, 231

Wallesch, Claus W. 166, 200
Whitehouse, Peter 16 ff., 20 ff., 28
Wiltfang, Jens 26 f., 166, 197 f., 200 f.

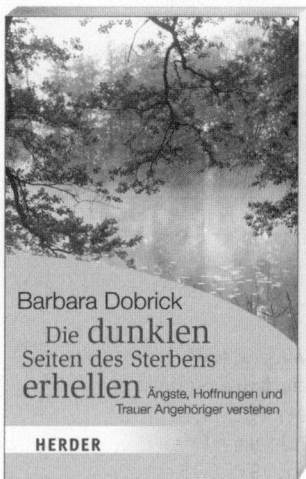

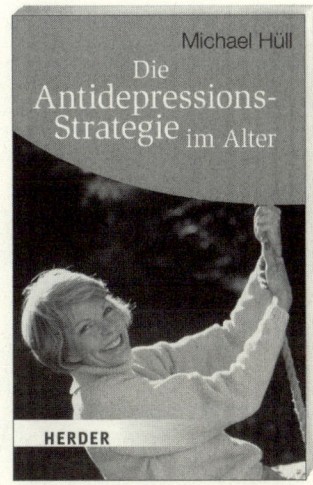

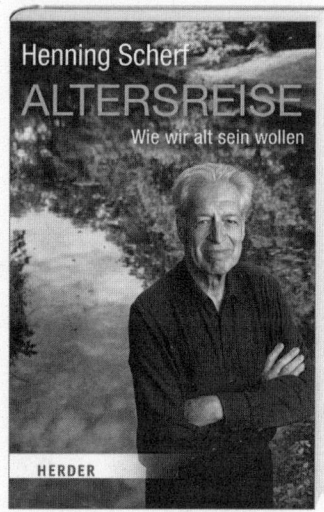